ARZNEIBUCH

DER DEUTSCHEN DEMOKRATISCHEN REPUBLIK

Diagnostische Laboratoriumsmethoden

AB (D. L.) — DDR
III. Lieferung

Herausgegeben vom Minister für Gesundheitswesen
aufgrund des § 3 Absatz 1 der Anordnung über
diagnostische Laboratoriumsmethoden
vom 2. Februar 1987 (Gesetzblatt I, Seite 39)

AKADEMIE-VERLAG BERLIN 1988

Dieses Blatt ist nicht mit in das Arzneibuch einzuordnen!

ISBN 3-05-500106-0

Erschienen im Akademie-Verlag Berlin, DDR-1086 Berlin, Leipziger Straße 3—4

Lizenznummer: 203 · 100/515/87
Printed in the German Democratic Republic
Gesamtherstellung: VEB Druckerei „Thomas Müntzer“, 5820 Bad Langensalza
LSV 1237, 2067
Bestellnummer: 763 509 7 (3065/D. L./III)
03600

ARZNEIBUCH

DER DEUTSCHEN DEMOKRATISCHEN REPUBLIK

Diagnostische Laboratoriumsmethoden

in der ab 1. Dezember 1987 verbindlichen Fassung
AB (D. L.) — DDR 87

**Herausgegeben vom Minister für Gesundheitswesen
aufgrund des § 3 Absatz 1 der Anordnung über
diagnostische Laboratoriumsmethoden
vom 2. Februar 1987 (Gesetzblatt I, Seite 39)**

AKADEMIE-VERLAG BERLIN 1983

Erschienen im Akademie-Verlag Berlin, DDR-1086 Berlin, Leipziger Straße 3—4

Lizenznummer: 202 · 100/515/87
Printed in the German Democratic Republic
Gesamtherstellung: VEB Druckerei „Thomas Müntzer“, 5820 Bad Langensalza
LSV 1237, 2067
Bestellnummer: 3065/D. L.

Allgemeine Hinweise

zu der ab 1. Dezember 1987 verbindlichen Fassung der Bände „Diagnostische Laboratoriumsmethoden“

Die Bände „Diagnostische Laboratoriumsmethoden“ des Arzneibuchs der Deutschen Demokratischen Republik sind in der vorliegenden Fassung aufgrund des § 3 Absatz 1 der Anordnung über diagnostische Laboratoriumsmethoden vom 2. Februar 1987 (GBl. I S. 39) ab 1. Dezember 1987 verbindlich und umfassen die im Inhaltsverzeichnis aufgeführten Allgemeinen Bestimmungen, Speziellen Prüfmethoden und Anlagen.
Die verbindliche Fassung der Allgemeinen Bestimmungen, Speziellen Prüfmethoden und Anlagen wird durch Übereinstimmung der Jahreszahlen der Impressa auf den entsprechenden Blättern mit den im Inhaltsverzeichnis angegebenen Jahreszahlen ausgewiesen. Die Bände „Diagnostische Laboratoriumsmethoden“ des Arzneibuchs der Deutschen Demokratischen Republik sind auf allen Blättern auf dem unteren Rand links durch „AB (D. L.) — DDR“ in Verbindung mit einer zweiziffrigen Jahreszahl, die den Zeitpunkt der jeweiligen Lieferung angibt, gekennzeichnet. Die auf dem unteren Rand jeder Seite rechts bzw. links eingedruckte Ziffer ist die Seitenzahl.
Die Einordnung der Blätter in die einzelnen Bände ist entsprechend der im Inhaltsverzeichnis ausgewiesenen Einteilung vorzunehmen.
Demgemäß sind die Allgemeinen Bestimmungen und die Anlagen in den 1. Band, die Speziellen Prüfmethoden in die Bände 2, 2a, 3 und 4 des AB (D. L.) — DDR 87 entsprechend der Reihenfolge der Kapitel einzuordnen. Die Reihenfolge der Kapitel der Allgemeinen Bestimmungen ist durch römische Ziffern, die der Speziellen Prüfmethoden durch Großbuchstaben gekennzeichnet, die auf dem oberen Rand jedes Blatts rechts im Finder ausgewiesen sind.
Der Finder enthält weiterhin die Kurzbezeichnung des jeweiligen Abschnitts der einzelnen Kapitel der Allgemeinen Bestimmungen bzw. die Kurzbezeichnung und Methodenkennziffer der jeweiligen Speziellen Prüfmethode. Die den Speziellen Prüfmethoden beigefügten Arbeitsblätter tragen außerdem den Aufdruck „Arbeitsblatt“.
Liegt zur Bestimmung einer Prüfkomponente nur eine Standardmethode vor und wird diese nicht als Methode I ausgewiesen, so ist im Rahmen von externen und internen Qualitätskontrollmaßnahmen eine solche Standardmethode als Methode I zu kennzeichnen.
Liegen zur Bestimmung einer Prüfkomponente mehrere Standardmethoden vor, so

werden diese als Methode I, Methode II usw. unterschieden; bei Qualitätskontrollmaßnahmen ist die Kennzeichnung in gleicher Weise vorzunehmen.
Für den Begriff „pathologischer Bereich“ werden bei der Angabe der Referenzbereiche ab AB (D. L.) — DDR 87 als spezielle Referenzbereiche „erhöhter Bereich“ und „erniedrigter Bereich“ eingeführt.
Ab AB (D. L.) — DDR 87 gilt anstelle der Temperaturangabe „bei —12 °C oder einer Temperatur darunter“ „bei —18 °C oder einer Temperatur darunter“.
Ab 1. Dezember 1987 dürfen die in der Anlage 7 aufgeführten Teile nicht mehr in den Bänden „Diagnostische Laboratoriumsmethoden“ des Arzneibuchs der Deutschen Demokratischen Republik [AB (D. L.) — DDR 87] enthalten sein.

Aus Anlage 8 wurden in alle in der Einrichtung/Struktureinheit

Stempel

vorhandenen Bände des Arzneibuchs der Deutschen Demokratischen Republik, Diagnostische Laboratoriumsmethoden, AB (D. L.) — DDR 87

☐ sämtliche Angaben

☐ die für die Arbeit der Einrichtung/Struktureinheit benötigten Angaben

am __________ durch ________________ übertragen.

____

Leiter der Einrichtung/Struktureinheit

INHALTSVERZEICHNIS

der ab 1. Dezember 1987 verbindlichen Fassung

BAND 1

ALLGEMEINE BESTIMMUNGEN

I. Fachtechnische Erläuterungen

II. Prüfmethoden

BAND 2
SPEZIELLE PRÜFMETHODEN

A. Chemische und physikalische Prüfmethoden

BAND 2a

BAND 3

B. Toxikologisch-chemische Prüfmethoden

C. Immunhämatologische Prüfmethoden

D. Gerinnungsanalytische Prüfmethoden

E. Zytomorphologische Prüfmethoden

BAND 4

F. Mikrobiologische und serologische Prüfmethoden

Vorwort

zu der ab 1. Dezember 1987 verbindlichen Fassung

Die vorliegende Fassung der Bände „Diagnostische Laboratoriumsmethoden" des Arzneibuchs der Deutschen Demokratischen Republik wurde in der gleichen Weise wie in dem Vorwort vom 30. 6. 1980 dargelegt, erarbeitet.
An der Ausarbeitung dieser ab 1. Dezember 1987 verbindlichen Fassung der Bände „Diagnostische Laboratoriumsmethoden" des Arzneibuchs der Deutschen Demokratischen Republik [AB (D. L.) — DDR 87] waren die bereits in dem Vorwort der ab 1. Dezember 1983 und in dem Vorwort der ab 1. Januar 1985 verbindlichen Fassung erwähnten Damen und Herren
W. BACH, G. BAUER, L. BEIER, K. BORSTEL, I. BÜRGER, H. DAWCZYNSKI, V. DRESCHER, U. FRICK, R. FRITZSCHE, U. FUNKE, P. GROTHKOPF, K.-D. GRÜTZMANN, P. HAASE, W. HEILMANN, P. HERDEN, H. HERZMANN, N. HOLLAND-MORITZ, W. HUBL, K. ICKERT, A. KÖHLER, B. KÖPPEN, W. KOPPRASCH, H. KRAUSE, G. KRÖNING, E. LINKE, P. LINNEKE, G. LUTZE, E. NESENER, H.-G. NEYMEYER, H.-J. PETERS, E. PREU, M. PREUSSLER, S. RACKOW, R. REISSBRODT, B. RICHTER, D. RICHTER, H. RISCHE, CH. RUBY, J. SCHMIEDER, W. SCHMOLLACK, R. SCHOLZ, H. SCHWARZE, G. SEIDENGLANZ, H. SENGER, H. TAUBERT, W. TITTELBACH-HELMRICH, G. TÖPFER, D. TÖWE, A. TRÜBSBACH, M. VOIGT, T. WENDELIN, K. WINNEFELD, W. WITTE, A. YERSIN, M. ZIEGLER, S. ZIEMER, K. ZIMMERMANN sowie

Dr. K. ABICHT,
Zentrallaboratorium der Med. Akademie Magdeburg,

Dr. A. BAUDACH,
Städtisches Klinikum Berlin-Buch,

Dr. D. BECKER,
Städtisches Klinikum Berlin-Buch,

Dr. L. BERSECK,
Institut für Arzneimittelwesen der DDR, Berlin,

Dr. S. BÜTTNER,
VEB Laborchemie Apolda, Feinchemie Sebnitz,

Dipl.-Chem. G. DIEDERICH,
Bezirkskrankenhaus Schwerin,

Dr. E. Dinger,
Institut für Experimentelle Epidemiologie, Wernigerode,

Dipl.-Chem. H. Eck,
Betriebspoliklinik des VEB Werkzeugmaschinenbau „Fritz Heckert", Karl-Marx-Stadt,

Dipl.-Chem. U. Engel,
Krankenhaus Waren/Müritz,

Dr. K.-D. Grossmann,
Med. Klinik des Bereichs Medizin der Karl-Marx-Universität Leipzig,

Dipl.-Chem. W. Gulich,
Bezirkskrankenhaus Görlitz,

Dr. M. Herrmann,
Institut für Med. Mikrobiologie und Epidemiologie der Med. Akademie Magdeburg,

A. Herzmann,
Zentralinstitut für Isotopen- und Strahlenforschung der Akademie der Wissenschaften der DDR, Berlin,

Dr. D. Hübner,
Bezirkshygieneinspektion und -institut Dresden,

Dipl.-Biol. I. Klare,
Institut für Experimentelle Epidemiologie, Wernigerode,

Dr. G. Kuling,
Städtisches Klinikum Berlin-Buch,

Dr. H. Lange,
Institut für Klinische Chemie und Laboratoriumsdiagnostik der Med. Akademie „Carl Gustav Carus", Dresden,

Dipl.-Chem. W. Pett,
Institut für Arzneimittelwesen der DDR, Berlin,

Dr. D. Richter,
Bezirkskrankenhaus Potsdam,

Dr. P. Scholz,
Städtisches Klinikum Berlin-Buch,

Dr. U. SCHWARZ,
Krankenhaus der Volkspolizei Berlin,

Dr. R. SIEBERT,
Krankenhaus der Volkspolizei Berlin,

Dr. V. WAGNER
Krankenhaus der Volkspolizei Berlin,

Dr. O. WALLBRAUN,
Bezirkskrankenhaus Suhl,

Dr. sc. med. H. WILLGERODT,
Kinderklinik des Bereichs Medizin der Karl-Marx-Universität Leipzig,

Dipl.-Chem. R. WOHLFEIL,
Städtisches Klinikum Berlin-Buch

und

Dipl.-Chem. K.-P. WOLTANSKI,
Zentralinstitut für Diabetes „Gerhard Katsch", Karlsburg

beteiligt.
An dieser Stelle sei allen gedankt, die durch Anregungen und kritische Hinweise zur Gestaltung der vorliegenden Fassung der Bände „Diagnostische Laboratoriumsmethoden" des Arzneibuchs der Deutschen Demokratischen Republik beigetragen haben.
Die Redaktion lag in den Händen von
W. DUMMLER, E. EGGER, W. GÖTHE, H.-G. NEYMEYER, S. RACKOW, H.-J. RADERECHT und H. SCHWARZE.
Redaktionelle Teilaufgaben hatten R. SCHOLZ, M. VOIGT und A. YERSIN übernommen.
An den technischen Arbeiten waren insbesondere K. DÄTER, W. HEIL und R. HUSCHKE beteiligt.

Berlin, den 15. 2. 1985

Institut für Arzneimittelwesen der Deutschen Demokratischen Republik

Fachausschuß für „Standardisierung diagnostischer Laboratoriumsmethoden"

Volumenangaben, Volumenmessung

Für Volumenangaben werden verwendet:

Liter l
Milliliter ml
Mikroliter µl
Nanoliter nl

Es bestehen die Beziehungen:

$1\ l = 10^3\ ml = 10^6\ \mu l = 10^9\ nl$

Zur abgeleiteten SI-Einheit Kubikmeter (m^3) besteht die Beziehung:

$1\ l = 10^{-3}\ m^3$

Eine Volumenmessung kann mit unterschiedlichen Volumenmeßmitteln erfolgen, für die verschiedene Qualitätsangaben existieren.
Der Anwender hat Volumenmeßmittel einzusetzen, deren Qualität so beschaffen ist, daß die Qualitätsvorgaben für die Durchführung der jeweiligen Methoden (s. Qualitätskontrolle, Qualitätssicherung, Tab. 10) eingehalten werden können.

Durch die Anzahl der Ziffern bei Volumenangaben wird in der jeweiligen Methode die maximal zulässige Toleranz festgelegt. Sie beträgt ±5 Einheiten in der letzten angegebenen Ziffer, sofern nicht ein Volumenbereich angegeben ist. Für die Angabe von Volumenteilen wird in den Arbeitsblättern „VT" verwendet.

1. Volumenmeßmittel aus Glas

Wenn von der Richtigkeit des gemessenen Volumens die Aussagekraft von Untersuchungsergebnissen abhängt, sind Meßmittel der Genauigkeitsklasse A einzusetzen. In Ausnahmefällen können auch Meßmittel der Genauigkeitsklasse B verwendet werden, die jedoch in geeigneter Weise auf Richtigkeit kontrolliert werden müssen.
Vollpipetten und Meßpipetten für vollständigen Ablauf sind beim Entleeren senkrecht zu halten, wobei die Spitze der Pipette an die Wand des Auffanggefäßes gelegt wird. Nach dem kontinuierlichen Ablauf der Flüssigkeit wird nach einer Wartezeit von 3 s bei Pipetten der Genauigkeitsklasse S und ohne Wartezeit bei Pipetten der Genauigkeitsklasse A die Spitze an der Gefäßwand abgestreift.
Bei der Benutzung von Meßpipetten für teilweisen Ablauf und Büretten wird der Flüssigkeitsablauf etwa 5 mm oberhalb der vorgesehenen Marke unterbrochen. Nach einer Wartezeit von 3 s bei Meßpipetten der Genauigkeitsklasse S, ohne Wartezeit bei Meßpipetten der Genauigkeitsklasse A und 15 s bei Büretten der Genauigkeitsklasse B

und von 30 s bei Büretten der Genauigkeitsklasse A wird die Flüssigkeit bis zur vorgesehenen Marke abgelassen und die Spitze des Meßgeräts an der Gefäßwand abgestreift.
Auf die Verwendung einer Feinbürette wird in der jeweiligen Prüfmethode verwiesen. Unter einer Feinbürette ist eine Bürette zu verstehen, deren Skale in Abschnitte unterteilt ist, die 10 µl entsprechen. Der Ablauf der Feinbürette muß so beschaffen sein, daß 1 ml Wasser mindestens 100 Tropfen entspricht. Dazu ist, soweit erforderlich, an die Feinbürette eine zur Kapillare ausgezogene Spitze anzusetzen.
Bei der Volumenmessung mit der Kapillarpipette ist die Pipette durch Ausblasen zu entleeren und durch 3maliges Ansaugen und Ausblasen mit der vorgelegten Flüssigkeit zu spülen. Unter einer Kapillarpipette ist eine Pipette zu verstehen, bei der 100 µl einer Rohrlänge von mindestens 127 mm entsprechen.
Mischpipetten (Dilutionspipetten) dienen der Herstellung definierter Verdünnungen der Probe mit einer Reagenzlösung. Sie besitzen 1 oder 2 Strichmarken für das Probevolumen und eine obere Strichmarke für das Gesamtvolumen. Die Mischung erfolgt in der Pipette. Vorteilhaft ist hierfür die Verwendung elektromechanischer Schüttler.
Unter einem Normal-Tropfenzähler ist eine Tropfpipette zu verstehen, bei der 20 frei fallende Tropfen Wasser von 20,0 °C 1,00 g Masse haben.
Die Volumenmeßmittel müssen entsprechend TGL 25926 Ausg. 9. 81 mit der Zahlenangabe des Volumens, der Einheit des Volumens, der Bezugstemperatur, der Justierung (Ex = Ausguß bzw. Ablauf; In = Einguß für destilliertes oder mit Ionenaustauscher behandeltes Wasser) und dem Kennbuchstaben der Genauigkeitsklasse (A = eichfähig oder geeicht; B = nicht eichfähig; S = nicht eichfähig für Volumenmeßmittel mit verkürzter Ablaufzeit) gekennzeichnet sein. Sie müssen bei ihrem Einsatz im eichpflichtigen Verkehr den im folgenden genannten Eichvorschriften des Amts für Standardisierung, Meßwesen und Warenprüfung beim Ministerrat der Deutschen Demokratischen Republik genügen.

Volumenmeßmittel	Eichvorschrift	Ausgabedatum
Grundsätze und allgemeine Festlegungen für Volumenmeßmittel	ASMW-VM 200	7.82
Injektionsspritzen für den mehrmaligen Gebrauch	ASMW-VM 164	10. 77
Mischpipetten für rote und weiße Blutkörperchen	ASMW-VM 165	3. 78
Meßpipetten	ASMW-VM 178	11. 77
Meßzylinder	DAMW-VM 181	9.70
Vollpipetten	ASMW-VM 216	4.77
Kapillarpipetten	DAMW-VM 227	11.67
Büretten	ASMW-VM 230	2. 77
Gasbüretten	DAMW-VM 232	9. 71
Meßkolben	DAMW-VM 499	11. 67 (z. Z. in Überarbeitung)

Die Fehlergrenzen für die einzelnen Meßgeräte und Meßmittel der Genauigkeitsklassen A, B bzw. S betragen:

2. Kolbenhubpipetten

2.1. Allgemeines

Für die wiederholte manuelle Dosierung gleicher Volumina kleiner Flüssigkeitsmengen sind vorzugsweise Kolbenhubpipetten einzusetzen.
Das Dosiervolumen ist durch die Weglänge eines Kolbens (Hub) festgelegt. Bei kalibrierbaren Pipetten ist diese Weglänge durch den Anwender mit Spezialwerkzeugen veränderbar, bei nichtkalibrierbaren Pipetten ist das Nennvolumen vom Anwender nicht verstellbar.
Zum Ausstoßen nachlaufender Flüssigkeitsreste ist in der Regel eine 2. Weglänge des Kolbens (Überhub) vorgesehen.
Bei der Handhabung ist eine gleichmäßige und der Gebrauchsanleitung entsprechende Arbeitsweise einzuhalten. Es ist darauf zu achten, daß der Überhub erst nach einer Pause zu betätigen ist. Diese Nachlaufzeit beträgt für wäßrige Flüssigkeiten 1 s, für Serum und Flüssigkeiten ähnlicher Viskosität 3 s.
Grundsätzlich ist jede Pipette nur mit den Originalspitzen oder anderen für diese Pipette zugelassenen Spitzen zu benutzen. Die Zuordnung verschiedener Spitzengrößen zu den Volumenbereichen, der Einsatz der Spitzen in benetzter oder unbenetzter Form sowie die Häufigkeit des Spitzenwechsels richten sich nach den Vorschriften des Herstellers. Die Qualitätsvorgaben des Herstellers gelten nur bei Einhaltung der in der Gebrauchsanleitung vorgegebenen Einsatzbedingungen (= Handhabung, Temperatur, Art der Flüssigkeit, Originalspitze).
Die Kontrolle der Richtigkeit und Präzision ist, wie unter „Qualitätskontrolle, Qualitätssicherung — Überprüfung von Volumenmeßmitteln“ beschrieben, in folgenden Fällen durchzuführen:

— vor dem Ersteinsatz,
— bei Verdacht auf Überschreitung der Qualitätsvorgaben (2.2, 2.3, 2.4),
— bei abweichenden Einsatzbedingungen,
— in regelmäßigen Abständen (etwa alle 6 Monate),
— nach technischen Eingriffen.

Die Kalibrierung durch den Anwender ist durchzuführen bzw. zu veranlassen bei Überschreitung der Qualitätsvorgaben nach 2.2, 2.3, 2.4. Die Kalibrierung ist bei den vorgesehenen Einsatzbedingungen vorzunehmen.
Nichtkalibrierbare Pipetten sind nur unter solchen Einsatzbedingungen zu verwenden, für die die Qualitätsvorgaben geprüft und eingehalten werden, bzw. unzulässig hohe Fehler durch geeignete Maßnahmen kompensiert werden können.

2.2. Festvolumenpipetten

Das Nennvolumen ist vom Hersteller eingestellt. Die Pipetten sind für die Pipettierung eines bestimmten Volumens in einem Arbeitsgang vorgesehen.
Es sind durch den Anwender folgende Qualitätsvorgaben einzuhalten:

Nennvolumen Mikroliter	s_R%	d%
5	3,0	4,0
10	2,0	2,0
20	1,5	1,5
50	1,0	1,0
100	1,0	1,0
200	0,5	0,8
500	0,5	0,6
1000	0,5	0,5

2.3. Mehrkanalpipetten

In einer Pipette sind mehrere (im allg. 4, 8 oder 12) parallel zu betätigende Kolben mit separaten Spitzen zusammengefaßt. Die einzelnen zu dosierenden Volumina stimmen überein. Die Mehrkanalpipette ermöglicht so in einem Arbeitsgang das gleichzeitige Pipettieren mehrerer gleicher Volumina. Bevorzugt wird diese Pipette zur Dosierung in Mikrotitrationsplatten eingesetzt.
Es sind durch den Anwender folgende Qualitätsvorgaben einzuhalten:

Nennvolumen Mikroliter	s_R%	d%
25	3,0	3,0
50	2,0	2,0
100	1,5	1,5
200	1,0	1,0

2.4. Repetierpipetten

Repetierpipetten werden eingesetzt, um von einer Flüssigkeit gleiche Volumina nacheinander zu dosieren. Bei diesen Pipetten erfolgt im 1. Arbeitsgang das Ansaugen eines Flüssigkeitsvolumens. In jedem darauffolgenden Arbeitsgang wird ein gleiches Teilvolumen dieser Flüssigkeit pipettiert. Diese Pipetten arbeiten ohne Überhub.

2.4.1. Hohlkolbenpipetten

Hohlkolbenpipetten werden vorzugsweise in der Transfusionsserologie für mehrfache Pipettierungen von Serum im Volumenbereich unter 10 µl eingesetzt.
Für dieses Einsatzgebiet sind durch den Anwender folgende Qualitätsvorgaben einzuhalten:

$s_R\% < 6\%$
$d\% < 10\%$

2.4.2. Multipipetten

Multipipetten werden vorzugsweise für die Dosierung wäßriger Lösungen eingesetzt. Es gelten die Qualitätsvorgaben für Festvolumenpipetten.

2.5. Pipettenspitzen

Die Pipette ist mit der zugehörigen Spitze als Einheit zu betrachten. Die Qualität der Dosierung wird wesentlich durch die Pipettenspitze bestimmt. Jede neue Charge Spitzen ist daher vor ihrem Einsatz zu prüfen auf:

— Ablaufverhalten (keine Tropfenbildung innen),
— einwandfreie Austrittsöffnung,
— glatte Außen- und Innenoberfläche,
— Abdichtung am Pipettenkonus.

Es sind nur einwandfreie Spitzen einzusetzen. Bei der Pipettierung ist ständig auf einwandfreien Sitz der Spitze und Vermeidung von Tropfenbildung (besonders innen) zu achten.

3. Flaschenaufsatzdosierer

Diese Geräte bestehen aus Glas und resistenten Plasten und können direkt auf die Reagenzienflaschen aufgesetzt werden. Die Fixierung erfolgt entweder mit einem Schraubverschluß oder durch eine Schliffverbindung mit Spannfedern. Durch gleichmäßige, manuelle Betätigung des Kolbens läßt sich die Flüssigkeit dosieren. Auf ein exaktes Anschlagen an die obere und untere Begrenzung des Kolbenwegs muß besonders geachtet werden.
Die Aufsätze sind vorzugsweise in den Nennvolumen 2, 5 und 10 ml einsetzbar. Sie gestatten eine variable Volumeneinstellung. Hierbei sollten 20% des Gesamtvolumens möglichst nicht unterschritten werden.
Vor dem Ersteinsatz, sowie nach Volumenumstellung sind Präzision und Richtigkeit der Dosierungen gravimetrisch zu überprüfen (Qualitätskontrolle, Qualitätssicherung 4.2.2.) und das Volumen gegebenenfalls zu korrigieren.
Die Dosierqualität ist regelmäßig zu überprüfen.
Die serielle Präzision soll bei Volumina von 20 bis 100% des Gesamtvolumens kleiner als 0,5% sein.

4. Elektromechanische Volumenmeßgeräte

Elektrisch angetriebene Volumenmeßmittel, die nach Auslösung eines Signals ein bestimmtes Volumen ein- oder mehrfach dosieren, werden als Dosierer bezeichnet. Festvolumendosierer pipettieren ein fest eingestelltes Volumen, während bei komplizierter aufgebauten Geräten das gewünschte Volumen in vorgegebenen Grenzen frei wählbar ist.
Dilutoren sind kombinierte Dosierer mit mindestens 2 unabhängigen Dosierelementen für Probe und Reagens. Probe und Reagens werden separat angesaugt und danach gemeinsam ausgestoßen.
Bei den meisten Geräten wird die Probe in einen Probenahmeteil (Schlauch) eingesaugt und gelangt nicht in die eigentlichen Dosierorgane. Beim Ausstoßen wird der Probenahmeteil mit der Reagenzlösung gespült.
Bei der Wahl des Verdünnungsverhältnisses sind die Hinweise des Herstellers zu beachten, damit die Verschleppung der Proben möglichst gering gehalten wird.
Die Qualität der Volumenmessung ist regelmäßig zu überprüfen.
Für den Festvolumendosierer DS 250 (VEB Kombinat MLW) gelten nach TGL 42321 für Dosierorgane der Klasse A folgende Qualitätsforderungen:

Nennvolumen	Reagens-Dosierorgan		Probe-Dosierorgan	
Mikroliter	s_R%	d%	s_R%	d%
5	—	—	1,0	1,0
10	—	—	0,5	1,0
20	1,0	1,0	0,2	0,5
50	0,5	1,0	0,2	0,5
100	0,2	0,5	0,2	0,5
200	0,2	0,5	0,2	0,5
bis 2000	0,2	0,5	—	—

Elektrophoretische Trennung und Bestimmung von Eiweißfraktionen

Folienelektrophorese

Die Elektrophorese der Eiweiße sowie der Lipoproteine wird auf Folien aus Celluloseacetat als Trägermedium im Mikroformat durchgeführt.
Die Eiweiße und Lipoproteine wandern im alkalischen Milieu in einem elektrischen Gleichspannungsfeld aufgrund der unterschiedlichen Ladung der Proteine mit unterschiedlicher Geschwindigkeit und lassen sich dadurch in Fraktionen trennen. Nach der Trennung wird der Träger mit dem in der jeweiligen Prüfmethode angegebenen Farbstoff behandelt. Die Eiweiß- und Lipoproteinfraktionen absorbieren diese Farbstoffe wesentlich fester als der Träger, so daß die überschüssige Farbe aus dem Träger vollständig eluiert werden kann und nur die Eiweiß- und Lipoproteinfraktionen als farbige Fraktionen sichtbar werden.
Die Eiweißfraktionen werden mit Hilfe eines Extinktions-Registriergeräts mit Integration im Durchlichtverfahren quantitativ erfaßt; die Farbintensität einzelner Fraktionen kann auch visuell beurteilt werden (s. Lipoproteinfraktionen des Serums).

Geräte

I. Universaltrennkammer für die Trägerelektrophorese (Hersteller: VEB Carl Zeiss Jena)
Ergänzungsausrüstung:
Sartorius Elektrophorese-Kit I SM 14280 mit folgenden Teilen:
1. Kammereinsatz SM 14281
2. Auftragegestell SM 14282
3. Halterahmen SM 14283
4. Trennbrücke SM 14284
5. Auftragestempel SM 14285

II. Stromversorgungsgerät
Gleichspannungsregler Statron Typ 3208
(Hersteller: VEB Statron — Fürstenwalde)

III. Extinktions-Registriergerät mit Integrator ERI 65 m
(Hersteller: VEB Carl Zeiss Jena)

Die elektrophoretische Trennung darf auch mit anderen Trennkammern und/oder Stromversorgungsgeräten durchgeführt werden unter der Voraussetzung, daß die damit erhaltenen Elektropherogramme den in der jeweiligen Prüfmethode unter „Auswertung" gestellten Forderungen entsprechen. Zur Auswertung der Elektropherogramme kann auch ein anderes Gerät verwendet werden unter der Voraussetzung, daß sich bei einem Vergleich einer repräsentativen Anzahl von Proben für die relativen Anteile der Einzelfraktionen keine signifikanten Unterschiede ergeben.

Elektrophoretische Trennung

Die über die nachstehenden Angaben hinausgehenden apparativen Einzelheiten sind der Gebrauchsanleitung zu entnehmen.

1. Vorbereiten der Trennkammer

Der Kammereinsatz wird in die Trennkammer so eingesetzt, daß die Platinzungen des Pufferbeckens die Stromzuleitungsbuchsen berühren.

In jedes Pufferbecken des Kammereinsatzes werden 250 ml des in der jeweiligen Prüfmethode angegebenen Puffers gefüllt.

Der Gleichspannungsregler wird eingeschaltet und nach 20 min die in der jeweiligen Prüfmethode angegebene Spannung eingeregelt.

Nach jeder Trennung ist ein Umpolen erforderlich.

Für den Sartorius-Kammereinsatz ist ein Zwischendeckel zu benutzen, der eine übermäßige Verdunstung aus den Folien verhindert und den Einsatz dicht abdeckt.

2. Beschicken der Trennkammer

Zur Vermeidung einer Verwechslung ist auf der trockenen Folie 2 bis 3 mm oberhalb der Perforation eine Kennzeichnung der Proben vorzunehmen.

Die Folien werden mit dem in der jeweiligen Prüfmethode zum Füllen des Kammereinsatzes angegebenen Puffer getränkt. Dazu werden sie unter Verwendung einer Pinzette flach auf die Oberfläche des in einer abdeckbaren Schale befindlichen Puffers fallengelassen, damit sie sich gleichmäßig benetzen. Anschließend werden die Folien mit Hilfe einer Pinzette in den Puffer eingetaucht. Die Folien werden 5 min in der verschlossenen Schale liegengelassen.

Die Trennbrücke wird vor der Beschickung abgetrocknet und in den Kammereinsatz eingestellt. Die Folien werden dem Puffer entnommen, und die überschüssige Flüssigkeit wird zwischen Filterpapier entfernt. Danach werden die Folien mit den Perforationslöchern vorsichtig in die Zapfen der Trennbrücke eingehängt. Dabei wird die federnde Seite der Trennbrücke etwas nach innen gedrückt. Die Folienenden werden in den Puffer des Kammereinsatzes eingetaucht. Anschließend wird der Zwischendeckel aufgelegt.

3. Probenauftrag
Zum Probenauftrag werden Dispokarten verwendet. 10 µl Serum werden auf jedes Dispokartenfeld aufgetragen. Mit dem Auftragen ist am unteren Ende der Dispokarte zu beginnen.
Unmittelbar danach wird die Trennbrücke mit den Folien in das Auftragegestell, in dessen Pufferbecken sich 70 ml Puffer befinden, übergeführt. Durch Aufsetzen des Auftragestempels auf die Dispokartenfelder wird eine definierte Serummenge von den Stempelstirnflächen übernommen. Der Stempel wird langsam in die Führungsnut des Auftragegestells (rot markiert) gesenkt, bis das Serum die Folienoberfläche gerade berührt. Dabei breitet sich das Serum unter jeder Stirnfläche gleichmäßig auf der Folie aus. In dieser Stellung wird etwa 5 s verharrt, um das Serum von der Folie aufsaugen zu lassen. Danach wird der Stempel vollkommen auf die Folie aufgesetzt und etwa 3 s in dieser Stellung unter Eigengewicht belassen.
Anschließend wird der Auftragestempel im vorderen Pufferbecken gespült und auf Filterpapier abgetupft.
Nach dem Probenauftrag wird die Trennbrücke mit den Folien wieder in den Kammereinsatz übergeführt. Die Folien tauchen dabei in das äußere Pufferbecken, die Auftragestellen befinden sich gegenüber der Anode. Der Zwischendeckel wird aufgelegt und danach die Trennkammer mit dem Deckel verschlossen.

4. Elektrophorese-Bedingungen
Nach Anlegen der in der jeweiligen Prüfmethode angegebenen Gleichspannung und Kontrolle der Stromstärke wird die Elektrophorese über die in der jeweiligen Prüfmethode angegebene Laufzeit durchgeführt.

Färbung

Nach der erforderlichen Laufzeit wird die Gleichspannung abgeschaltet. Die Deckel werden abgenommen, wobei kein Kondenswasser auf die Folien gelangen darf. Die Folien werden vorsichtig aus der Trennbrücke entnommen und in ein Färbebad übergeführt. Dabei müssen die Folien vollständig von der Flüssigkeit bedeckt sein.

Hinweis
Das Färbebad ist durch sorgfältiges Abdecken vor dem Verdunsten zu schützen. 1 l Amidoschwarz-RL ist für das Färben von höchstens 1000 Elektropherogrammen geeignet, jedoch nicht länger als 1 Monat zu verwenden.

Entfärbung, Trocknung

Nach der erforderlichen Färbezeit werden die Folien aus dem Färbebad herausgenommen. Nach dem Abtropfen der Flüssigkeit werden die Folien nacheinander in 3 Entfärbebäder gleichen Inhalts, die eine Mischung aus 1 Volumenteil konzentrierter Essigsäure und 9 Volumenteilen Methanol enthalten, übergeführt. Danach werden die Folien in einem Transparenzbad behandelt, das eine Mischung aus 5 Volumenteilen Methanol, 3 Volumenteilen Ethanol und 2 Volumenteilen konzentrierter Essigsäure enthält. Die Entfärbung ist beendet, wenn sich der Folienuntergrund im jeweiligen Entfärbebad nicht weiter aufhellt und eiweißfreie Folienanteile sowie das Transparenzbad nach dem Entfärben farblos erscheinen.
Die Folien werden danach mit einer Pinzette aus dem Transparenzbad entnommen und auf Objektträger so aufgezogen, daß sie kantenparallel aufliegen. Die Enden der gefärbten Trennzonen müssen dabei von den Objektträgerenden gleichen Abstand haben. Die Folien werden luftblasenfrei angedrückt. Anschließend werden die Folien im Trockenschrank bei 90 °C ± 5 K 10 min getrocknet.

Hinweis
Werden jeweils 2 l Entfärbebad verwendet, so ist der Inhalt des Entfärbebades 1 nach der Behandlung von 48 Folien zu verwerfen. Anschließend werden die Entfärbebäder 2 und 3 als Entfärbebäder 1 und 2 verwendet, während Entfärbebad 3 zu erneuern und das Transparenzbad nach dem Behandeln von 48 Folien frisch zu bereiten ist.

Auswertung

Die Auswertung erfolgt am ERI 65 m in Durchlichtmessung mit der Abszissendehnung 2,7:1.
Am Densitometer sind folgende Einstellungen vorzunehmen:

Bereich 1 (Durchlicht)
Filter 560 nm für Amidoschwarz-Färbung
Integrationsmaßstab II
Spaltbreite 300 μm
Verstärkung.

Die Objektträger sind so auf die Spaltschablonen im Pherogrammträger zu legen, daß die Ränder der auszuwertenden Pherogramme und die Nachbarpherogramme abgedeckt werden.
Die Auswertung kann sowohl auf der Albuminseite als auch auf der γ-Globulinseite begonnen werden.

Für die Auswertung sind folgende Voraussetzungen erforderlich:

- Die Zonen der einzelnen Fraktionen sollen gerade und gleichmäßig gefärbt sein. Die Gesamtlänge der elektrophoretischen Trennung soll außer bei Liquor-Elektropherogrammen 38 mm betragen.
- Die Extinktionskurve muß an der Basislinie beginnen und diese am Ende des Pherogramms wieder erreichen.
- Der Extinktionsschreiber darf nicht an der oberen Meßbereichsbegrenzung anschlagen.
- Die Verstärkung ist so zu wählen, daß der Extinktionsschreiber für die Globulinfraktionen mindestens 5 mm über der Basislinie bleibt. Ist das mit der Verstärkung 1 bis 5 nicht zu erreichen, so ist die Elektrophorese mit 2maligem Probenauftrag zu wiederholen.

Auswertung des Diagramms

Das Diagramm enthält die Extinktionskurve, die Integrationskurve und die Basislinie. Die Extinktionskurvenminima trennen die Fraktionen. Liegen Plateaus zwischen den Fraktionen, so gilt die Mitte des Plateaus als Fraktionsgrenze.
Extra-Gradienten sind gesondert auszuwerten. Befindet sich der Extra-Gradient im γ-Globulinbereich vor der Auftragestelle, so ist er vor den γ-Globulinen anzugeben. Befindet er sich hinter der Auftragestelle, so erfolgt die Angabe nach den γ-Globulinen.
Zur Auswertung der Diagramme sind 2 mm rechts von den Fraktionsgrenzen Senkrechte einzuzeichnen. Anschließend werden durch die Schnittpunkte der Senkrechten mit der Integrationskurve Parallelen zur Basislinie gezogen. Danach wird ein Lineal von mindestens 100 mm Länge so auf das Diagramm gelegt, daß die Markierung „10" den höchsten Punkt der Integrationskurve, der 2 mm rechts vom Extinktionskurvenende liegt, berührt, während die Markierung „0" auf der Basislinie aufliegt.
Die an dem derart angelegten Lineal in Millimeter abgelesenen Abstände zwischen den Schnittpunkten mit den Parallelen entsprechen den relativen Anteilen der Eiweißfraktionen.

Hinweis
Die Auswertung der Diagramme wird durch Anwendung der Auswerteschablone des VEB Carl Zeiss Jena vereinfacht.

— außerhalb von in der Regel mit dem Leben nicht mehr zu vereinbarenden bzw. hinsichtlich ihres Vorkommens äußerst unwahrscheinlichen Konzentrationsbereichen liegen,
— mit den vom gleichen Patienten vorliegenden Prüfergebnissen bei anderen Untersuchungen vereinbar sind,
— mit früheren Prüfergebnissen bei der gleichen Prüfmethode vom gleichen Patienten vereinbar sind.

Ist dies nicht der Fall, so ist die Ursache zu klären.
Aus klinischer Sicht implausible Prüfergebnisse sind vom Anforderer labordiagnostischer Untersuchungen dem Laboratorium umgehend mitzuteilen; eine interdisziplinäre Klärung ist herbeizuführen.

2.1.7. Qualitätskontrolle dringlicher labordiagnostischer Untersuchungen

2.1.7.1. *Allgemeines*

Dringliche diagnostische Laboruntersuchungen dienen der Bereitstellung aktueller Prüfergebnisse für sofort notwendige ärztliche Entscheidungen.
In der Regel werden Einzelprüfungen bzw. Prüfungen in Serien geringen Umfangs vorgenommen.
Zur Durchführung dringlicher labordiagnostischer Untersuchungen sind nur Geräte, Labordiagnostika sowie Hilfs- und Verbrauchsmaterialien zu verwenden, deren Funktionstüchtigkeit für den vorgesehenen Verwendungszweck durch entsprechende Kontrollen gesichert ist.

2.1.7.2. *Durchführung der Qualitätskontrolle dringlicher labordiagnostischer Untersuchungen*

2.1.7.2.1. Kontrolle der Qualität der Durchführung von Kammerzählungen mit dem Mikroskop

Für die Zählung der Thrombozyten im Blut sind von einem Untersuchungsmaterial 2 Verdünnungen anzusetzen.
Wird Kapillarblut verwendet, sind Untersuchungsmaterialien aus getrennten Einstichen einzusetzen.
Wenn bei der Zählung der Leukozyten im Blut das 1. ermittelte Prüfergebnis außerhalb des Referenzbereichs liegt, so ist eine weitere Zählung aus dem gleichen Ansatz vorzunehmen und R zu berechnen.
Als konzentrationsabhängige Kontrollgrenze für die genannten Zählmethoden ist 2,8 s_{R0} zu benutzen. Überschreitet die Spannweite R die Kontrollgrenze, ist die Prüfung zu wiederholen. Bei erneutem Überschreiten ist die notwendige Qualität nicht mehr gewährleistet.

2.1.7.2.2. Kontrolle der Qualität der Durchführung blutgruppenserologischer Prüfmethoden

Für blutgruppenserologische Prüfmethoden sind die im Kapitel „Immunhämatologische Prüfmethoden" bei der jeweiligen Prüfmethode beschriebenen Kontrollversuche durchzuführen.

2.1.7.2.3. Kontrolle der Qualität der Durchführung von dringlichen quantitativen Prüfmethoden

Bei allen quantitativen Prüfmethoden ist in jeder Serie mindestens ein Richtigkeits-Kontrollmaterial zu bestimmen. Die Konzentrationsbereiche der Prüfkomponente für die Kontrollmaterialien und die Vorgabe von Kontrollgrenzen sind methodenspezifisch festgelegt (s. Tab. 10). Als Kontrollbereich ist — wenn nicht anders festgelegt — der Sollwert $\pm 2\ s_{T0}$ zu benutzen. Überschreitet das Ergebnis der Kontrollbestimmung diesen Kontrollbereich, so ist die Prüfung zu wiederholen. Beim erneuten Überschreiten ist die Qualität nicht mehr gewährleistet. Es ist zweckmäßig, entsprechende Kontrollkarten zu führen.

2.1.7.3. *Nachweis und Auswertung der Qualitätskontrollergebnisse*

In einer fortlaufenden Dokumentation sind alle Kontrollergebnisse zu registrieren (Name des Bearbeiters, Prüfmethode, Arbeitsplatz, Datum, Uhrzeit, Prüfergebnis, Vermerk beim Überschreiten der Kontrollgrenze).
Zur Ermittlung der durchschnittlichen Qualität sollten monatlich für jede Prüfmethode der Mittelwert $\bar{x}$ der Kontrollergebnisse, die Standardabweichung s und die Abweichung vom Sollwert x_0 beziehungsweise $\bar{R}$ berechnet werden. Zur Auswertung werden alle Werte herangezogen. Es müssen jedoch Kontrollergebnisse von mindestens 20 Arbeitstagen vorliegen, andernfalls muß die Ermittlung der durchschnittlichen Qualität in entsprechend größeren Zeitabständen erfolgen.

2.2. Regionales internes Qualitätskontrollsystem (RIQS)

2.2.1. Prinzip

Das Grundprinzip des RIQS besteht darin, daß alle diagnostischen Laboratorien einer Region Kontrollmaterial der gleichen Charge für die ständige interne Qualitätskontrolle erhalten und daß die Kontrollergebnisse rechnergestützt in Verantwortung des regionalen Qualitätskontrollaboratoriums nach einheitlichen Vorgaben ausgewertet werden.

4. Spezielle Maßnahmen der Qualitätssicherung

Im folgenden werden spezielle Maßnahmen zur Sicherung der Qualität der Durchführung diagnostischer Laboratoriumsmethoden beschrieben. Sie gelten vorerst als Empfehlungen.

4.1. Überprüfung von Fotometern

Die Qualität fotometrischer Bestimmungen hängt weitgehend von der Einhaltung der Wellenlänge (Wellenlängeneinstellung bzw. Filterschwerpunkt) sowie von der Linearität und Richtigkeit der angezeigten Extinktion ab. Darüber hinaus kann die Empfindlichkeit des Fotometers durch Alterung der Strahlungsquelle bzw. durch Veränderungen des Detektors beeinträchtigt werden. Da auch die Küvetten die Qualität der Bestimmung beeinflussen können, werden sie in die Maßnahmen zur Qualitätssicherung mit einbezogen.
Zur Sicherung der Qualität sollen daher nachstehende Kriterien überprüft werden:
- die Einhaltung der Wellenlänge,
- die Linearität und Richtigkeit der Extinktionsanzeige,
- die Langzeitstabilität,
- die Qualität der Küvetten.

4.1.1. Überprüfung der Einhaltung der Wellenlänge

4.1.1.1. *Spektrofotometer* (mit kontinuierlicher Wellenlängeneinstellung)

Die Richtigkeit der Wellenlängeneinstellung ist jährlich 1mal nach den Angaben des Herstellers für die Wellenlängen 334, 365, 405, 546 und 623 nm zu überprüfen.
Die Ermittlung des jeweiligen Maximums muß sowohl vom langwelligen als auch vom kurzwelligen Meßbereich aus erfolgen. Die beiden ermittelten Werte dürfen sich höchstens um 2 nm unterscheiden; bei größeren Abweichungen ist das Gerät nur für Messungen unter Mitführung einer Vergleichslösung verwendbar. Die Berechnung muß dann mit Hilfe des Vergleichsansatzes erfolgen.
Beobachtete Abweichungen der Maxima von den oben angegebenen Wellenlängen sind über der Wellenlänge grafisch darzustellen. Die durch diese Punkte gezogene Verbindungslinie gibt die erforderlichen Korrekturen für die einzelnen Wellenlängen an.

4.1.1.2. *Spektrallinienfotometer*

Die Durchlässigkeit der verwendeten Filter ist vor ihrer 1. Anwendung an einem registrierenden Fotometer (z. B. Specord UV-VIS, VEB Carl Zeiss Jena) zu messen. Es müssen benachbarte Linien des Strahlers sicher zurückgehalten werden.

4.1.2. Überprüfung der Linearität und Richtigkeit der Extinktionsanzeige

Zur Prüfung der Richtigkeit sind nur Glasstandards mit Prüfzertifikat geeignet. Die vom Hersteller angegebene Toleranz der Extinktionswerte darf nicht überschritten werden.

Die Überprüfung der Linearität ist mit Hilfe von Grauglasfiltern unterschiedlicher Schichtdicke möglich. Sie kann auch mit nachstehenden Lösungen und den aus ihnen mit den angegebenen Verdünnungsmitteln hergestellten Verdünnungen erfolgen:

Lösung	Zusammensetzung	Verdünnungsmittel
1	Kaliumdichromat-RL	Schwefelsäure (5 mmol/l)
2	Kaliumdichromat-RL*	Schwefelsäure (5 mmol/l)
3	Nitrophenol-VL	Natronlauge (20 mmol/l)
4	Hämiglobincyanid-VL	Transformations-RL

Die Verdünnungen sind unter Verwendung geeichter Volumenmeßmittel herzustellen.
Durchführung:
Die Prüfung wird bei den in der nachfolgenden Tabelle angegebenen Wellenlängen mit den dort angegebenen Lösungen und Verdünnungen durchgeführt.

Lösung	Verdünnung (Volumenteile)	Konzentration	Meßwellenlänge für		zu erwartende Extinktion
			Spektrofotometer	Spektrallinienfotometer	
1	1 + 4	34,0 µmol/l	350 nm		0,107
	1 + 2	56,8 µmol/l	350 nm		0,178
	1 + 1	85,0 µmol/l	350 nm		0,267
	—	170 µmol/l	350 nm		0,535
2	2 + 1	227 µmol/l	350 nm		0,713
	—	340 µmol/l	350 nm		1,07
3	1 + 999	6 µmol/l	405 nm	405 nm	0,111
	1 + 499	12 µmol/l	405 nm	405 nm	0,222
	1 + 249	24 µmol/l	405 nm	405 nm	0,444
	1 + 199	30 µmol/l	405 nm	405 nm	0,555
	3 + 497	36 µmol/l	405 nm	405 nm	0,666
	1 + 99	60 µmol/l	405 nm	405 nm	1,11
4	1 + 9	2,5 µmol/l	543 nm	546 nm	0,110
	1 + 4	5,0 µmol/l	543 nm	546 nm	0,220
	1 + 2	8,3 µmol/l	543 nm	546 nm	0,367
	1 + 1	12,5 µmol/l	543 nm	546 nm	0,550
	2 + 1	16,7 µmol/l	543 nm	546 nm	0,733
	—	25,0 µmol/l	543 nm	546 nm	1,10

Für die Prüfung der Spektrallinienfotometer bei den Meßwellenlängen 334 bzw. 365 nm gelten die bei Spektrofotometern für 350 nm angegebenen zu erwartenden Extinktionen angenähert.

Die Extinktionen der Lösungen und Verdünnungen werden in einer Schichtdicke von 10 mm bei der angegebenen Wellenlänge in 5 Prüfansätzen gegen das zugehörige Verdünnungsmittel gemessen.
Die Mittelwerte der korrigierten Extinktionen werden über der Konzentration grafisch aufgetragen. Ihre Verbindungslinie soll eine Gerade bilden, die durch den Nullpunkt des Koordinatensystems verläuft. Bei Abweichungen ist der Meßbereich auf den linearen Teil der Verbindungslinie zu beschränken. Dies gilt sinngemäß auch für kontinuierliche Bestimmungen.
Die Prüfungen sollen 4mal jährlich sowie nach jeder Veränderung am Meßgerät durchgeführt werden. Die Ergebnisse sind zu dokumentieren.
Abweichungen > 1,5 % gegenüber der zu erwartenden Extinktion im linearen Teil der Bezugskurve schließen für die betreffende Wellenlänge bzw. den Wellenlängenbereich die Benutzung vorgegebener Extinktionskoeffizienten bzw. darauf basierender Berechnungsfaktoren aus. Die Berechnung der Ergebnisse muß über Vergleichsansätze bzw. über experimentell ermittelte Extinktionskoeffizienten für die jeweilige Methode und das betreffende Gerät erfolgen.
Bei Abweichungen von mehr als 20 % gegenüber der zu erwartenden Extinktion ist das Gerät für Messungen in dem betreffenden Wellenlängenbereich nicht verwendbar.

4.1.3. Überprüfung der Langzeitstabilität

Wellenlängen: 350 nm (bei Spektrofotometern) bzw. 334 oder 365 nm (bei Spektrallinienfotometern), 405 nm und 546 nm.

Wöchentlich ist, wie unter 4.1.2. „Überprüfung der Linearität und Richtigkeit der Extinktionsanzeige" angegeben, die korrigierte Extinktion der Lösungen 3 (Verdünnung 1 + 499) und 4 (Verdünnung 1 + 4) bei den jeweils angegebenen Wellenlängen zu ermitteln. Für Meßgeräte, die zu Bestimmungen nach dem optischen Test eingesetzt werden, erfolgt zusätzlich die Messung von Lösung 1 (Verdünnung 1 + 1).
Die Mittelwerte dieser korrigierten Extinktionen sind auf einem Qualitätskontrollblatt einzutragen. Systematische Abweichungen bedingen eine Überprüfung des Meßgeräts. Stärkere Streuung der Mittelwerte deutet auf ein Altern der Strahlungsquelle bzw. auf Veränderungen am Detektor hin.
Anstelle der vorstehend genannten Verdünnungen der Lösungen 3 und 4 können auch Vergleichsansätze für fotometrische Bestimmungen, deren Extinktion bei der Wellenlänge 405 bzw. 546 nm zu messen ist, für die Prüfung der Langzeitstabilität verwendet werden. Die erhaltenen korrigierten Extinktionen werden wöchentlich auf ein Qualitätskontrollblatt eingetragen und, wie oben beschrieben, ausgewertet.

4.1.4. Küvetten

Fotometrische Bestimmungen werden durch Eigenabsorption, Oberflächenbeschaffenheit und Abweichungen von der Schichtdicke der Küvetten beeinflußt. Es sind die nachstehenden allgemeinen Vorschriften zu beachten.

Beim Einsetzen der Küvetten soll stets die Aufschrift von der Lichtquelle abgewandt sein.
Werden Leeransatz und Prüf- bzw. Vergleichsansatz in 2 Küvetten gemessen, ist die Paarigkeit der Küvetten (gleiche Schichtdicke, bei Quarzküvetten gleicher Kennbuchstabe) einzuhalten. Beschädigungen der Küvettenfenster sind zu vermeiden.
Leicht verschmutzte Küvetten können in kalter Fitlösung (5%) durch höchstens 12 h dauerndes Einlegen gereinigt werden. Bei der Durchführung enzymatischer Methoden sollte eine Reinigung ohne Detergenzienzusatz erfolgen. Nach jeder Reinigung ist sorgfältiges Nachspülen mit fließendem Trinkwasser und anschließend mit Wasser erforderlich.
Küvetten, die für Messungen mit lipophilen Lösungsmitteln verwendet werden, müssen in diesen Lösungsmitteln aufbewahrt werden.

4.1.4.1. *Überprüfung der Eigenabsorption*

Die Extinktion der mit Wasser gefüllten Küvette ist monatlich gegen Luft zu messen (Dreifachbestimmungen). Es dürfen die nachstehenden Extinktionsgrenzen nicht überschritten werden:

Glasküvetten (Meßwellenlänge 623 nm)	$\bar{E} = 0{,}048$
Küvetten aus optischem Spezialglas (Meßwellenlänge 334 nm)	$\bar{E} = 0{,}058$
Quarzküvetten (Meßwellenlänge 240 nm)	$\bar{E} = 0{,}056$

Bei Überschreitung dieser Grenzen ist die Prüfung nach gründlicher Reinigung der Küvette zu wiederholen. Wird der Grenzwert erneut überschritten, so ist die gemäß 4.1.4.2. abgeglichene Küvette nicht mehr für fotometrische Bestimmungen geeignet.

4.1.4.2. *Küvettenabgleich*

Bei Einsatz von Küvettenpaaren zur Extinktionsmessung ist vor jeder Bestimmungsserie nachstehende Prüfung durchzuführen:
Beide Küvetten werden mit Wasser bzw. dem Leeransatz gefüllt; bei der für die Prüfung vorgesehenen Wellenlänge wird die Extinktion der einen Küvette gegen die zweite Küvette als Leerwert gemessen. Wird ein Extinktionsunterschied gefunden, so ist eine rechnerische Korrektur der Extinktionen erforderlich.

4.1.4.3. *Überprüfung des Strahlendurchgangs*

Die Prüfung ist nur für Küvetten mit verringertem Querschnitt (Halbmikro- bzw. Mikroküvetten) erforderlich. Sie ist vor der 1. Anwendung der Küvetten sowie nach Veränderungen am Küvettenhalter vorzunehmen.
Ein dem Küvettenquerschnitt entsprechender Streifen Transparentpapier wird bei eingeschalteter Lichtquelle in die Küvette eingeführt und die einfallende bzw. durchtretende Strahlung beobachtet. Der Strahlungsquerschnitt muß voll auf dem Papier abgebildet werden, die seitlichen Küvettenwände müssen dunkel bleiben.

4.2. Überprüfung von Volumenmeßmitteln

Wird ein Volumenmeßmittel für die Volumenmessung wäßriger Lösungen eingesetzt, so muß die Überprüfung mit Wasser bzw. Nitrophenollösung (6 mmol/l) durchgeführt werden. Soll es dagegen für die Volumenmessung von Serum oder ähnlichen Flüssigkeiten eingesetzt werden, so ist zur Überprüfung Serum bzw. Albuminlösung zu verwenden.
Entsprechend der Größe des Volumens erfolgt die Ermittlung von Unrichtigkeit und Unschärfe fotometrisch oder gravimetrisch.
Sollen die Qualitätsparameter eines Volumenmeßmittels bestimmt werden, so ist zur Prüfung eine 21fache Bestimmung durchzuführen. Es werden der Mittelwert $\bar{x}$ und die Standardabweichung s berechnet und die beiden Größen mit den Qualitätsvorgaben verglichen.
Die fortlaufende Kontrolle kann analog der Qualitätskontrolle der analytischen Prüfmethoden durch in bestimmten Zeitabständen durchgeführte Kontrollmessungen und deren Beurteilung erfolgen. Es wird jeweils eine Dreifachbestimmung durchgeführt und der Mittelwert in eine Mittelwertkontrollkarte zur Beurteilung der Richtigkeit und die Variationsbreite R in eine R-Kontrollkarte zur Beurteilung der Präzision eingetragen. Zur Konstruktion der Mittelwertkontrollkarte werden im Abstand von 0,58 s, 1,15 s und 1,73 s um den Mittelwert $\bar{x}$ Kontrollgrenzen eingetragen. Sie entsprechen den Kontrollgrenzen 1 s, 2 s und 3 s einer Kontrollkarte für Einfachbestimmungen. Zur Konstruktion der R-Kontrollkarte werden Kontrollgrenzen im Abstand von 3,31 s und 4,12 s (s. 5.3.2.2.; Tab. 9) eingetragen. Für die Auswertung gelten die gleichen Kriterien wie für die Kontrollkarten zur Qualitätskontrolle der analytischen Prüfmethoden.
Eine Schätzung der Standardabweichung kann nach 5.2.2.2. erfolgen.

4.2.1. Fotometrische Prüfung (für Volumina < 20 µl)

Mit der zu prüfenden Mikropipette wird eine geeignete Farbstofflösung in ein Reagenzglas o. ä. pipettiert und ein definiertes Volumen Verdünnungsflüssigkeit mit einem geeichten oder kalibrierten Meßmittel hinzugegeben. Die Extinktion dieses Mikroansatzes (E_{Mikro}) wird gemessen. Als Bezugswert dient die Extinktion eines Makroansatzes (E_{Makro}), der durch Zugabe eines definierten Volumens derselben Verdünnungsflüssigkeit zu einem definierten Volumen derselben Farbstofflösung erhalten wird. Die Konzentration des Farbstoffs muß so gewählt werden, daß ein für die fotometrische Messung ausreichendes Endvolumen erhalten werden kann und daß die Extinktionen in einem bezüglich des Fotometerfehlers günstigen Meßbereich liegen.
Bei Abweichung von dem angegebenen Verdünnungsverhältnis können die Konzentrationen entsprechend angepaßt werden. Die Farbstoffkonzentrationen können je nach Fotometertyp unter Berücksichtigung der Kennlinie des Fotometers so variiert werden, daß die Extinktionen der Mikro- und Makroansätze mit einem geringen Fotometer-

fehler behaftet sind. Für eine exakte Prüfung ist ein Stichprobenumfang von n = 21 Mikroansätzen erforderlich. Die Ansätze sind wie folgt zu bereiten: 3 Makroansätze zu Beginn der Serie, 21 Mikroansätze und 3 weitere Makroansätze am Ende der Serie. Alle Bestimmungen sind als Einfachmessung in der gleichen Reihenfolge auszuführen.

Für eine Langzeitqualitätskontrolle sind folgende Ansätze durch Einfachmessung zu bestimmen: 3 Mikroansätze und 3 Makroansätze. Der Mittelwert wird zur Beurteilung der Richtigkeit und die Spannweite R zur Beurteilung der Präzision herangezogen.

Für die Herstellung aller Ansätze sind geeichte oder kalibrierte Volumenmeßmittel einzusetzen.

Die Berechnung des Prüfergebnisses erfolgt nach:

$$\bar{V}_x = \frac{\bar{E}_{Mi} \cdot V_{Mi} \cdot V}{\bar{E}_{Ma}(V + V_{Ma}) - (\bar{E}_{Mi} \cdot V)} \qquad (1)$$

$\bar{V}_x$ = Mittelwert des Volumens des zu prüfenden Volumenmeßmittels.
$\bar{E}_{Mi}$ = Mittelwert der Extinktionen der Mikroansätze.
V_{Mi} = Volumen der Verdünnungslösung für die Mikroansätze.
V = Volumen der Farbstofflösung für die Makroansätze.
V_{Ma} = Volumen der Verdünnungslösung für die Makroansätze.
$\bar{E}_{Ma}$ = Mittelwert der Extinktionen der Makroansätze.

Wenn Mikro- und Makroansätze das gleiche Verdünnungsverhältnis aufweisen, kann die Schätzung des Volumens vereinfacht nach Gleichung (2) erfolgen:

$$V_x = V_{Soll} \cdot \frac{\bar{E}_{Mi}}{\bar{E}_{Ma}} \qquad (2)$$

V_x = Geschätztes Volumen (mit systematischem Fehler behafteter Schätzwert).
V_{Soll} = Nennvolumen.
$\bar{E}_{Mi}$ = Mittelwert der Extinktionen der Mikroansätze.
$\bar{E}_{Ma}$ = Mittelwert der Extinktionen der Makroansätze.

4.2.1.1. *Überprüfung mit wäßrigen Lösungen*

Nitrophenollösung (6 mmol/l) wird mit dem zu prüfenden Volumenmeßmittel in ein Reagenzglas pipettiert und mit Hilfe einer geeichten oder kalibrierten Pipette so viel Natronlauge (100 mmol/l) zugegeben, daß ein Verdünnungsverhältnis von ca. 1:400 entsteht (Mikroansatz). Bei 405 nm wird die Extinktion gemessen.

4.2.1.2. *Überprüfung mit Serum*

Zu einem Poolserum oder einer Albuminlösung (70,0 g/1,000 l) wird ein geeigneter Farbstoff gegeben und diese angefärbte Lösung für die Überprüfung eingesetzt. Für die Verdünnung ist Wasser zu benutzen. Als Farbstoffe sind vor allem folgende Substanzen geeignet:

Farbstoff	Konzentration g/l	Wellenlänge nm	Verdünnungsverhältnis	Extinktion (gegen Wasser; 10 mm Schichtdicke)
Brenzcatechinviolett	3,7	440—460	1:400	0,300
Nigrosin (wasserlöslich)	8,0	405	1:400	0,250
		492		0,305
		546		0,378
		578		0,400
		623		0,380
		691		0,250

Die Lösungen sind frisch zu bereiten.

4.2.2. Gravimetrische Methode (für Volumina $\geqq$ 20 µl)

Zum Wägen ist ein Enghals-Erlenmeyerkolben zu verwenden, der mit Aluminiumfolie o. ä. abgedeckt wird. Das Wägeergebnis ist mit so viel gültigen Ziffern zu protokollieren, daß für die Masseangabe 4 gültige Ziffern angegeben werden können.
Zur Auswertung der Prüfungen werden unter Berücksichtigung der Dichte und ihrer Temperaturabhängigkeit der Mittelwert und die Standardabweichung berechnet.

Überprüfung mit Wasser
Bei der Pipettierung von Wasser sind die Einzelwägungen des zu prüfenden Volumens bei 20 °C ± 5 K vorzunehmen. Die Wassertemperatur ist zu protokollieren.

Überprüfung mit Serum
Von einem Serumpool bzw. einer Albuminlösung (70,0 g/1,000 l) ist pyknometrisch bei 20 °C ± 5 K die Dichte zu bestimmen. Dann werden davon die Wägungen des zu prüfenden Volumens vorgenommen.
Bei Einhaltung der Temperatur von 20 °C ± 5 K kann die Temperaturkorrektur der Dichte entfallen, da der Temperaturfehler unter 0,1 % liegt.

4.2.3. Prüfung spezieller Volumenmeßmittel

4.2.3.1. *Überprüfung von Dilutionspipetten*

Für die Überprüfung wird angefärbtes Serum bzw. angefärbte Albuminlösung (70,0 g/1,000 l) angesaugt und entsprechend der Handhabungsvorschrift der Pipette mit Wasser verdünnt.
Die Extinktion der gemischten, verdünnten Farbstofflösung wird fotometrisch bestimmt. Die Berechnung des tatsächlichen Verdünnungsverhältnisses erfolgt unter Bezug auf

eine Lösung mit einem im ähnlichen Extinktionsbereich liegenden Verdünnungsverhältnis, das mit geeichten Pipetten hergestellt wurde nach:

$$VD_x = VD_1 \cdot \frac{E_x}{E_1}$$

VD_x = zu überprüfendes Verdünnungsverhältnis.
E_x = Extinktion des zu überprüfenden Verdünnungsverhältnisses.
VD_1 = definiertes Verdünnungsverhältnis.
E_1 = Extinktion des definierten Verdünnungsverhältnisses.

Wird die Dilutionspipette für die Verdünnung wäßriger Lösungen eingesetzt, so ist als Farbstofflösung Nitrophenollösung (6 mmol/l) einzusetzen.

Anwendung	Lösung	Volumen	Verdünnungsflüssigkeit	Volumen
Erythrozyten-Mischpipette (1:101)	2	Marke 1,0	Wasser	auf Marke 101
Leukozyten-Mischpipette (1:11)	1	Marke 1,0	Wasser	auf Marke 11
Blutglucosepipette (1:10)	1	100 µl	Wasser	900 µl
Dilution wäßrige Lösung				
1:10	3		NaOH (100 mmol/l)	
1:100	4		NaOH (100 mmol/l)	

Farbstofflösungen

Lösung 1: 100 mg Brenzcatechinviolett/l eiweißhaltiger Lösung (440—460 nm)
bzw. 200 mg Nigrosin, wasserlöslich/l eiweißhaltiger Lösung (578 nm)
Lösung 2: 1,00 g Brenzcatechinviolett/l eiweißhaltiger Lösung (440—460 nm)
bzw. 2,00 g Nigrosin, wasserlöslich/l eiweißhaltiger Lösung (578 nm)
Lösung 3: 21 mg 4-Nitro-phenol/l Wasser
Lösung 4: 210 mg 4-Nitro-phenol/l Wasser

Ist die Kenntnis der absoluten Volumina der gemischten Lösungen von Bedeutung (wenn z. B. das Gesamtvolumen der Verdünnung einem weiteren Analysengang unterzogen wird), so ist zusätzlich gravimetrisch das Gesamtvolumen zu ermitteln.

4.2.3.2. *Überprüfung von Kapillarpipetten*

Diese Volumenmeßmittel (z. B. Hämoglobin-Pipette) sind in der Regel „auf Einlauf" eingestellt, d. h. das in ihnen enthaltene Volumen wird durch mehrfaches Ausspülen vollständig in die Vorlagelösung übergeführt.

Die Überprüfung kann gravimetrisch ($V \geqq 20\ \mu l$) und fotometrisch erfolgen.
Gravimetrische Überprüfung: Von der sauberen und trockenen Pipette wird die Leermasse ermittelt. Dann wird hintereinander 21mal Serum bekannter Dichte bzw. Wasser — je nach Einsatzgebiet der Pipette — aufgezogen, gewogen und ausgestoßen. Unter Berücksichtigung der Dichte erfolgt die Berechnung des Volumens „auf Einlauf" und der Standardabweichung.
Fotometrische Überprüfung: Die Überprüfung erfolgt analog 4.2.1. Die Farbstofflösung wird jedoch aus der Pipette mit der Verdünnungsflüssigkeit entsprechend der Handhabungsvorschrift mehrfach herausgespült. Wird auf das Trocknen nach dem Ausspülen verzichtet, ist mit der Farbstofflösung vor jeder Pipettierung 3mal vorzuspülen.

5.2.2.2. *Standardabweichung*

Zur Charakterisierung der Streuung von Stichproben mit **n** $\geqq$ **10** wird als Streuungsmaß die Standardabweichung s nach Gleichung (6) berechnet.

$$s = \sqrt{\sum_{i=1}^{n} \frac{(x_i - \bar{x})^2}{n - 1}} \qquad (6)$$

Die Berechnung der prozentualen Standardabweichung s % erfolgt nach Gleichung (7).

$$s\% = \frac{s \cdot 100}{\bar{x}} \qquad (7)$$

Die Standardabweichung s kann aus einer Stichprobe von Zweifachbestimmungen über die Spannweite R abgeschätzt werden. Diese Schätzung von s aus der Spannweite erfolgt nach Gleichung (8).

$$s = \sqrt{\frac{\sum R_i^2}{2m}} \qquad (8)$$

m = Anzahl der Zweifachbestimmungen.

Die Standardabweichung kann auch aus der mittleren Spannweite $\overline{R}$ nach Gleichung (9) abgeschätzt werden.

$$s = k_n \cdot \overline{R} \qquad (9)$$

Die Faktoren k_n sind der folgenden Tabelle 2 zu entnehmen.

Tabelle 2

Faktoren k_n für die Schätzung der Standardabweichung aus der mittleren Spannweite $\bar{R}$ in Abhängigkeit vom Umfang n der Stichprobe, der zur Berechnung von R zugrunde gelegt wird.

n:	2	3	4	5	6	7	8	9
k_n:	0,886	0,591	0,486	0,430	0,395	0,370	0,351	0,337

5.2.3. Prüfung auf Ausreißer

Für die Ausreißerprüfung sind der Größe nach geordnete Stichproben ($x_1 < x_2 < ... < x_n$) zu verwenden.
Statistisch signifikante Ausreißer sind vor der endgültigen Berechnung statistischer Maßzahlen zu eliminieren.

5.2.3.1. *Z-Kriterium*

Bei Stichproben $n < 10$ erfolgt die Prüfung auf Ausreißer mit dem Z-Kriterium. Bei Stichproben mit einem n von **3 bis 7** wird die Prüfgröße $\hat{Z}$ für den Extremwert x_n nach Gleichung (10a) bzw. für den Extremwert x_1 nach Gleichung (10b) berechnet.

$$\hat{Z} = \frac{x_n - x_{n-1}}{x_n - x_1} \tag{10a}$$

$$\hat{Z} = \frac{|x_1 - x_2|}{x_n - x_1} \tag{10b}$$

Bei Stichproben mit einem n von **8 oder 9** erfolgt die Berechnung nach den Gleichungen (11a) bzw. (11b).

$$\hat{Z} = \frac{x_n - x_{n-1}}{x_n - x_2} \tag{11a}$$

$$\hat{Z} = \frac{|x_1 - x_2|}{x_{n-1} - x_1} \tag{11b}$$

Überschreitet die Prüfgröße $\hat{Z}$ den in Tabelle 3 vorgegebenen kritischen Wert für $Z_{(\alpha=0,05;\,n)}$, so wird der Wert x_n bzw. x_1 als Ausreißer eliminiert.

Tabelle 3
Kritische Werte für $Z_{(\alpha=0,05)}$ zur Beurteilung von Extremwerten von Stichproben mit $\mathbf{3 \leqq n \leqq 9}$

n:	3	4	5	6	7	8	9
Z:	0,941	0,765	0,642	0,560	0,507	0,558	0,512

5.2.3.2. *T-Kriterium*

Bei Stichproben vom Umfang $\mathbf{n \geqq 10}$ erfolgt die Prüfung auf Ausreißer mit dem T-Kriterium. Dazu wird die Prüfgröße T für den vom Mittelwert $\bar{x}$ am weitesten entfernten Wert x_i (x_n oder x_1) der Stichprobe nach Gleichung (12a) oder nach Gleichung (12b) berechnet.

$$\hat{T} = \frac{x_n - \bar{x}}{s} \tag{12a}$$

$$\hat{T} = \frac{\bar{x} - x_1}{s} \tag{12b}$$

Überschreitet die Prüfgröße $\hat{T}$ den in Tabelle 4 vorgegebenen kritischen Wert für $T_{(\alpha=0,05;\,n)}$, so wird x_i als Ausreißer eliminiert.

Abkürzungen für Prüfkomponenten oder Methoden des AB (D.L.) — DDR

Die in der nachfolgenden Tabelle aufgeführten Abkürzungen werden im AB (D. L.) — DDR verwendet und sind vorgesehen für Zwecke der Befunddokumentation und Anwendung in der Qualitätskontrolle.

Kapitel A

Acetonkörper	
Acetessigsäure	ACES
Aceton	ACE
N-Acetyl-neuraminsäure	NAN
Acidität, titrierbare	TIAC
Alaninaminopeptidase	AAP
Alaninaminotransferase	ALAT
Albumin	ALB
δ-Amino-lävulinsäure	DALS
α-Amino-stickstoff	AAN
Aminosäuremetabolite	
2,5-Dihydroxy-phenyl-essigsäure	HGS
Aminosäuren	AMS
Ammonium-Ionen	NH4
α-Amylase	AMYL
Aspartataminotransferase	ASAT
Calcium	CA
Chlorid	CL
Cholesterol	CHOL
HDL-Cholesterol	HDLC
Cholinesterase	CHE
Cortisol	CORT
Creatinin	CREA
Creatinkinase	CK
Eisen	FE
Eiweiß	PROT
Prüfung der Serumlabilität	
Methode I: Thymol-Trübungstest	TTT
Methode II: Lipoprotein-Trübungstest	LTT
Erythrozytensenkungsgeschwindigkeit	ESG
Liquorelektrophorese	SFEL
Präalbumin	PALB
Albumin	ALB
α_1-Globulin	A1GL
α_2-Globulin	A2GL
β-Globulin	BGL
τ-Globulin	TGL
γ-Globulin	GGL

Serumelektrophorese	PREL
Albumin	ALB
α_1-Globulin	A1GL
α_2-Globulin	A2GL
β-Globulin	BGL
γ-Globulin	GGL
Elektrophoretische Trennung der Lipoproteinfraktionen des Serums	LEPL
Fettsäuren-Ausscheidung	FSA
Fluorid	F
Follikelstimulierendes Hormon	FSH
Fructose	FRUC
Gallenfarbstoffe	
Bilirubin	BILI
Urobilinogen	UBG
Bilirubinester	BIES
Serumfarbwert	SFW
Glucose	GLUC
Glucose-Toleranz	OGTT
Glutamat-Dehydrogenase	GLDH
γ-Glutamyltransferase	GGT
Gold	AU
Hämoglobin	HB
Harnsäure	HRS
Harnsteine	HSTE
Harnstoff	HST
Human-Chorion-Gonadotropin	HCG
3-Hydroxybutyrat	BHB
5-Hydroxy-indol-3-ylessigsäure	HIES
4-Hydroxy-3-methoxy-mandelsäure	VMS
Hydroxyprolin	HPR
Immunglobuline	
Immunglobulin A	IGA
Immunglobulin G	IGG
Immunglobulin M	IGM
Indocyaningrün-Ausscheidung	INGA
Indolmelanogene	INME
Insulin	INSU
Iod, proteingebundenes	PBI
Kalium	K
Kupfer	CU
Lactat	LAC
Lactose-Absorption	LARO
Leucinaminopeptidase	LAP
Lithium	LI
Magnesium	MG
Milchsäure	MILS
Natrium	NA
Osmolalität	OSMO
Phenolsulfonphthalein-Ausscheidung	PSPA

Phenylalanin	PHE
Phosphatase, alkalische	AP
Phosphatasen, saure	SP
Phosphor	
anorganisches Phosphat	P
Porphobilinogen	PORB
Porphyrine	POR
Sauerstoffpartialdruck	PO2
Säuren-Basen-Gleichgewicht	SBG
Schilddrüsenhormone	
Thyroxin	T4
Triiodthyronin	T3
Somatotropin (Wachstumshormon)	STH (HGH)
Steroidhormone	
Estrogene Hormone	EST
11-Hydroxycorticosteroide	11HX
Prüfung der Nebennierenrinden-Funktion	
Methode I: Corticotropin-Stimulationstest	NNRS
Methode II: Dexamethason-Hemmtest	NNRH
17-Ketosteroide	17KS
Progesteron	PRO
Testosteron	TEST
Thyreotropes Hormon	TSH
Triglyceride	TG
Urinprüfung, physikalische	
relative Dichte	DICH
pH-Wert	PH
Xylose-Toleranz	XYRO
Zink	ZN

Kapitel B

Analgetika	ANAL
Arsen	AS
Blei	Pb
Ethanol	ETH
Hämiglobin	MEHB
Kohlenmonoxid-Hämoglobin	COHB
Phenothiazin-Derivate	PHAN
Quecksilber	HG
Schlafmittel	SCHL
Sulfonamide	SULF

Kapitel C

Blutgruppeneigenschaften des AB0-Systems	AB0
Erythrozytenantigene des AB0-Systems	EAG
Alloantikörper des AB0-Systems	AAK
Hämolysierende Alloantikörper „Anti-A" und „Anti-B"	HAAK

Erythrozytenantigen D	EAGD
Erythrozytenantigene C und c	EAGC
Erythrozytenantigene E und e	EAGE
Erythrozytenantigen D^u	
indirekter Antihumanglobulin-Test	AHGI
Irreguläre Alloantikörper	
Methode I: Antikörper-Suchtest	AKSU
Methode II: Kontrolle der Immunprophylaxe	KIP
Antihumanglobulin-Test	
direkter Antihumanglobulin-Test	AHGD
indirekter Antihumanglobulin-Test	AHGI
Prüfung auf Verträglichkeit (Kreuzprobe)	KP
Antierythrozytäre Autoantikörper	
Quantitativer direkter Antihumanglobulin-Test	AHGD
Gammaglobulin-Neutralisationstest	GGNT
Nachweis und Differenzierung von Kälteagglutininen	KAAK
Nachweis von monothermischen Kältehämolysinen	KHM
Nachweis von bithermischen Kältehämolysinen	KHB
Antikörperabsprengung	AKAB
Differenzierung der Immunglobuline	IGDI
Saccharose-Hämolyse-Test	SHT
Säure-Serum-Test	SST
Nachweis der HLA-A-, -B- und -C-Antigene	HLAG
Nachweis der HLA-A-, -B- und -C-Antikörper	HLAK

Kapitel D

Blutungszeit	BLZ
Fibrinogen	FIB
Fibrinolyse	FIL
Gerinnungsfaktoren	
Aktivität des Gerinnungsfaktors II	GF2
Aktivität des Gerinnungsfaktors V	GF5
Aktivität des Gerinnungsfaktors VIII	GF8
Aktivität des Gerinnungsfaktors IX	GF9
Aktivität des Gerinnungsfaktors X	GF10
Hirudin-Toleranz-Zeit	HITO
Inhibitoren im Plasma (Plasma-Tausch-Test)	HKN
Recalcifizierungszeit, aktivierte	RKZ
Reptilasezeit	RZ
Streptokinase-Resistenz	SRT
Hepato-Quick	HEPA
Thrombinzeit	TZ
Thromboplastinzeit, partielle	PTT
Thromboplastinzeit-Wert	TZW
Thrombozyten	
Bestimmung des Retraktionsgrads	RETR
Thrombozytenaggregation	TAGG
Prüfung der Ausbreitungsfähigkeit	TAUS

Kapitel E

Zählung der Erythrozyten	ERCS
Zählung der Retikulozyten	RETI
Nachweis und Zählung von fetales Hämoglobin enthaltenden Erythrozyten	FHB
Nachweis von Sichelzellhämoglobin enthaltenden Erythrozyten	SHB
Osmotische Resistenz der Erythrozyten	OR
Granulozytenphosphatase, alkalische	AGP
Zählung der Leukozyten	LKCS
Zählung der basophilen Granulozyten	BASO
Zählung der eosinophilen Granulozyten	EOS
Differentialzählung der Leukozyten	LKDZ
α-Naphthylacetatesterase	ANAE
Nucleinsäuren	NS
Peroxidase	PERO
Polysaccharide	POSA
Rhagozyten	RGC
Siderin	SIDE
Zählung der Thrombozyten	TRCS
Mikroskopische Prüfung des Urinsediments	USE
Zellpackungsvolumen	PCV
Zählung der Zellen im Liquor cerebrospinalis	SFZZ
Differentialzählung der Zellen im Liquor cerebrospinalis	SFDZ
Zählung der Erythrozyten und Leukozyten im Urin	UZZ

Allgemeines

Den zur Durchführung der speziellen Prüfmethoden verpflichteten Einrichtungen wird das Vorrätighalten aller in der Anlage aufgeführten Reagenzien, Vergleichslösungen, Indikatoren, Maßlösungen, Puffer sowie Kultur- und Transportmedien nicht vorgeschrieben, jedoch müssen sie jederzeit in der Lage sein, die ihnen im Rahmen ihrer Zuständigkeit übertragenen Prüfungen gemäß den Vorschriften des Arzneibuchs der Deutschen Demokratischen Republik, Bände „Diagnostische Laboratoriumsmethoden", durchzuführen.
Alle Arbeiten nach den Vorschriften des Arzneibuchs der Deutschen Demokratischen Republik, Bände „Diagnostische Laboratoriumsmethoden" sind, auch ohne ausdrücklichen Hinweis darauf, unter Beachtung der Bestimmungen des Arbeitsschutzes und der allgemein gültigen Regeln für die Durchführung wissenschaftlicher Experimente vorzunehmen.
Im Gesetzblatt der DDR, Sonderdruck Nr. 1192 vom 25. 10. 1984 ist die 2. DB zum Giftgesetz — Verzeichnis eingestufter Gifte — vom 16. 8. 1984 mit den Anlagen 1 und 2 enthalten. Weiterhin sind in „Verfügungen und Mitteilungen" des Ministeriums für Gesundheitswesen Mitteilungen über die Einstufung chemischer Stoffe als Gifte enthalten. Die nachstehend angeführten Labordiagnostika sind, soweit sie in diesen Verzeichnissen eingestufter Gifte enthalten sind, gemäß Giftgesetz zu behandeln.
Die Reagenzien, Vergleichslösungen, Indikatoren, Maßlösungen, Puffer sowie Kultur- und Transportmedien sind so zu behandeln, daß sie hinreichend gegen Verunreinigungen oder Verluste sowie gegen Feuchtigkeit oder eine Beeinflussung durch andere Substanzen geschützt sind.
Enzymhaltige Reagenzlösungen dürfen nicht in mit Gummistopfen verschlossenen Gefäßen aufbewahrt werden.
Werden Lösungen, Reagenzlösungen (-RL), Reagenzmischungen (-RM), Vergleichslösungen (-VL), Indikatorlösungen (-I), Maßlösungen (-ML), Puffer sowie Kultur- und Transportmedien unter den vorstehenden Bedingungen aufbewahrt, so sind sie, soweit in der Anlage nichts anderes angegeben ist, mindestens 3 Monate verwendbar.
Sind Lösungen, Reagenzlösungen, Vergleichslösungen, Indikatorlösungen, Maßlösungen, Puffer sowie Kultur- und Transportmedien unterhalb 15 °C aufzubewahren, so sind sie vor dem Gebrauch in geeigneter Weise auf die zur Anwendung erforderliche Temperatur zu bringen.
Sind Lösungen, Reagenzlösungen, Vergleichslösungen, Indikatorlösungen, Maßlösungen und Puffer frisch zu bereiten, so werden sie bei Bedarf hergestellt und höchstens 1 d aufbewahrt.
Werden Lösungen ohne Angabe des Lösungsmittels beschrieben, so ist zur Herstellung Wasser zu verwenden.
Sind Reagenzlösungen, Vergleichslösungen oder Indikatoren Bestandteile einer industriell hergestellten Testpackung bzw. werden aus einer solchen hergestellt, so sind sie

in der jeweiligen Prüfmethode mit einem (T), bei Testpackungen für Automaten mit einem (TA) gekennzeichnet und in der Anlage unter dem Namen der im Abschnitt „Hinweise" der gleichen Prüfmethode genannten Testpackung beschrieben.
Werden Reagenzien oder Indikatoren ohne Angaben zur Herstellung oder zur Qualität beschrieben, so ist ihre Brauchbarkeit für die jeweilige Prüfung nachzuweisen.
Werden Reagenzien oder Indikatoren unter den Bezeichnungen „puriss.", „p. a." oder „pur." aufgeführt, so müssen sie bei DDR-Produkten den Qualitäten „reinst zur Analyse", „zur Analyse" bzw. „rein", bei Importen aus den RGW-Mitgliedsländern dem RGW-Standard RGW 883, verbindlich ab 1. 9. 1980 bzw. entsprechenden Standards dieser Länder entsprechen. Diesen Bezeichnungen entsprechen bei Importen aus anderen Ländern die Bezeichnungen „z. A.", „reinst" oder „rein".
Soweit die in der Anlage aufgeführten Stoffe und Zubereitungen zur Durchführung von Prüfmethoden gemäß den Vorschriften des Arzneibuchs der Deutschen Demokratischen Republik, Bände „Diagnostische Laboratoriumsmethoden" bestimmt sind, bedarf ihr Einsatz bei Abweichungen von den in der Anlage festgelegten Qualitäten der Genehmigung des Instituts für Arzneimittelwesen der Deutschen Demokratischen Republik.
Werden mehrere Reagenzien unter dem gleichen Namen aufgeführt, so sind die vom zuerst genannten Reagens in der Zusammensetzung oder Qualität abweichenden Reagenzien mit einem oder mehreren * bzw. durch römische Ziffern gekennzeichnet. Das gleiche gilt für Vergleichslösungen, Indikatoren und Puffer.
Werden bei Säure-Base-Indikatoren die pH-Wert-Bereiche der Umschlagsgebiete angegeben, so beziehen sich diese Angaben nur auf die Anwendung in wäßrigen Lösungen.

Tabelle der relativen Atommassen 1983

(bezogen auf die relative Atommasse, $A_r[^{12}C] = 12$)

Name	Symbol	Ordnungszahl	relative Atommasse
Actinium	Ac	89	227,0278
Aluminium	Al	13	26,98154
Americium	Am	95	(243)
Antimon	Sb	51	121,75*
Argon	Ar	18	39,948
Arsen	As	33	74,9216
Astat	At	85	(210)
Barium	Ba	56	137,33
Berkelium	Bk	97	(247)
Beryllium	Be	4	9,01218
Bismut	Bi	83	208,9804
Blei	Pb	82	207,2
Bor	B	5	10,811 ± 5
Brom	Br	35	79,904
Cadmium	Cd	48	112,41
Caesium	Cs	55	132,9054
Calcium	Ca	20	40,07 ± 4
Californium	Cf	98	(251)
Cerium	Ce	58	140,12
Chlor	Cl	17	35,453
Chromium	Cr	24	51,9961 ± 6
Cobalt	Co	27	58,9332
Curium	Cm	96	(247)
Dysprosium	Dy	66	162,50*
Einsteinium	Es	99	(252)
Eisen	Fe	26	55,847*
Erbium	Er	68	167,26*
Europium	Eu	63	151,96
Fermium	Fm	100	(257)
Fluor	F	9	18,998403
Francium	Fr	87	(223)
Gadolinium	Gd	64	157,25*
Gallium	Ga	31	69,723 ± 4
Germanium	Ge	32	72,59*
Gold	Au	79	196,9665
Hafnium	Hf	72	178,49*
Helium	He	2	4,002602 ± 2
Holmium	Ho	67	164,9304
Indium	In	49	114,82
Iod	I	53	126,9045
Iridium	Ir	77	192,22*
Kalium	K	19	39,0983

Name	Symbol	Ordnungszahl	relative Atommasse
Kohlenstoff	C	6	12,011
Krypton	Kr	36	83,80
Kupfer	Cu	29	63,546*
Lanthan	La	57	138,9055*
Lawrencium	Lr	103	(260)
Lithium	Li	3	6,941 ± 2
Lutetium	Lu	71	174,967*
Magnesium	Mg	12	24,305
Mangan	Mn	25	54,9380
Mendelevium	Md	101	(258)
Molybdän	Mo	42	95,94
Natrium	Na	11	22,98977
Neodymium	Nd	60	144,24*
Neon	Ne	10	20,179
Neptunium	Np	93	237,0482
Nickel	Ni	28	58,69
Niobium	Nb	41	92,9064
Nobelium	No	102	(259)
Osmium	Os	76	190,2
Palladium	Pd	46	106,42
Phosphor	P	15	30,97376
Platin	Pt	78	195,08*
Plutonium	Pu	94	(244)
Polonium	Po	84	(209)
Praseodymium	Pr	59	140,9077
Promethium	Pm	61	(145)
Protactinium	Pa	91	231,0359
Quecksilber	Hg	80	200,59*
Radium	Ra	88	226,0254
Radon	Rn	86	(222)
Rhenium	Re	75	186,207
Rhodium	Rh	45	102,9055
Rubidium	Rb	37	85,4678*
Ruthenium	Ru	44	101,07 ± 2
Samarium	Sm	62	150,36*
Sauerstoff	O	8	15,9994*
Scandium	Sc	21	44,95591
Schwefel	S	16	32,066 ± 6
Selen	Se	34	78,96*
Silber	Ag	47	107,8682*
Silicium	Si	14	28,0855*
Stickstoff	N	7	14,0067
Strontium	Sr	38	87,62
Tantal	Ta	73	180,9479
Technetium	Tc	43	(98)
Tellur	Te	52	127,60*

Name	Symbol	Ordungszahl	relative Atommasse
Terbium	Tb	65	158,9254
Thallium	Tl	81	204,383
Thorium	Th	90	232,0381
Thulium	Tm	69	168,9342
Titanium	Ti	22	47,88*
(Unnilhexium)	(Unh)	106	(263)
(Unnilpentium)	(Unp)	105	(262)
(Unnilquadium)	(Unq)	104	(261)
Uranium	U	92	238,0289
Vanadium	V	23	50,9415
Wasserstoff	H	1	1,00794 ± 7
Wolfram	W	74	183,85*
Xenon	Xe	54	131,29*
Ytterbium	Yb	70	173,04
Yttrium	Y	39	88,9059
Zink	Zn	30	65,39 ± 2
Zinn	Sn	50	118,710 ± 7
Zirconium	Zr	40	91,224 ± 2

Die Genauigkeit der relativen Atommassen für die letzte Stelle beträgt ±1 und für die mit * gekennzeichneten Werte ±3.
Die Werte für einige radioaktive Elemente, deren relative Atommassen ohne Kenntnis des Ursprungs nicht genau angegeben werden können, stehen in Klammern; der aufgeführte Wert ist die Atommassen-Nummer vom Isotop des betreffenden Elements mit der längsten bekannten Halbwertszeit.

Reagenzien

AB-Mischserum

Menschliches Blut von mindestens 8 ausgetesteten Spendern, die die Blutgruppe AB besitzen, wird ohne Anwendung gerinnungshemmender Substanzen in einem sterilisierten Gefäß gesammelt und unter aseptischen Bedingungen weiterverarbeitet. Das Blut wird bei 2 bis 8 °C 1 d aufbewahrt und anschließend bei einer $\overline{RZB}$ von 1000 bis 2000 10 min zentrifugiert. Das überstehende Serum wird abpipettiert und als AB-Mischserum verwendet.
AB-Mischserum ist bei 2 bis 8 °C aufzubewahren.

Aceton p. a.

C_3H_6O (58,08)

Aceton-Salzsäure-RL

20,0 ml konzentrierte Salzsäure werden mit Aceton zu 1,000 l aufgefüllt.

Acetylaceton p. a.

Pentan-2,4-dion
$C_5H_8O_2$ (100,1)

Acetylaceton ist vor der Verwendung zu destillieren. Das im Bereich von 138 bis 141 °C übergehende Destillat wird verwendet.
Acetylaceton ist bei 2 bis 8 °C und vor Licht geschützt aufzubewahren.
Gelbgefärbtes Acetylaceton ist erneut zu destillieren.

Acetylaceton-RL

Acetylaceton: 96,1 mmol/l
Ammoniumacetat: 1,49 mol/l
Essigsäure: 345 mmol/l

100 Volumenteile Ammoniumacetat-RL werden mit 1 Volumenteil Acetylaceton versetzt und gemischt.
Die Reagenzlösung ist frisch zu bereiten.

Acetylaceton-Natriumacetat-RL

Acetylaceton: 388 mmol/l
Essigsäure: 999 mmol/l
Natriumacetat: 883 mmol/l
40,0 ml Acetylaceton werden mit 900 ml Natriumacetat-Puffer I versetzt, bis zur vollständigen Durchmischung geschüttelt und mit Natriumacetat-Puffer I zu 1,000 l aufgefüllt.

Acetylen

C_2H_2 (26,04)

techn.;
VEB Technische Gase
Leipzig

Acetyl-α-naphthylamin

Acetyl-naphth-1-ylamin
$C_{12}H_{11}NO$ (185,2)

Acetyl-α-naphthylamin-RL

Acetyl-α-naphthylamin: 30,2 mmol/l
5,60 g Acetyl-α-naphthylamin werden in Ethanol zu 1,000 l gelöst.
Die Reagenzlösung ist vor Licht geschützt aufzubewahren.

Acetyl-α-naphthylamin-RL*

1 Volumenteil Acetyl-α-naphthylamin-RL, 3 Volumenteile Tween-80-Lösung (10,0 g/1,000 l), 4 Volumenteile Phosphat-Puffer XI und 4 Volumenteile Wasser werden gemischt.
Die Reagenzlösung ist frisch zu bereiten.

Acetyl-β-naphthylamin

Acetyl-naphth-2-ylamin
$C_{12}H_{11}NO$ (185,2)

Acetyl-β-napthylamin-RL

Acetyl-β-naphthylamin: 30,2 mmol/l
5,60 g Acetyl-β-naphthylamin werden in Ethanol zu 1,000 l gelöst.
Die Reagenzlösung ist vor Licht geschützt aufzubewahren.

Acetyl-β-naphthylamin-RL*

1 Volumenteil Acetyl-β-naphthylamin-RL, 3 Volumenteile Tween-80-Lösung (10,0 g/1,000 l), 4 Volumenteile Phosphat-Puffer XI und 4 Volumenteile Wasser werden gemischt.
Die Reagenzlösung ist frisch zu bereiten.

N-Acetyl-neuraminsäure — f. biochemische Zwecke oder p. a.

$C_{11}H_{19}NO_9$ (309,3)

Acetylneuraminsäure-VL

N-Acetyl-neuraminsäure: 325 µmol/l
100,5 mg N-Acetyl-neuraminsäure werden in Wasser zu 1,0000 l gelöst.
Die Vergleichslösung ist bei 2 bis 8 °C aufzubewahren. Sie ist 1 Monat verwendbar.

Acetylsalicylsäure — AB — DDR

2-Acetoxy-benzoesäure
$C_9H_8O_4$ (180,2)

Acridinorange C. I. Nr. 46005

Zinkchlorid-Doppelsalz von 3,6-Bis(dimethylamino)acridin-hydrochlorid
$C_{17}H_{20}Cl_3N_3Zn$ (438,1)

Acridinorangelösung

10,0 g/1,000 l
Die Lösung ist vor Licht geschützt aufzubewahren.

Acridinorange-RL pH-Wert: 9 bis 10

10,0 ml Acridinorangelösung (10,0 g/1,000 l) werden nach Zusatz von 990,0 ml Wasser mit 1,00 ml Ammoniaklösung (5,63 mol/l) versetzt. Der pH-Wert dieser Lösung ist zu bestimmen und muß im angegebenen Bereich liegen. Andernfalls ist die Lösung durch Zusatz von Ammoniaklösung (5,63 mol/l) auf einen im geforderten Bereich liegenden pH-Wert einzustellen.
Die Reagenzlösung ist vor Licht geschützt aufzubewahren. Sie ist 14 d verwendbar.

Acridinorange-RL* pH-Wert: 9 bis 10

Barbital-Natrium: 23,3 mmol/l
930,0 ml Barbital-Natrium-Puffer III werden mit 20,0 ml Benzalkoniumchloridlösung und danach mit 50,0 ml Acridinorangelösung (10,0 g/1,000 l) versetzt. Die Reagenzlösung ist vor Gebrauch kräftig aufzuschütteln und nicht zu filtrieren.
Die Reagenzlösung ist vor Licht geschützt aufzubewahren. Sie ist 14 d verwendbar.

Acriflavin-hydrochlorid puriss.; Serva

Gemisch aus 3,6-Diamino-10-methyl-acridinium-chlorid-hydrochlorid und 3,6-Diamino-acridin-hydrochlorid

Acriflavin-RL f. Kulturmedien

10,00 g Acriflavin-hydrochlorid werden mit 1,000 l sterilisiertem Wasser versetzt und im Wasserbad bis zum Lösen der Substanz erhitzt. Die Lösung wird vor Licht geschützt auf 20 °C ± 5 K abgekühlt und anschließend unter aseptischen Bedingungen filtriert. Die Reagenzlösung ist bei 2 bis 8 °C und vor Licht geschützt aufzubewahren.

ACRP-Serum z. Labordiagnostik

Adenosin-5′-diphosphat, Dinatrium-Salz puriss.

$C_{10}H_{13}N_5Na_2O_{10}P_2$ (471,2)

ADP-RL

Stammlösung:
ADP: 5 mmol/l
Reagenzlösung:
ADP: 125 µmol/l
Stammlösung: 11,78 mg Adenosin-5′-diphosphat, Dinatrium-Salz, werden in 5,00 ml Natriumchloridlösung (154 mmol/l) gelöst und portioniert bei —20 °C eingefroren.
Die Stammlösung ist 8 Wochen verwendbar.
Reagenzlösung: 100 µl Stammlösung und 3,90 ml Natriumchloridlösung (154 mmol/l) werden gemischt.
Die Reagenzlösung ist frisch zu bereiten.

Agar Bacto-Noble Agar
Difco Laboratories

Agar für Kulturmedien AB — DDR

Agarose

Aggristin-RL (T)

Die Reagenzlösung ist aus den Inhalten der Flaschen der Testpackung

Aggristin Reanal Budapest

wie folgt zu bereiten:
Der Inhalt einer Flasche Aggristin-Reagens (15 mg) wird in 1,00 ml Aggristin-Tris-Puffer (T) gelöst.

Die Reagenzlösung ist bei 2 bis 8 °C aufzubewahren. Sie ist 7 d verwendbar.
Die Reagenzlösung kann portioniert und bei —20 °C aufbewahrt werden. Sie ist dann 8 Wochen verwendbar.

Aktivkohle — fein gekörnt

DL-Alanin — für die Chromatografie oder puriss.

DL-2-Amino-propionsäure
$C_3H_7NO_2$ (89,09)

Albuminlösung

70,0 g/1,000 l
70,0 g Humanalbumin* werden in Wasser zu 1,000 l gelöst.
Die Lösung ist frisch zu bereiten.

Albumin-RL

2 Volumenteile Humanalbumin und 3 Volumenteile Natriumchloridlösung (154 mmol/l) werden gemischt.
Die Reagenzlösung ist frisch zu bereiten.

Aluminiumspäne

Al (26,98)

Aluminiumsulfat-18-Wasser — p. a.

$Al_2(SO_4)_3 \cdot 18\ H_2O$ (666,4)

Aluminiumsulfatlösung (75 mmol/l)

50,0 g/1,000 l

Ameisensäure, konzentrierte puriss. TGL 18418

CH_2O_2 (46,03)
Gehalt 85% CH_2O_2
Gehalt 22,2 mol CH_2O_2/l

Amidoschwarz 10 B C. I. Nr. 20470

4-Amino-5-hydroxy-3-[(4-nitro-phenyl)azo]-6-(phenylazo)naphthalen-2,7-disulfonsäure, Dinatrium-Salz
$C_{22}H_{14}N_6Na_2O_9S_2$ (616,5)

Amidoschwarz-RL

5,0 g Amidoschwarz 10 B werden mit der Mischung aus 100,0 ml konzentrierter Essigsäure und 900,0 ml Methanol versetzt. Die Mischung wird zur Sättigung unter wiederholtem Schütteln mindestens 1 d stehengelassen. Danach wird die überstehende Lösung filtriert und das Filtrat als Reagenzlösung verwendet.

Amidoschwarz-RL*

1,0 g Amidoschwarz 10 B und 6,8 g Natriumacetat-3-Wasser werden mit der Mischung aus 30,0 ml konzentrierter Essigsäure, 100,0 ml Glycerol und 900,0 ml Wasser versetzt. Die Mischung wird unter wiederholtem Schütteln 1 d stehengelassen. Danach wird die Mischung filtriert und das Filtrat als Reagenzlösung verwendet.

DL-2-Amino-buttersäure pur.

$C_4H_9NO_2$ (103,1)

δ-Amino-lävulinsäure-hydrochlorid puriss.

$C_5H_{10}ClNO_3$ (167,6)

Aminolävulinsäure-VL

δ-Amino-lävulinsäure: 7,5 mmol/l
1,2570 g δ-Amino-lävulinsäure-hydrochlorid werden in Wasser zu 1,0000 l gelöst.
Die Vergleichslösung ist bei 2 bis 8 °C aufzubewahren. Sie ist 2 Monate verwendbar.

Aminolävulinsäure-VL*

δ-Amino-lävulinsäure: 75 µmol/l
10,00 ml Aminolävulinsäure-VL werden mit Wasser zu 1,0000 l aufgefüllt.
Die Vergleichslösung ist bei 2 bis 8 °C aufzubewahren. Sie ist 2 Monate verwendbar.

Aminolävulinsäure-VL**

δ-Amino-lävulinsäure: 8 mmol/l
1,3408 g δ-Amino-lävulinsäure-hydrochlorid werden in Harnstofflösung (333 mmol/l) zu 1,0000 l gelöst.
Die Vergleichslösung ist bei —18 °C oder einer Temperatur darunter aufzubewahren. Sie ist 1 Monat verwendbar.

Aminolävulinsäure-VL***

δ-Amino-lävulinsäure: 160 µmol/l
20,00 ml Aminolävulinsäure-VL** werden mit Harnstofflösung (333 mmol/l) zu 1,0000 l aufgefüllt.
Die Vergleichslösung ist frisch zu bereiten.

2-Amino-2-methyl-propan-1,3-diol

p. a.
Puffersubstanz;
Serva

$C_4H_{11}NO_2$ (105,1)

Aminophenazon

AB — DDR

4-Dimethylamino-2,3-dimethyl-1-phenyl-pyrazol-5-on
$C_{13}H_{17}N_3O$ (231,3)

4-Amino-salicylsäure, Mononatrium-Salz puriss.

$C_7H_6NNaO_3$ (175,1)

Aminosalicylsäurelösung (571 mmol/l) f. Kulturmedien

100 g 4-Amino-salicylsäure, Mononatrium-Salz, werden in Wasser zu 1,000 l gelöst.
Die Lösung ist frisch zu bereiten.

Ammoniaklösung, konzentrierte puriss.
TGL 14570

NH_3 (17,03)
Gehalt 25% NH_3
Gehalt 13,3 mol NH_3/l

Ammoniaklösung (6 mol/l)

451,0 ml konzentrierte Ammoniaklösung werden mit Wasser zu 1,000 l aufgefüllt.

Ammoniaklösung (5,63 mol/l)

423,0 ml konzentrierte Ammoniaklösung werden mit Wasser zu 1,000 l aufgefüllt.

Ammoniaklösung (53,2 mmol/l)

4,0 ml konzentrierte Ammoniaklösung werden mit Wasser zu 1,000 l aufgefüllt.
Die Lösung ist frisch zu bereiten.

Ammonium-VL

Ammonium-Ionen: 2 mol/l
132,150 g getrocknetes Ammoniumsulfat werden in Wasser zu 1,0000 l gelöst.
Die Vergleichslösung ist bei 2 bis 8 °C aufzubewahren.

Ammonium-VL*

Ammonium-Ionen: 40 mmol/l
20,00 ml Ammonium-VL werden mit Wasser zu 1,0000 l aufgefüllt.
Die Vergleichslösung ist bei 2 bis 8 °C aufzubewahren. Sie ist 1 Monat verwendbar.

Ammoniumacetat puriss.

$C_2H_7NO_2$ (77,08)

Ammoniumacetat-RL

Ammoniumacetat: 1,5 mol/l
Essigsäure: 348 mmol/l
115,6 g Ammoniumacetat werden in 150,0 ml Wasser gelöst. Die Lösung wird mit 20,0 ml konzentrierter Essigsäure versetzt und anschließend mit Propan-2-ol zu 1,000 l aufgefüllt.
Die Reagenzlösung ist bei 2 bis 8 °C aufzubewahren. Sie ist 1 Monat verwendbar.

Ammoniumchlorid puriss.

NH_4Cl (53,49)

Ammonium-dihydrogen-phosphat p. a.

$NH_4H_2PO_4$ (115,0)

Ammoniumeisen(II)-sulfat-6-Wasser puriss.

$(NH_4)_2Fe(SO_4)_2 \cdot 6\,H_2O$ (392,1)

Ammoniumeisen(II)-sulfatlösung (2,55 mmol/l) f. Kulturmedien

1,00 g/1,000 l

Ammoniumeisen(III)-sulfat-12-Wasser puriss.

$NH_4Fe(SO_4)_2 \cdot 12\ H_2O$ (482,2)

Ammoniumeisen(III)-sulfatlösung (83,0 mmol/l)

40,0 g/1,000 l

Ammoniumeisen(III)-sulfatlösung (5,18 mmol/l)

2,50 g/1,000 l

Ammoniumeisen(III)-sulfatlösung (2,07 mmol/l) f. Kulturmedien

1,00 g/1,000 l

Ammoniumeisen(III)-sulfat-RL

Ammoniumeisen(III)-sulfat: 322 µmol/l
Salzsäure: 200 mmol/l
155,4 mg Ammoniumeisen(III)-sulfat-12-Wasser werden in Salzsäure (200 mmol/l) zu 1,0000 l gelöst.

Ammoniumnitrat puriss.

NH_4NO_3 (80,04)

Ammoniumoxalat-1-Wasser puriss.

$C_2H_8N_2O_4 \cdot H_2O$ (142,1)

Ammoniumoxalatlösung (150 mmol/l)

21,3 g/1,000 l
Die Lösung ist 3 Monate verwendbar.

Ammoniumoxalatlösung (70,4 mmol/l)

10,0 g/1,000 l
Die Lösung ist 3 Monate verwendbar.

Ammoniumsulfat puriss.

$(NH_4)_2SO_4$ (132,1)

Ammoniumsulfat, getrocknetes

Ammoniumsulfat wird pulverisiert und bei 120 °C bis zur Massekonstanz getrocknet.

Ammoniumsulfat-RL

Ammoniumsulfat: 5,71 mol/l
700 g Ammoniumsulfat werden in 1,000 l Wasser gelöst. Die Lösung wird mit 100 g Ammoniumsulfat versetzt und zur Sättigung unter wiederholtem Schütteln mindestens 2 h stehengelassen.
Bei Bedarf wird eine entsprechende Menge der überstehenden, klaren Lösung entnommen und als Reagenzlösung verwendet.

n-Amylalkohol puriss.

Pentanol
$C_5H_{12}O$ (88,15)

α-Amylase

Amylase-RL

1,00 g α-Amylase wird in Natriumchloridlösung (154 mmol/l) zu 1,000 l gelöst.
Die Reagenzlösung ist frisch zu bereiten.

Anilin p. a.

C_6H_7N (93,13)
Gelb gefärbtes Anilin ist vor der Verwendung fraktioniert zu destillieren. Das im Bereich von 183 bis 185 °C übergehende Destillat wird verwendet.
Anilin ist bei 2 bis 8 °C und vor Licht geschützt aufzubewahren.

Anilin-RL

40 ml Anilin werden mit 960 ml benzinvergälltem Ethanol gemischt.
Die Reagenzlösung ist bei 2 bis 8 °C und vor Licht geschützt aufzubewahren.

Anthrachinon-Dithionit-RL

Verreibung:
100 mg Natrium-anthrachinon-2-sulfonat und 20,00 g Natriumdithionit werden miteinander verrieben.
Stammlösung:
60,0 g Kaliumhydroxid werden in 1,000 l kohlendioxidfreiem Wasser gelöst.
Die Verreibung und die Stammlösung sind bei 8 bis 15 °C in verschlossenen Gefäßen aufzubewahren. Sie sind 3 Monate verwendbar.
Reagenzlösung: 600 mg Verreibung werden in 5,00 ml Stammlösung gelöst.
Die Reagenzlösung ist frisch zu bereiten.

Anti-Humanglobulinserum AB — DDR z. Labordiagnostik

Anti-Human-IgA vom Kaninchen Staatliches Institut für Immunpräparate und Nährmedien

Anti-Human-IgG vom Kaninchen Staatliches Institut für Immunpräparate und Nährmedien

Antistreptolysin-O-Standardserum AB — DDR z. Labordiagnostik

Aquasol Citronell S

VEB Chemisches Kombinat Miltitz

L-Arginin-monohydrochlorid

für die Chromatografie oder puriss.

$C_6H_{15}ClN_4O_2$ (210,7)

Argon

VEB Technische Gase Leipzig

Ar (39,95)

Arsenit-RL

Arsen(III)-oxid: 50,1 mmol/l
Natriumchlorid: 42,8 mmol/l
Natriumhydroxid: 175 mmol/l
9,90 g Arsen(III)-oxid und 7,00 g Natriumhydroxid werden in 40 ml Wasser gelöst. Die Lösung wird mit 3 Tropfen Phenolphthalein-I und danach mit konzentrierter Schwefelsäure bis zum Farbumschlag des Indikators versetzt. Nach Zusatz von 2,50 g Natriumchlorid und 42,0 ml konzentrierter Schwefelsäure wird die Lösung mit Wasser zu 1,000 l aufgefüllt.
Die Reagenzlösung ist vor Licht geschützt aufzubewahren.

Arsenit-VL

Arsen(III)-oxid: 650 µmol/l
Natriumhydroxid: 3 mmol/l
128,6 mg Arsen(III)-oxid werden in 15,0 ml Natronlauge (200 mmol/l) gelöst. Die Lösung wird mit Wasser zu 1,0000 l aufgefüllt.

Arsen(III)-oxid

p. a.

As_2O_3 (197,8)

L-Ascorbinsäure

p. a.

$C_6H_8O_6$ (176,1)

Ascorbinsäurelösung (284 mmol/l)

Als Ascorbinsäurelösung (284 mmol/l) sind zu verwenden:
Ascorvit-Ampullen 100 mg VEB Jenapharm

Ascorbinsäurelösung (114 mmol/l)

20,0 g L-Ascorbinsäure werden in Wasser zu 1,000 l gelöst. Die Lösung ist in einer verschlossenen Glasflasche bei 2 bis 8 °C aufzubewahren. Sie ist 1 Monat verwendbar.

Ascorbinsäure-Trichloressigsäure-RL

L-Ascorbinsäure: 56,8 mmol/l
Trichloressigsäure: 306 mmol/l
50,0 g Trichloressigsäure und 10,0 g L-Ascorbinsäure werden in Wasser zu 1,000 l gelöst.
Die Reagenzlösung ist bei 2 bis 8 °C aufzubewahren. Sie ist 7 d verwendbar.

Ascorbinsäure-Trichloressigsäure-RL*

L-Ascorbinsäure: 56,8 mmol/l
Salzsäure: 200 mmol/l
Trichloressigsäure: 610 mmol/l
In 500 ml Trichloressigsäurelösung (1,22 mol/l) werden 10,0 g L-Ascorbinsäure gelöst. Nach Zusatz von 100 ml Salzsäure (2 mol/l) wird die Lösung mit Wasser zu 1,000 l aufgefüllt.
Die Reagenzlösung ist bei 2 bis 8 °C aufzubewahren. Sie ist 14 d verwendbar.

Äsculin-1,5-Wasser für die Mikrobiologie

6,7-Dihydroxy-cumarin-6-(β-D-glucopyranosid)
$C_{15}H_{16}O_9 \cdot 1,5\ H_2O$ (367,3)

L-Asparagin für die Chromatografie oder p. a.

$C_4H_8N_2O_3$ (132,1)

L-Asparaginsäure für die Chromatografie

$C_4H_7NO_4$ (133,1)

Bacto Casitone

Difco Laboratories

Barbital

AB — DDR

5,5-Diethyl-barbitursäure
$C_8H_{12}N_2O_3$ (184,2)

Barbital-Natrium

Puffersubstanz;
VEB Laborchemie Apolda
Feinchemie Sebnitz

5,5-Diethyl-barbitursäure, Natrium-Salz
$C_8H_{11}N_2NaO_3$ (206,2)

Barbitursäure

p. a.

2,4,6-Trihydroxy-pyrimidin
$C_4H_4N_2O_3$ (128,1)

Bariumchlorid-2-Wasser

puriss.

$BaCl_2 \cdot 2\ H_2O$ (244,3)

Bariumchloridlösung (409 mmol/l)

100 g/1,000 l

Bariumchloridlösung (48 mmol/l)

11,73 g/1,000 l

Bariumchlorid-Calciumchlorid-RL

Bariumchlorid: 164 mmol/l
Calciumchlorid: 91,3 mmol/l
40 g Bariumchlorid-2-Wasser und 20 g Calciumchlorid-6-Wasser werden in sterilisiertem Wasser zu 1,000 l gelöst. Ist die Lösung getrübt, wird sie mindestens 1 d stehen-

gelassen. Anschließend wird die überstehende, klare Lösung abgegossen und als Reagenzlösung verwendet.
Die Reagenzlösung ist 14 d verwendbar.

Basalmedium — s. Anlage 6 „Kultur- und Transportmedien“

Bathocuproin-disulfonat, Dinatrium-Salz — puriss.

2,9-Dimethyl-4,7-diphenyl-1,10-phenanthrolin-disulfonsäure, Dinatrium-Salz
$C_{26}H_{18}N_2Na_2O_6S_2$ (564,6)

Bathocuproin-RL

Bathocuproin-disulfonat: 886 µmol/l
Natriumacetat: 2,57 mol/l
500 mg Bathocuproin-disulfonat, Dinatrium-Salz, werden in Natriumacetatlösung (2,57 mol/l) zu 1,000 l gelöst.
Die Reagenzlösung ist vor Licht geschützt aufzubewahren. Sie ist 48 d verwendbar.

Bathophenanthrolin-disulfonat, Dinatrium-Salz — puriss.

4,7-Diphenyl-1,10-phenanthrolin-disulfonsäure, Dinatrium-Salz
$C_{24}H_{14}N_2Na_2O_6S_2$ (536,5)

Bathophenanthrolin-Natriumacetat-RL

Bathophenanthrolin-disulfonat: 1,12 mmol/l
Natriumacetat: 1,23 mol/l
168,0 g Natriumacetat-3-Wasser und 600 mg ± 50 mg Bathophenanthrolin-disulfonat, Dinatrium-Salz, werden in Wasser zu 1,000 l gelöst.
Die Reagenzlösung ist vor Licht geschützt aufzubewahren. Sie ist 1 Monat verwendbar.

Benedikt-RL

Kupfer(II)-sulfat: 69,3 mmol/l
Natriumcarbonat: 944 mmol/l
Natriumcitrat: 588 mmol/l
270 g Natriumcarbonat-10-Wasser und 173,0 g Natriumcitrat-2-Wasser werden in

550 ml Wasser gelöst. Nach Zusatz der Lösung von 17,30 g Kupfer(II)-sulfat-5-Wasser in 100 ml Wasser wird die Lösung mit Wasser zu 1,000 l aufgefüllt und filtriert.
Die Reagenzlösung ist 3 Monate verwendbar.

Benzalkonium-RL

40,0 bis 50,0 g Zephirol-Konzentrat werden in Wasser zu 1,0000 l gelöst.
Der Gehalt der Benzalkonium-RL an Benzalkoniumchlorid wird wie folgt bestimmt:

Prüfansatz:
500 µl Benzalkonium-RL werden in einen 25-ml-Meßkolben gegeben und mit 10,0 ml Wasser, 1,00 ml Natriumacetat-RL* sowie 10,00 ml Kaliumhexacyanoferrat(III)-ML (5 mmol/l) versetzt. Die Mischung wird mit Wasser zu 25,00 ml aufgefüllt, nach erneutem Mischen 1 h stehengelassen und anschließend durch ein trockenes Filter filtriert. Die ersten 5 ml des Filtrats werden verworfen und danach 10,00 ml des klaren Filtrats mit 2,00 ml frisch bereiteter Kaliumiodidlösung (301 mmol/l) sowie 1,00 ml Salzsäure (3 mol/l) versetzt und 1 min stehengelassen. Nach Zusatz von 1,00 ml Zinksulfatlösung (348 mmol/l) wird das ausgeschiedene Iod mit Natriumthiosulfat-ML (10 mmol/l) titriert (Feinbürette).
Sobald die Mischung nur noch schwach gelb gefärbt ist, wird 1,0 ml Stärke-I hinzugefügt.

Leeransatz:
500 µl Wasser werden, wie unter „Prüfansatz“ angegeben, behandelt.

Berechnung:
1 ml Kaliumhexacyanoferrat(III)-ML (5 mmol/l) ist 5,32 mg Benzalkoniumchlorid äquivalent.
Gramm Benzalkoniumchlorid je Liter Benzalkonium-RL = (a — b) · 53,2

a = Anzahl Milliliter verbrauchter Natriumthiosulfat-ML (10 mmol/l) bei der Titration des Leeransatzes.
b = Anzahl Milliliter verbrauchter Natriumthiosulfat-ML (10 mmol/l) bei der Titration des Prüfansatzes.

Benzalkonium-VL

Ein 20,0 g Benzalkoniumchlorid enthaltendes Volumen Benzalkonium-RL wird mit Wasser zu 1,0000 l aufgefüllt.

Benzalkoniumchloridlösung

Als Benzalkoniumchloridlösung ist zu verwenden:
C 4 VEB Leuna-Werke „Walter Ulbricht"

Benzen p. a.

C_6H_6 (78,11)

Benzen, besonders gereinigtes

1,0 l Benzen wird nach Zusatz von 30,0 g Natriumhydroxid über eine Kolonne destilliert.
Besonders gereinigtes Benzen ist bei 8 bis 15 °C aufzubewahren.

Benzidin puriss.

$C_{12}H_{12}N_2$ (184,2)

Benzidin-Essigsäure-RL

Benzidin: 67,2 mmol/l
Essigsäure: 8,7 mol/l
12,5 g Benzidin werden in 500 ml konzentrierter Essigsäure gelöst. Die Lösung wird mit 500 ml der Mischung aus 1 Volumenteil Wasserstoffperoxid 30 % und 9 Volumenteilen Wasser versetzt.
Die Reagenzlösung ist frisch zu bereiten.

Benzidin-Peroxid-RL

Benzidin: 10,9 mmol/l
2,00 g Benzidin werden unter ständigem Schütteln in Wasser zu 1,000 l gelöst. Die Lösung wird mit 1,00 ml Wasserstoffperoxid 30 % versetzt.
Die Reagenzlösung ist unmittelbar vor der Verwendung zu bereiten.

Benzoesäure puriss.

$C_7H_6O_2$ (122,1)

Benzoesäure-RL

Benzoesäure: 13,1 mmol/l
4,0 g Benzoesäure werden mit 1,00 l Wasser versetzt. Die Mischung wird zur Sättigung bei 2 bis 8 °C und unter wiederholtem Schütteln mindestens 1 d stehengelassen und danach filtriert.
Das Filtrat wird als Reagenzlösung verwendet.

Benzylpenicillin-Natrium AB — DDR

3,3-Dimethyl-7-oxo-6-phenylacetamido-4-thia-1-azabicyclo[3,2,0]heptan-2-carbonsäure, Natrium-Salz
$C_{16}H_{17}N_2NaO_4S$ (356,4)

Als Benzylpenicillin-Natrium ist zu verwenden:
Penicillin G-Ampullen, 500000 IE VEB Jenapharm

Bilirubin f. biochemische Zwecke oder puriss.

Molarer Extinktionskoeffizient: 60500 ± 800
Der Ermittlung des molaren Extinktionskoeffizienten ist eine relative Molekülmasse von 584,6 zugrunde zu legen. Die Extinktion des in Chloroform gelösten Bilirubins ist bei 25,0 °C und der Wellenlänge von 453 nm in einer Schichtdicke von 10 mm zu messen.
Bilirubin ist in sehr gut verschlossenen Gefäßen oder über Silicagel bei 2 bis 8 °C und vor Licht geschützt aufzubewahren.

Bilirubin, getrocknetes

Bilirubin wird bei 2 bis 8 °C und vor Licht geschützt über Kieselgel mit Feuchtigkeitsindikator 1 d getrocknet.

Bilirubin-VL

Stammlösung:
Bilirubin: 1,06 mmol/l

Vergleichslösung:
Bilirubin: 350 µmol/l

Stammlösung:
622 mg ± 0,5 mg getrocknetes Bilirubin werden vor Licht geschützt schnell abgewogen und weiterhin vor Licht geschützt unter Vermeidung von Schaumbildung innerhalb 10 min in 700 ml Natriumcarbonatlösung (100 mmol/l) gelöst. Die Lösung wird unverzüglich mit Natriumcarbonatlösung (100 mmol/l) zu 1,0000 l aufgefüllt.

Vergleichslösung:
5,00 ml Stammlösung werden unmittelbar danach mit 10,00 ml Albumin-RL und 200 µl Essigsäure (5 mol/l) gemischt. Diese Mischung wird unverzüglich als Vergleichslösung zur Herstellung der Bezugskurve verwendet oder in vollständig gefüllten Gefäßen und bei 2 bis 8 °C und vor Licht geschützt aufbewahrt. Sie ist 1 d verwendbar.

Bilirubin-Standard z. Labordiagnostik LAČHEMA

Die Testpackung enthält:
Bilirubin-VL (T)
Albumin-RL (T)
Bilirubin-VL (T) und Albumin-RL (T) sind entsprechend den Angaben des Herstellers zu bereiten.

Biophan G z. Labordiagnostik

Bismutcarbonat, basisches p. a.

Gehalt an Bismut-Ionen (Bi^{3+}, 209,0) 80,7 bis 82,5%

Bismutnitrat, basisches p. a.

Gehalt an Bismut-Ionen (Bi^{3+}, 209,0) 70,9 bis 73,6%

Biuret-RL

Kaliumiodid: 30,1 mmol/l
Kaliumnatriumtartrat: 159 mmol/l
Kupfer(II)-sulfat: 60,1 mmol/l
Natriumhydroxid: 194 mmol/l

In 400 ml Natronlauge (200 mmol/l) werden zunächst 45,00 g Kaliumnatriumtartrat-4-Wasser, anschließend unter ständigem Schwenken 15,00 g Kupfer(II)-sulfat-5-Wasser und danach 5,00 g Kaliumiodid gelöst. Die Lösung wird mit Natronlauge (200 mmol/l) zu 1,000 l aufgefüllt.
Die Reagenzlösung ist vor Licht geschützt aufzubewahren.

Biuret-RL*

Kaliumiodid: 30,1 mmol/l
Kaliumnatriumtartrat: 31,8 mmol/l
Kupfer(II)-sulfat: 12 mmol/l
Natriumhydroxid: 199 mmol/l
200,0 ml Biuret-RL werden mit Kaliumiodid-RL zu 1,000 l aufgefüllt.
Die Reagenzlösung ist vor Licht geschützt aufzubewahren. Sie ist 14 d verwendbar.

Blei-VL

Blei: 10 mmol/l
3,312 g des bei 105 °C bis zur Massekonstanz getrockneten Blei(II)-nitrat-Urtiters werden in 20,0 ml frisch destilliertem Wasser gelöst und nach Zugabe von 1,00 ml konzentrierter Salpetersäure mit frisch destilliertem Wasser zu 1,0000 l aufgefüllt.
Die Vergleichslösung ist in einer Flasche aus geeignetem Plast (Polyethylen oder Polypropylen) aufzubewahren. Sie ist 12 Monate verwendbar.

Blei-VL*

Blei: 100 µmol/l
10,00 ml Blei-VL werden mit frisch destilliertem Wasser zu 1,0000 l aufgefüllt.
Die Vergleichslösung ist in einer Flasche aus geeignetem Plast (Polyethylen oder Polypropylen) aufzubewahren. Sie ist 3 Monate verwendbar.

Blei(II)-acetat-3-Wasser puriss.

$C_4H_6O_4Pb \cdot 3\,H_2O$ (379,3)

Blei(II)-acetatlösung (264 mmol/l)

100 g/1,000 l

Blei(II)-acetatlösung (132 mmol/l)

50 g/1,000 l

Bleiacetatlösung, basische

Gehalt an basischem Bleiacetat,
berechnet als Blei (Pb, 207,2), 17 bis 19%.
300 g Blei(II)-acetat-3-Wasser und 100 g Blei(II)-oxid werden miteinander verrieben. Nach Zusatz von 500 g kohlendioxidfreiem Wasser wird die Mischung im Wasserbad unter wiederholtem Schwenken 1 h erhitzt, wobei kohlendioxidfreies Wasser entsprechend dem Verdampfungsverlust zuzusetzen ist. Danach werden 500 g kohlendioxidfreies Wasser zu der Mischung gegeben und diese im Wasserbad weiter erhitzt, bis nur noch wenig Bodensatz vorhanden ist. Dann wird die Mischung 15 h stehengelassen und anschließend filtriert.

Bleiacetatwatte

3,0 g Watte werden zum Entfetten in 50 ml Ether getaucht und ausgedrückt. Nach der Verdunstung des anhaftenden Ethers wird die Watte 30 min in 75 ml Blei(II)-acetatlösung (264 mmol/l) gelegt, anschließend ausgedrückt und bei 105 bis 110 °C getrocknet.

Blei(II)-nitrat p. a.

$Pb(NO_3)_2$ (331,2)

Blei(II)-nitrat-Urtiter

100,0 g Blei(II)-nitrat werden in der Mischung aus 80,0 ml Wasser und 20,0 ml Salpetersäure (2 mol/l) unter Erwärmen gelöst. Die warme Lösung wird filtriert. Nach dem Abkühlen der Lösung werden die entstandenen Kristalle auf einem Filter gesammelt, mit wenig Wasser von 2 bis 8 °C gewaschen und bei 105 °C bis zur Massekonstanz getrocknet.

Blei(II)-oxid puriss.

PbO (223,2)

Blutgruppentestseren, nicht-saline z. Labordiagnostik
Staatliches Institut
für Immunpräparate
und Nährmedien

Blutgruppentestseren, saline

z. Labordiagnostik
Staatliches Institut
für Immunpräparate
und Nährmedien

Borat-Ethanol-RL

pH-Wert: 10,4

Stammlösung:
Dinatriumtetraborat: 100 mmol/l
Reagenzlösung:
Dinatriumtetraborat: 60 mmol/l
Stammlösung: 38,1 g Dinatriumtetraborat-10-Wasser* werden in 950 ml Wasser gelöst. Die Lösung wird mit Natronlauge (11,2 mol/l) auf den pH-Wert eingestellt und mit Wasser zu 1,000 l aufgefüllt.
Die Stammlösung ist bei 2 bis 8 °C aufzubewahren. Sie ist 1 Monat verwendbar.
Reagenzlösung: 15,0 ml Stammlösung werden mit 10,0 ml Ethanol versetzt.
Die Reagenzlösung ist frisch zu bereiten.

Brenzcatechin

p. a.

1,2-Dihydroxy-benzen
$C_6H_6O_2$ (110,1)

Brenzcatechin-Peroxid-RL

Brenzcatechin: 18,2 mmol/l
2,00 g Brenzcatechin werden in 500 ml Wasser gelöst, die Lösung mit 66,0 ml Wasserstoffperoxid 30% versetzt und mit Wasser zu 1,000 l aufgefüllt.
Die Reagenzlösung ist frisch zu bereiten.

Brenzcatechinviolett

E. Merck

4,4'-(3H-2,1-Benzoxathiol-3-yliden)bis-brenzcatechin-S,S-dioxid
$C_{19}H_{14}O_7S$ (386,4)

Brillantcresylblau

für die Mikroskopie
C. I. Nr. 51010

N,N-Diethyl-N-(3-imino-8-methyl-3H-phenoxazin-7-yl)ammonium-chlorid

Brillantcresylblau-RL

10,0 g Brillantcresylblau werden in Natriumchloridlösung (154 mmol/l) zu 1,000 l gelöst.
Die Lösung wird filtriert und das Filtrat als Reagenzlösung verwendet.

Brom puriss.

Br_2 (159,8)

Bromcresolpurpur

4,4'-(3H-2,1-Benzoxathiol-3-yliden)bis(2-brom-6-methyl-phenol)-S,S-dioxid
$C_{21}H_{17}Br_2O_5S$ (540,2)

Bromcresolpurpurlösung f. Kulturmedien

4,80 g/1,000 l
4,80 g Bromcresolpurpur werden mit 900 ml Wasser versetzt und nach kurzzeitigem Erhitzen auf über 75 °C auf 20 °C ± 5 K abgekühlt. Anschließend wird mit Wasser zu 1,000 l aufgefüllt und filtriert.

Bromcresolpurpur-RL

Bromcresolpurpur: etwa 40 mmol/l
21,60 g Bromcresolpurpur werden in Ethanol zu 1,000 l gelöst.
Die Reagenzlösung ist bei 2 bis 8 °C und vor Licht geschützt aufzubewahren.

Bromcresolpurpur-Detergens-RL

Bromcresolpurpur: etwa 40 µmol/l
Essigsäure: 26 mmol/l
Natriumacetat: 73,4 mmol/l
Polyoxyethylenlaurylether: 250 mg/l
80 ml Natriumacetat-Puffer III werden mit 1,00 ml Bromcresolpurpur-RL und 1,00 ml

Detergens-RL gemischt. Die Mischung wird mit Natriumacetat-Puffer III zu 1,000 l aufgefüllt.
Die Reagenzlösung ist bei 2 bis 8 °C und vor Licht geschützt aufzubewahren. Sie ist 1 Monat verwendbar.

Bromthymolblau Ind.

4,4′-(3H-2,1-Benzoxathiol-3-yliden)bis(2-brom-6-isopropyl-3-methyl-phenol)-S,S-dioxid
$C_{27}H_{28}Br_2O_5S$ (624,4)
pH-Wert-Bereich des Umschlagsgebiets: 6,0 bis 7,6
gelb ↔ blau

Bromthymolblaulösung f. Kulturmedien

2,0 g/1,000 l
2,0 g Bromthymolblau werden mit 900 ml Wasser versetzt und nach kurzzeitigem Erhitzen auf über 75 °C auf 20 °C ± 5 K abgekühlt. Anschließend wird mit Wasser zu 1,000 l aufgefüllt und filtriert.

Bromthymolblau-RL f. Kulturmedien

2,0 g Bromthymolblau werden mit 50 ml Natronlauge (100 mmol/l) bis zum Lösen der Substanz im Wasserbad erhitzt. Danach wird die Lösung auf 20 °C ± 5 K abgekühlt, mit Wasser zu 1,000 l aufgefüllt und filtriert. Das Filtrat wird bei 121 °C im Dampfsterilisator 12 min sterilisiert (vgl. AB — DDR, XV 1.0.1, Sterilisationsverfahren a_1).
Die Reagenzlösung ist bei 2 bis 8 °C und vor Licht geschützt aufzubewahren.

Bromthymolblau-Sulfosalicylsäure-RL

500 mg ± 50 mg Bromthymolblau werden mit 800 ml Wasser versetzt. Die Mischung wird nach wiederholtem Schwenken zum Sieden erhitzt und nach dem Abkühlen auf 20 °C ± 5 K filtriert. Anschließend werden in dem Filtrat 100,0 g Sulfosalicylsäure-2-Wasser gelöst und mit Wasser zu 1,000 l aufgefüllt. Die Lösung wird mindestens 12 h stehengelassen, danach filtriert und das Filtrat als Reagenzlösung verwendet.
Die Reagenzlösung ist vor Licht geschützt aufzubewahren.

Brucella abortus-Farbtest-Antigen

Als Brucella abortus-Farbtest-Antigen ist zu verwenden:
Brucella abortus-Farbtest „Dessau“ VEB Kombinat Veterinärimpfstoffe Dessau

Brucella abortus-Testantigen

Als Brucella abortus-Testantigen ist zu verwenden:
Brucella abortus-Antigen „Dessau“
zur Serodiagnostik der Brucellose VEB Kombinat Veterinärimpfstoffe Dessau

Brucin-2-Wasser puriss.

$C_{23}H_{26}N_2O_4 \cdot 2\ H_2O$ (430,5)

Brucin-RL

Brucin: 11,6 mmol/l
5,00 g Brucin-2-Wasser werden in 3,00 ml konzentrierter Essigsäure gelöst. Die Lösung wird mit Wasser zu 1,000 l aufgefüllt.
Die Reagenzlösung ist vor Licht geschützt aufzubewahren.

n-Butanol puriss.

$C_4H_{10}O$ (74,12)

tert-Butanol p. a.

$C_4H_{10}O$ (74,12)

tert-Butanollösung (27 mmol/l)

2,0 g/1,000 l

2-Butyrylthiocholiniodid pur.

2-Butyrylthio-N,N,N-trimethyl-ethylammonium-iodid
$C_9H_{20}INOS$ (317,2)

Butyrylthiocholin-RL

2-Butyrylthiocholiniodid: 67,2 mmol/l
21,320 g 2-Butyrylthiocholiniodid werden in Wasser zu 1,000 l gelöst.
Die Reagenzlösung ist vor Licht geschützt aufzubewahren. Sie ist 8 h, bei 2 bis 8 °C aufbewahrt, 20 d verwendbar.

Calcium-VL

VEB Laborchemie Apolda
Feinchemie Sebnitz

Calcium: 25 mmol/l
oder
2,5023 g getrocknetes Calciumcarbonat werden in 55,0 ml Salzsäure (1 mol/l) gelöst. Die Lösung wird mit Wasser zu 1,0000 l aufgefüllt und als Vergleichslösung verwendet. Die Vergleichslösung ist in einer Flasche aus geeignetem Plast (Polyethylen oder Polypropylen) aufzubewahren.

Calciumcarbonat

puriss.

$CaCO_3$ (100,1)

Calciumcarbonat, getrocknetes

Calciumcarbonat wird pulverisiert und bei 200 °C bis zur Massekonstanz getrocknet.

Calciumchlorid

mittelfein gekörnt
f. Exsikkatoren

$CaCl_2$ (111,0)

Calciumchlorid-6-Wasser

puriss.

$CaCl_2 \cdot 6\,H_2O$ (219,1)

Calciumchloridlösung (1 mol/l)

Ein berechnetes Volumen Calciumchlorid-RL wird mit Wasser zu 1,000 l aufgefüllt. Das einzusetzende Volumen Calciumchlorid-RL ist wie folgt zu ermitteln:

$$\text{ml Calciumchlorid-RL} = \frac{1000}{a}$$

a = ermittelte Konzentration der Calciumchlorid-RL, angegeben in Mol je Liter.

Calciumchloridlösung (100 mmol/l)

Ein berechnetes Volumen Calciumchlorid-RL wird mit Wasser zu 1,000 l aufgefüllt. Das einzusetzende Volumen Calciumchlorid-RL ist wie folgt zu ermitteln:

$$\text{ml Calciumchlorid-RL} = \frac{100}{a}$$

a = ermittelte Konzentration der Calciumchlorid-RL, angegeben in Mol je Liter.

Calciumchloridlösung (25 mmol/l)

Ein berechnetes Volumen Calciumchlorid-RL wird mit Wasser zu 1,000 l aufgefüllt. Das einzusetzende Volumen Calciumchlorid-RL ist wie folgt zu ermitteln:

$$\text{ml Calciumchlorid-RL} = \frac{25}{a}$$

a = ermittelte Konzentration der Calciumchlorid-RL, angegeben in Mol je Liter.

Calciumchloridlösung (10 mmol/l)

Ein berechnetes Volumen Calciumchlorid-RL wird mit Wasser zu 1,000 l aufgefüllt. Das einzusetzende Volumen Calciumchlorid-RL ist wie folgt zu ermitteln:

$$\text{ml Calciumchlorid-RL} = \frac{10}{a}$$

a = ermittelte Konzentration der Calciumchlorid-RL, angegeben in Mol je Liter.

Calciumchloridlösung (4,56 mmol/l) f. Transportmedien

1,00 g/1,000 l

Calciumchlorid-RL

439 g Calciumchlorid-6-Wasser werden in Wasser zu 1,000 l gelöst.

Die Konzentration der Reagenzlösung ist wie folgt zu ermitteln:
5,00 ml Calciumchlorid-RL werden mit Wasser zu 100,00 ml aufgefüllt. 25,00 ml dieser Lösung werden mit 30,0 ml Ammoniaklösung (6 mol/l) und 20 mg Methylthymolblau-I

gemischt. Anschließend wird die Mischung mit EDTA-ML (100 mmol/l) bis zum Farbumschlag nach Grau titriert.

Berechnung
Mol Calciumchlorid je Liter Lösung = a · 0,08
a = Verbrauch Milliliter EDTA-ML (100 mmol/l).

Calciumchlorid-RL* pH-Wert: 7,35 bis 7,40

Barbital-Natrium: 28,5 mmol/l
Calciumchlorid: 25 mmol/l
5,8761 g Barbital-Natrium werden in 700 ml Wasser gelöst. Die Lösung wird mit 210 ml Salzsäure (100 mmol/l) und einem berechneten Volumen Calciumchlorid-RL gemischt. Der pH-Wert der Mischung ist potentiometrisch zu bestimmen und gegebenenfalls mit Salzsäure (100 mmol/l) bzw. Natronlauge (100 mmol/l) einzustellen. Danach wird die Mischung mit Wasser zu 1,000 l aufgefüllt.
Das einzusetzende Volumen Calciumchlorid-RL ist wie folgt zu ermitteln:

$$\text{ml Calciumchlorid-RL} = \frac{25}{a}$$

a = ermittelte Konzentration der Calciumchlorid-RL, angegeben in Mol je Liter.

Calciumchlorid-Heparin-RL

1,000 l Calciumchloridlösung (25 mmol/l) wird mit 2,0 ml Heparin-RL gemischt.
Die Reagenzlösung ist 1 Monat verwendbar.

Calciumchlorid-Kaolin-RL

Zu 10,0 g Kaolin wird 1,000 l Calciumchloridlösung (25 mmol/l) hinzugefügt.
Die Reagenzlösung ist bei 2 bis 8 °C aufzubewahren. Sie ist 1 Monat verwendbar.

Calciumhydroxid

Puffersubstanz
(geeignet zum Ansatz von pH-Standardpufferlösung)

$Ca(OH)_2$ (74,09)

Calcium-Kalium-Lithium-Natrium-VL

Calcium: 2,5 mmol/l
Kalium: 5 mmol/l
Lithium: 1 mmol/l
Natrium: 140 mmol/l
100,00 ml Calcium-VL werden nach Zusatz von 100,00 ml Kalium-VL*, 280,00 ml Natrium-VL und 200,00 ml Lithium-VL mit Wasser zu 1,0000 l aufgefüllt.
Die Vergleichslösung ist in einer Flasche aus geeignetem Plast (Polyethylen oder Polypropylen) aufzubewahren.

Calcium-Kalium-Natrium-VL

Calcium: 2,5 mmol/l
Kalium: 5 mmol/l
Natrium: 140 mmol/l
100,00 ml Calcium-VL werden nach Zusatz von 100,00 ml Kalium-VL* und 280,00 ml Natrium-VL mit Wasser zu 1,0000 l aufgefüllt.
Die Vergleichslösung ist in einer Flasche aus geeignetem Plast (Polyethylen oder Polypropylen) aufzubewahren.

Calcium-Kalium-Natrium-VL*

Calcium: 7,5 mmol/l
Kalium: 160 mmol/l
Natrium: 160 mmol/l
320,00 ml Natrium-VL werden nach Zusatz von 320,00 ml Kalium-VL und 300,00 ml Calcium-VL mit Wasser zu 1,0000 l aufgefüllt.
Die Vergleichslösung ist in einer Flasche aus geeignetem Plast (Polyethylen oder Polypropylen) aufzubewahren.

Calciumlactat-5-Wasser p. a.

$C_6H_{10}CaO_6 \cdot 5\,H_2O$ (308,3)

Capreomycin-RL f. Kulturmedien

Capreomycin: etwa 3 mmol/l
2,50 g Capreomycin-sulfat werden in 1,000 l Wasser gelöst.
Die Reagenzlösung ist bei 2 bis 8 °C aufzubewahren. Sie ist 14 d verwendbar.

Capreomycin-sulfat

$(C_{25-27}H_{53-57}N_{13-14}O_{9-10}) \cdot H_2SO_4$ (etwa 836)

Carbonat-Kaliumhexacyanoferrat(III)-RL

Kalium-hexacyanoferrat(III): 2,67 mmol/l
Natriumcarbonat: 1,89 mol/l
880 mg Kalium-hexacyanoferrat(III) und 200,0 g Natriumcarbonat werden in Wasser zu 1,000 l gelöst.

Carbonat-Kaliumhexacyanoferrat(III)-RL*

Kalium-hexacyanoferrat(III): 267 µmol/l
Natriumcarbonat: 189 mmol/l
100,0 ml Carbonat-Kaliumhexacyanoferrat(III)-RL werden mit Wasser zu 1,000 l aufgefüllt.

Cardiolipin-Antigen

Als Cardiolipin-Antigen ist zu verwenden:

Cardiolipin-Antigen
für die Mikroflockungsreaktion — Staatliches Institut für Immunpräparate und Nährmedien

Carmin — C. I. Nr. 75470
S. Nr. 1381
für die Mikroskopie

Carmin-Salzsäure-RL

40,0 g Carmin, 150 ml Wasser und 15,0 ml konzentrierte Salzsäure werden gemischt. Die Mischung wird unter Rückflußkühlung 30 min im Sieden gehalten, danach abgekühlt und mit 850 ml Ethanol versetzt.
Die Reagenzlösung ist vor Licht geschützt aufzubewahren.

Cellulosepulver

Ceriumammoniumsulfat-RL

Cerium(IV)-tetraammoniumsulfat: 40 mmol/l
103,0 ml konzentrierte Schwefelsäure werden zu 700 ml Wasser gegeben. Nach dem Abkühlen auf 20 °C ± 5 K wird die Mischung mit 25,310 g Cerium(IV)-tetraammoniumsulfat-2-Wasser versetzt, unter wiederholtem Schütteln bis zum vollständigen Lösen des Cerium(IV)-tetraammoniumsulfat-2-Wasser stehengelassen und danach mit Wasser zu 1,000 l aufgefüllt.
Die Reagenzlösung ist vor Licht geschützt aufzubewahren.

Cerium(IV)-tetraammoniumsulfat-2-Wasser p. a.

$Ce(NH_4)_4(SO_4)_4 \cdot 2\,H_2O$ (632,5)

Chinidin-sulfat-2-Wasser AB — DDR

$(C_{20}H_{24}N_2O_2)_2 \cdot H_2SO_4 \cdot 2\,H_2O$ (782,9)

Chinidinsulfatlösung (1,92 mmol/l)

1,500 g/1,000 l

Chloramin T

Tosylchloramid-Natrium-3-Wasser p. a.
N-Chlor-toluen-4-sulfonamid, Natrium-Salz
$C_7H_7ClNNaO_2S \cdot 3\,H_2O$ (281,7)

Chloramin-T-RL

Acetat: etwa 160 mmol/l
Chloramin T: 49,7 mmol/l
Essigsäure: etwa 16 mmol/l
Natriumacetat: etwa 144 mmol/l
Propan-2-ol: etwa 2,61 mol/l
14,00 g Chloramin T werden in Natriumacetat-Puffer VI zu 1,000 l gelöst.
Die Reagenzlösung ist bei 2 bis 8 °C aufzubewahren. Sie ist 1 Monat verwendbar.

Chlorfenethazin-hydrochlorid AB — DDR

2-Chlor-phenothiazin-10-(2-dimethylamino-ethyl)hydrochlorid
$(C_{16}H_{17}ClN_2S) \cdot HCl$ (341,3)

Chlorid-VL

Chlorid: 500 mmol/l
29,2214 g getrocknetes Natriumchlorid werden in Wasser zu 1,0000 l gelöst.

Chloroform puriss.

$CHCl_3$ (119,4)

Chlorpromazin-hydrochlorid AB — DDR

2-Chlor-phenothiazin-10-(3-dimethylamino-propyl)hydrochlorid
$(C_{17}H_{19}ClN_2S) \cdot HCl$ (355,3)

Chlorsäure-RL

80,0 g Kaliumchlorat werden in 145,0 ml Wasser unter Erhitzen auf mindestens 75 °C gelöst. Zu der noch heißen Lösung werden aus einem Tropftrichter langsam und unter ständigem Rühren 70,0 ml konzentrierte Perchlorsäure gegeben. Die Mischung wird auf 20 °C ± 5 K abgekühlt und bei 2 bis 8 °C mindestens 12 h stehengelassen. Anschließend wird die Mischung durch einen Glasfiltertrichter POR 40 (G3) filtriert, wobei der weiße Rückstand nicht trocken werden darf. Das Filtrat wird als Reagenzlösung verwendet.
Der Rückstand ist mit viel Wasser zu verwerfen.
Die Reagenzlösung ist in einer Flasche aus geeignetem Plast (Polyethylen oder Polypropylen) bei 2 bis 8 °C aufzubewahren.

Chlorsäure-Chromsäure-RL

9 Volumenteile Chlorsäure-RL und 1 Volumenteil Chromsäure-RL werden gemischt.
Die Reagenzlösung ist in einer Flasche aus geeignetem Plast (Polyethylen oder Polypropylen) bei 2 bis 8 °C aufzubewahren.

Cholesterol AB — DDR

Cholest-5-en-3β-ol
$C_{27}H_{46}O$ (386,7)

Cholesterol, besonders gereinigtes

10 g Cholesterol werden in 300 ml Aceton unter Erwärmen auf 35 bis 40 °C im Wasserbad gelöst. Die warme Lösung wird gegebenenfalls filtriert. Die nach dem Abkühlen auf 20 °C ± 5 K abgeschiedenen Kristalle werden in einem Glasfiltertiegel gesammelt und über Kieselgel mit Feuchtigkeitsindikator bis zur Massekonstanz getrocknet. Besonders gereinigtes Cholesterol ist vor Licht geschützt aufzubewahren.

Cholesterol-VL

Cholesterol: 12 mmol/l
4,6404 g besonders gereinigtes Cholesterol werden in konzentrierter Essigsäure zu 1,0000 l gelöst.
Die Vergleichslösung ist vor Licht geschützt aufzubewahren.

Cholesterol-VL*

Cholesterol: 6 mmol/l
500,00 ml Cholesterol-VL werden mit konzentrierter Essigsäure zu 1,0000 l aufgefüllt.
Die Vergleichslösung ist vor Licht geschützt aufzubewahren.

Chromatografierpapier VEB Spezialpapierfabrik Niederschlag

Filtrak FN 3
Filtrak FN 6
Filtrak FN 7

Chromium(VI)-oxid puriss.

CrO_3 (99,99)

Chromsäure-RL

Chromium(VI)-oxid: 25 mmol/l
2,500 g Chromium(VI)-oxid werden in Wasser zu 1,000 l gelöst.
Die Reagenzlösung ist vor Licht geschützt aufzubewahren.

Citrat-Natriumchlorid-RL

Natriumchlorid: 139 mmol/l
Natriumcitrat: 10,5 mmol/l
900,0 ml Natriumchloridlösung (154 mmol/l) werden mit Natriumcitrat-RL zu 1,000 l aufgefüllt.

Citrat-Natriumchlorid-RL*

Formaldehyd: 666 mmol/l
Natriumchlorid: 171 mmol/l
Natriumcitrat: 68 mmol/l
62 ml Formaldehydlösung werden mit 10,0 g Natriumchlorid und 20,0 g Natriumcitrat-2-Wasser gemischt und mit Wasser zu 1,000 l aufgefüllt.
Die Reagenzlösung ist vor Licht geschützt aufzubewahren.

Citronensäure-1-Wasser puriss.

2-Hydroxy-propan-1,2,3-tricarbonsäure
$C_6H_8O_7 \cdot H_2O$ (210,1)

Citronensäurelösung (476 mmol/l)

100 g/1,000 l

Citronensäurelösung (100 mmol/l)

21,00 g/1,0000 l

L-Citrullin für die Chromatografie

L-2-Amino-5-ureido-valeriansäure
$C_6H_{13}N_3O_3$ (175,2)

Coffein AB — DDR

1,3,7-Trimethyl-1H-2,3,6,7-tetrahydropurin-2,6-dion
$C_8H_{10}N_4O_2$ (194,2)

Coffein-RL

Coffein: 171 mmol/l
Natriumbenzoat: 347 mmol/l
33,3 g Coffein und 50,0 g Natriumbenzoat werden in Wasser zu 1,000 l gelöst.

Coomassie-Brillantblau G 250 C. I. Nr. 42655 pur.

Coomassie-RL

5,0 g Coomassie-Brillantblau G 250 werden mit der Mischung aus 100,0 ml konzentrierter Essigsäure und 900,0 ml Methanol versetzt. Diese Mischung wird unter wiederholtem Schütteln mindestens 1 d stehengelassen. Danach wird die überstehende Lösung filtriert und das Filtrat als Reagenzlösung verwendet.

Corticotropin

VEB Pharmazeutisches Kombinat GERMED Dresden Arzneimittelwerk Dresden

Als Corticotropin sind zu verwenden:

Procortan forte-Ampullen
Gehalt je Ampulle: Corticotropin (ACTH) 25 IE

Cortisol f. wissenschaftliche Zwecke; VEB Jenapharm

11β,17,21-Trihydroxy-pregn-4-en-3,20-dion
$C_{21}H_{30}O_5$ (362,5)

Cortisol-EIA SSW VEB Sächsisches Serumwerk Dresden

Die Lösungen sind mit Ausnahme der Fällungs-RL (T) aus den Inhalten der Flaschen unmittelbar vor der Verwendung wie folgt zu bereiten:

Phosphat-Puffer (T) pH-Wert: 6,5 ± 0,2

Der Phosphat-Puffer (T) enthält:
Dikalium-hydrogen-phosphat: 65,7 mmol/l
Kalium-dihydrogen-phosphat: 184 mmol/l
Humanserumalbumin
Der Inhalt einer Flasche Phosphat-Puffer wird in 125,0 ml Wasser gelöst.

Anti-Cortisol-Antiserum-RL (T)

Der Inhalt einer Flasche Anti-Cortisol-Antiserum wird in 5,50 ml Phosphat-Puffer (T) gelöst.

Cortisol-POD-RL (T)

Der Inhalt einer Flasche Cortisol-Peroxidase-Konjugat wird in 5,50 ml Phosphat-Puffer (T) gelöst.

Cortisol-VL (T)

Cortisol: 5,33 nmol/l
Der Inhalt einer Flasche Cortisol wird in 3,00 ml Phosphat-Puffer (T) gelöst.

Fällungs-RL (T)

Der Inhalt einer Flasche Anti-Kaninchen-IgG-Antiserum (2. Antikörper) wird in 5,00 ml Phosphat-Puffer (T) gelöst.
Der Inhalt eines Beutels PEG (Polyethylenglycol 3000) wird in Wasser zu 50,0 ml gelöst.
Die Lösungen werden auf 2 bis 8 °C abgekühlt, sie sind bei dieser Temperatur 1 d verwendbar.
Beide Lösungen werden unmittelbar vor der Verwendung gemischt. Diese Mischung wird als Fällungs-RL (T) verwendet.

Farb-RL (T)

Die Inhalte je einer Flasche Citrat-Puffer (pH-Wert: 5,1 ± 0,2) und o-Phenylendiamin werden in 55,0 ml Wasser gelöst. Zu dieser Lösung wird 1,00 ml Wasserstoffperoxid 0,3 % gegeben.
Diese Lösung wird als Farb-RL (T) verwendet. Sie ist unter möglichst geringer Lichteinwirkung herzustellen und zu verarbeiten.

Cortisol-VL

Stammlösung:
Cortisol: 300 µmol/l
Vergleichslösung:
Cortisol: 3 µmol/l
Stammlösung: 108,8 mg Cortisol werden in besonders gereinigtem Ethanol zu 1,0000 l gelöst.
Vergleichslösung: 10,00 ml Stammlösung werden mit besonders gereinigtem Ethanol zu 1,0000 l aufgefüllt.
Die Stammlösung und die Vergleichslösung sind vor Licht geschützt aufzubewahren.

Creatinin — für die Creatininbestimmung im Blut

2-Amino-1-methyl-1H-4,5-dihydro-imidazol-4-on
$C_4H_7N_3O$ (113,1)

Creatinin, getrocknetes

Creatinin wird über Kieselgel mit Feuchtigkeitsindikator bis zur Massekonstanz getrocknet.

Creatinin-VL

Creatinin: 10 mmol/l
1,131 g getrocknetes Creatinin werden in Salzsäure (100 mmol/l) zu 1,0000 l gelöst.
Die Vergleichslösung ist bei 2 bis 8 °C 7 d, bei —18 °C oder einer Temperatur darunter aufbewahrt, 1 Monat verwendbar.

Creatinin-VL*

Creatinin: 100 µmol/l
10,00 ml Creatinin-VL werden mit Wasser zu 1,0000 l aufgefüllt.
Die Vergleichslösung ist bei 2 bis 8 °C 7 d, bei —18 °C oder einer Temperatur darunter aufbewahrt, 1 Monat verwendbar.

Cresylviolett — für die Mikroskopie

N-(5-Imino-10-methyl-5H-benzo[a]phenoxazin-9-yl)dimethylammonium-chlorid

Cresylviolett-RL

10,0 g Cresylviolett werden in Wasser zu 1,000 l gelöst. Unmittelbar vor Gebrauch wird 1 Volumenteil dieser Lösung mit 9 Volumenteilen Wasser gemischt. Die Mischung wird auf über 75 °C erhitzt, bis eine Lösung entstanden ist. Die heiße Lösung wird als Reagenzlösung verwendet.

Crotylbarbital AB — DDR

5-But-2-enyl-5-ethyl-barbitursäure
$C_{10}H_{14}N_2O_3$ (210,2)

CRP-Standard z. Labordiagnostik

Cyanbromid

BrCN (105,9)

Cyanbromidlösung (944 mmol/l)

100 g/1,000 l
Die Lösung ist bei 2 bis 8 °C und vor Licht geschützt aufzubewahren.

Cyclohexan puriss.

C_6H_{12} (84,16)

DL,DL-allo-Cystathionin pur.

S-(2-Amino-2-carboxy-ethyl)homocystein,
2-Amino-4-(2-amino-2-carboxy-ethylthio)buttersäure
$C_7H_{14}N_2O_4S$ (222,3)

Cystein-VL

DL-Cystein-monohydrochlorid: 391 µmol/l
1,373 g DL-Cystein-monohydrochlorid-1-Wasser werden in Wasser zu 1,0000 l gelöst.
50,00 ml dieser Lösung werden mit Wasser zu 1,0000 l aufgefüllt.
Die Vergleichslösung ist frisch zu bereiten.

DL-Cystein-monohydrochlorid-1-Wasser — für die Chromatografie oder puriss.

$(C_3H_7NO_2S)HCl \cdot H_2O$ (175,6)

Cysteinhydrochloridlösung (35,9 mmol/l) — f. Kulturmedien 11–1

6,3 g DL-Cystein-monohydrochlorid-1-Wasser werden in Wasser zu 1,000 l gelöst.

Cysteinhydrochloridlösung (5,69 mmol/l) — f. Transportmedien

1,00 g DL-Cystein-monohydrochlorid-1-Wasser wird in Wasser zu 1,000 l gelöst.

L-Cystin-dihydrochlorid — für die Chromatografie

$C_6H_{12}N_2O_4S_2 \cdot 2\,HCl$ (313,2)

Dehydroepiandrosteron

f. wissenschaftliche Zwecke; VEB Jenapharm

3β-Hydroxy-androst-5-en-17-on
$C_{19}H_{28}O_2$ (288,4)

Dehydroepiandrosteron-VL

Dehydroepiandrosteron: 360 µmol/l
103,8 mg Dehydroepiandrosteron werden in besonders gereinigtem Ethanol zu 1,0000 l gelöst.
Die Vergleichslösung ist bei 8 bis 15 °C aufzubewahren.

Dehydroepiandrosteron-VL*

Dehydroepiandrosteron: 144 µmol/l
400,00 ml Dehydroepiandrosteron-VL werden mit besonders gereinigtem Ethanol zu 1,0000 l aufgefüllt.
Die Vergleichslösung ist bei 8 bis 15 °C aufzubewahren.

Detergens-RL

Polyoxyethylenlaurylether: 250 g/l
250 g Polyoxyethylenlaurylether werden in 750 ml Wasser unter Erwärmen auf 40 bis 75 °C gelöst. Nach dem Abkühlen auf 20 °C ± 5 K wird die Lösung mit Wasser zu 1,000 l aufgefüllt.

Detergens-RL*

Essigsäure: 26,1 mmol/l
Natriumacetat: 73,4 mmol/l
Polyoxyethylenlaurylether: 250 mg/l
80 ml Natriumacetat-Puffer III werden mit 1,00 ml Detergens-RL gemischt. Die Mischung wird mit Natriumacetat-Puffer III zu 1,000 l aufgefüllt.

Dexamethason

Als Dexamethason sind zu verwenden:
Dexamethason-Tabletten 0,5 mg VEB Jenapharm

Dextran, sprühgetrocknetes

Als sprühgetrocknetes Dextran ist zu verwenden:

Dextran M 70 oder M 40 VEB Serumwerk Bernburg

Dextran-Gelatine z. Labordiagnostik

Dextransulfat, Natrium-Salz

(etwa 500000)

Dextransulfatlösung

40,0 g/1,000 l
40,0 g Dextransulfat, Natrium-Salz, werden in Wasser zu 1,000 l gelöst.

Dextransulfat-Calciumchlorid-RL

1 Volumenteil Dextransulfatlösung (40,0 g/1,000 l) wird mit 2 Volumenteilen Calciumchloridlösung (1 mol/l) gemischt. Die Mischung wird als Reagenzlösung verwendet. Die Reagenzlösung ist unmittelbar vor der Verwendung zu bereiten.

2,7-Diamino-fluoren-dihydrochlorid puriss.

$C_{13}H_{12}N_2 \cdot 2\,HCl$ (269,2)

Diaminofluoren-Phloxin-RL

3,00 g 2,7-Diamino-fluoren-dihydrochlorid und 1,30 g Phloxin B werden in 800 ml auf 75 °C erwärmtem Ethanol gelöst. Diese Lösung wird mit der Lösung von 110 g Natriumacetat-3-Wasser in 200 ml Essigsäure (100 mmol/l) gemischt. Anschließend wird die Mischung mit 3,5 ml Wasserstoffperoxid 30 % versetzt.
Die Lösung wird vor Licht geschützt 2 d stehengelassen und anschließend durch ein Kohlefilter filtriert.
Die Reagenzlösung ist vor Licht geschützt aufzubewahren.
Sie ist 3 Monate verwendbar.

Dichromat-Kaliumhydroxid-RL

Kaliumdichromat: 1,29 mmol/l
Kaliumhydroxid: 1,86 mol/l
110 g Kaliumhydroxid und 400 mg Kaliumdichromat werden in 1,000 l kohlendioxidfreiem Wasser gelöst.
Die Reagenzlösung ist in einem verschlossenen Gefäß bei 8 bis 15 °C aufzubewahren. Sie ist 1 Monat verwendbar.

Diethanolamin besonders gereinigt

2,2'-Imino-diethanol
$C_4H_{11}NO_2$ (105,1)

Das im Handel befindliche Diethanolamin ist ohne besondere Reinigung nicht verwendbar.

Diethanolamin-Nitrophenylphosphat-RL

Diethanolamin: 1,01 mol/l
Magnesiumchlorid: etwa 500 µmol/l
4-Nitro-phenyl-phosphat: 10,1 mmol/l
Eine 2,660 g wasserfreier Substanz entsprechende Menge 4-Nitro-phenyl-phosphat, Dinatrium-Salz, wird in Diethanolamin-Puffer I zu 1,000 l gelöst.
Die Reagenzlösung ist vor Licht geschützt aufzubewahren. Sie ist 6 h, bei 2 bis 8 °C 1 d und bei —18 °C oder einer Temperatur darunter aufbewahrt, 20 d verwendbar.

Diethanolamin-Nitrophenylphosphat-RL*

Diethanolamin: 1,01 mol/l
Magnesiumchlorid: etwa 500 µmol/l
4-Nitro-phenyl-phosphat: 10,1 mmol/l
Eine 2,660 g wasserfreier Substanz entsprechende Menge 4-Nitro-phenyl-phosphat, Dinatrium-Salz, wird in Diethanolamin-Puffer IV zu 1,000 l gelöst.
Die Reagenzlösung ist vor Licht geschützt aufzubewahren. Sie ist 8 h verwendbar.

Diethylamin pur.

$C_4H_{11}N$ (73,14)

Dihydrostreptomycin-RL f. Kulturmedien

Stammlösung: Dihydrostreptomycin: 3,70 mmol/l
Reagenzlösung: Dihydrostreptomycin: 370 µmol/l
Stammlösung: 4,00 g Dihydrostreptomycin-sulfat werden in 740 ml sterilisiertem Wasser gelöst.
Die Stammlösung ist bei 2 bis 8 °C aufzubewahren.
Reagenzlösung: 100 ml Stammlösung werden mit sterilisiertem Wasser zu 1,000 l aufgefüllt.
Die Reagenzlösung ist bei 2 bis 8 °C aufzubewahren. Sie ist 14 d verwendbar.

Dihydrostreptomycin-RL* f. Kulturmedien

Stammlösung: Dihydrostreptomycin: 1,85 mmol/l
Reagenzlösung: Dihydrostreptomycin: 185 µmol/l
Stammlösung: 2,00 g Dihydrostreptomycin-sulfat werden in 740 ml sterilisiertem Wasser gelöst.
Die Stammlösung ist bei 2 bis 8 °C aufzubewahren.
Reagenzlösung: 100 ml Stammlösung werden mit sterilisiertem Wasser zu 1,000 l aufgefüllt.
Die Reagenzlösung ist bei 2 bis 8 °C aufzubewahren. Sie ist 14 d verwendbar.

Dihydrostreptomycin-sulfat AB — DDR
VEB Jenapharm

$(C_{21}H_{41}N_7O_{12})_2 \cdot 3\,H_2SO_4$ (1461,4)

Dikalium-hydrogen-phosphat-3-Wasser puriss.

$K_2HPO_4 \cdot 3\,H_2O$ (228,2)

4-Dimethylamino-benzaldehyd p. a.

$C_9H_{11}NO$ (149,2)

Dimethylaminobenzaldehyd-RL

4-Dimethylamino-benzaldehyd: 134 mmol/l
20,0 g 4-Dimethylamino-benzaldehyd werden in Salzsäure (6 mol/l) zu 1,000 l gelöst.

Dimethylaminobenzaldehyd-RL*

4-Dimethylamino-benzaldehyd: etwa 335 mmol/l
50 g 4-Dimethylamino-benzaldehyd werden in 750 ml n-Butanol gelöst. Die Lösung wird mit 250 ml konzentrierter Salzsäure versetzt.
Die Reagenzlösung ist bei 2 bis 8 °C aufzubewahren. Sie ist 20 d verwendbar.

Dimethylaminobenzaldehyd-RL**

4-Dimethylamino-benzaldehyd: 67 mmol/l
10,0 g 4-Dimethylamino-benzaldehyd werden in Salzsäure (2 mol/l) zu 1,000 l gelöst.

Dimethylaminobenzaldehyd-RL***

4-Dimethylamino-benzaldehyd: 134 mmol/l
Essigsäure: 14,3 mol/l
Perchlorsäure: 1,86 mol/l
20,0 g 4-Dimethylamino-benzaldehyd werden in 500 ml konzentrierter Essigsäure gelöst. Nach Zusatz von 160 ml konzentrierter Perchlorsäure wird die Lösung mit konzentrierter Essigsäure zu 1,000 l aufgefüllt.
Die Reagenzlösung ist frisch zu bereiten.

Dimethylaminobenzaldehyd-RL****

4-Dimethylamino-benzaldehyd: 57 mmol/l
Essigsäure: 5,92 mol/l
Phosphorsäure: 882 mmol/l
425,2 mg 4-Dimethylamino-benzaldehyd werden mit 25,0 ml Essigsäureethylester, 3,0 ml konzentrierter Phosphorsäure, 17,0 ml konzentrierter Essigsäure und 5,0 ml Wasser versetzt und unter Schütteln gelöst.
Die Reagenzlösung ist 14 d verwendbar.

Dimethylaminobenzaldehyd-Propanol-RL

4-Dimethylamino-benzaldehyd: 750 mmol/l
Perchlorsäure: 3,02 mol/l
Propan-2-ol: 8,24 mol/l

111,9 g 4-Dimethylamino-benzaldehyd werden in 600 ml Propan-2-ol gelöst. Nach Zusatz von 260 ml konzentrierter Perchlorsäure wird die Lösung mit Propan-2-ol zu 1,000 l aufgefüllt.
Die Reagenzlösung ist bei 2 bis 8 °C und vor Licht geschützt aufzubewahren. Sie ist 1 Monat verwendbar.

N,N-Dimethyl-1,4-phenylendiamin-dihydrochlorid puriss.

N,N-Dimethyl-phenyl-1,4-ylendiamin-dihydrochlorid
$C_8H_{14}Cl_2N_2$ (209,1)

Dimethylphenylendiaminlösung (47,8 mmol/l)

10,0 g N,N-Dimethyl-1,4-phenylendiamin-dihydrochlorid werden in Wasser zu 1,000 l gelöst.
Die Lösung ist frisch zu bereiten.

Dimethylphenylendiamin-RL

2 Volumenteile α-Naphthol-RL und 3 Volumenteile Dimethylphenylendiaminlösung (47,8 mmol/l) werden gemischt. Die Reagenzlösung ist frisch zu bereiten.

Dimethylsulfoxid pur.

C_2H_6OS (78,13)

Dinatrium-dihydrogen-ethylendiamintetraacetat-2-Wasser puriss.

Ethylendiamin-N,N,N',N'-tetraessigsäure, Dinatrium-Salz
$C_{10}H_{14}N_2Na_2O_8 \cdot 2\,H_2O$ (372,2)

Dinatriumdihydrogenethylendiamintetraacetatlösung (30 mmol/l)

11,16 g/1,000 l

Dinatrium-hydrogen-phosphat

Puffersubstanz
(geeignet zum Ansatz von pH-Standardpufferlösung)

Na_2HPO_4 (142,0)

Dinatrium-hydrogen-phosphat-2-Wasser wird bei 120 °C ± 5 K bis zur Massekonstanz getrocknet.

Dinatrium-hydrogen-phosphat-2-Wasser

Puffersubstanz
n. SÖRENSEN oder puriss.

$Na_2HPO_4 \cdot 2\,H_2O$ (178,0)

Dinatriumhydrogenphosphatlösung (200 mmol/l)

35,6000 g Dinatrium-hydrogen-phosphat-2-Wasser werden in Wasser zu 1,0000 l gelöst.

Dinatriumhydrogenphosphatlösung (133 mmol/l)

23,7520 g Dinatrium-hydrogen-phosphat-2-Wasser werden in Wasser zu 1,0000 l gelöst.

Dinatriumhydrogenphosphatlösung (89,6 mmol/l)

15,9490 g Dinatrium-hydrogen-phosphat-2-Wasser werden in Wasser zu 1,0000 l gelöst.

Dinatriumhydrogenphosphatlösung (66,7 mmol/l)

11,8760 g Dinatrium-hydrogen-phosphat-2-Wasser werden in Wasser zu 1,0000 l gelöst.

Dinatriumhydrogenphosphatlösung (64,6 mmol/l) f. Kulturmedien

11,5 g Dinatrium-hydrogen-phosphat-2-Wasser werden in Wasser zu 1,000 l gelöst.

Dinatriumhydrogenphosphatlösung (33,4 mmol/l)

5,9380 g Dinatrium-hydrogen-phosphat-2-Wasser werden in Wasser zu 1,0000 l gelöst.

Dinatriummalonat für die Mikrobiologie

$C_3H_2Na_2O_4$ (148,0)

Dinatrium-pentacyanonitrosylferrat-2-Wasser puriss.

$Na_2[Fe(CN)_5NO] \cdot 2\ H_2O$ (298,0)

Dinatriumpentacyanonitrosylferratlösung (67,1 mmol/l)

20,0 g/1,000 l
Die Lösung ist frisch zu bereiten.

Dinatriumpentacyanonitrosylferrat-RM

Ammoniumsulfat: 3,78 mol/kg
Dinatrium-pentacyanonitrosylferrat: 8,36 mmol/kg
Natriumcarbonat: 4,71 mol/kg
250 mg Dinatrium-pentacyanonitrosylferrat-2-Wasser, 50,0 g getrocknetes Ammoniumsulfat und 50,0 g getrocknetes Natriumcarbonat werden miteinander verrieben.
Die Reagenzmischung ist in einem verschlossenen Gefäß aufzubewahren.

Dinatriumtetraborat-10-Wasser puriss.

$Na_2B_4O_7 \cdot 10\ H_2O$ (381,4)

Dinatriumtetraborat-10-Wasser* Puffersubstanz nach Bureau of Standards

$Na_2B_4O_7 \cdot 10\ H_2O$ (381,4)

Dinatriumtetraborat-10-Wasser** Puffersubstanz (geeignet zum Ansatz von pH-Standardpufferlösung)

$Na_2B_4O_7 \cdot 10\ H_2O$ (381,4)

Dinatriumtetraboratlösung (125 mmol/l)

47,67 g Dinatriumtetraborat-10-Wasser werden in Wasser zu 1,000 l gelöst.

Dinatriumwolframat-2-Wasser p. a.

$Na_2WO_4 \cdot 2\ H_2O$ (329,9)

Dinatriumwolframatlösung (400 mmol/l)

132,0 g/1,000 l

Dinatriumwolframat-Salzsäure-RL

Dinatriumwolframat: 40 mmol/l
Salzsäure: 90 mmol/l
1 Volumenteil Dinatriumwolframatlösung (400 mmol/l) und 9 Volumenteile Salzsäure (100 mmol/l) werden gemischt.
Die Reagenzlösung ist frisch zu bereiten.

1,3-Dinitro-benzen z. Bestimmung der 17-Ketosteroide

$C_6H_4N_2O_4$ (168,1)

Dinitrobenzen-RL

1,3-Dinitro-benzen: 119 mmol/l
20,0 g 1,3-Dinitro-benzen werden in besonders gereinigtem Ethanol zu 1,000 l gelöst.
Die Reagenzlösung ist bei 8 bis 15 °C und vor Licht geschützt aufzubewahren.

2,4-Dinitro-1-fluor-benzen p. a.

$C_6H_3FN_2O_4$ (186,1)

Dinitrofluorbenzen-RL

2,4-Dinitro-1-fluor-benzen: 100 mmol/l
18,61 g bzw. 12,6 ml 2,4-Dinitro-1-fluor-benzen werden in Aceton zu 1,000 l gelöst.
Die Reagenzlösung ist bei 2 bis 8 °C aufzubewahren.
Beim Arbeiten mit Dinitrofluorbenzen sind die entsprechenden Arbeitsschutzvorschriften zu beachten!

Dinitrofluorbenzen-RL*

2,4-Dinitro-1-fluor-benzen: 10 mmol/l
Dinatriumtetraborat: 113 mmol/l
1 Volumenteil Dinitrofluorbenzen-RL und 9 Volumenteile Dinatriumtetraboratlösung (125 mmol/l) werden unmittelbar vor Gebrauch gemischt.
Die Mischung wird als Reagenzlösung verwendet.

1,5-Diphenyl-carbazon p. a.

$C_{13}H_{12}N_4O$ (240,3)

Diphenylcarbazon-I

1,5-Diphenyl-carbazon: 4,16 mmol/l
1,00 g 1,5-Diphenyl-carbazon wird in Ethanol zu 1,000 l gelöst.
Die Indikatorlösung ist bei 8 bis 15 °C und vor Licht geschützt aufzubewahren. Gelb gefärbte Indikatorlösung ist von der weiteren Verwendung auszuschließen.

Ditalan WO h. c. VEB Fettchemie Karl-Marx-Stadt

5,5′-Dithio-bis(2-nitro-benzoesäure)

$C_{14}H_8N_2O_8S_2$ (396,4)

Dithionit-Phosphat-RL

Stammlösung:
Dikalium-hydrogen-phosphat: 951 mmol/l
Kalium-dihydrogen-phosphat: 1,24 mol/l
Reagenzlösung:
Dikalium-hydrogen-phosphat: 949 mmol/l
Kalium-dihydrogen-phosphat: 1,24 mol/l
Natriumdithionit: 5,74 mmol/l
Stammlösung: 217,0 g Dikalium-hydrogen-phosphat-3-Wasser und 169,0 g Kalium-dihydrogen-phosphat werden in Wasser zu 1,000 l gelöst.
Die Stammlösung ist bei 2 bis 8 °C aufzubewahren. Sie ist 21 d verwendbar.
Reagenzlösung: 1,00 g Natriumdithionit wird in 1,000 l Stammlösung gelöst.
Die Reagenzlösung ist frisch zu bereiten.

Dodekawolframatophosphorsäure puriss.

$H_3PW_{12}O_{40} \cdot x\, H_2O$ (2880; wasserfrei)

DTNB-Phosphat-RL

5,5'-Dithio-bis(2-nitro-benzoesäure): 448 µmol/l
177,6 mg 5,5'-Dithio-bis(2-nitro-benzoesäure) werden in Phosphat-Puffer X zu 1,000 l gelöst.
Die Reagenzlösung ist vor Licht geschützt aufzubewahren. Sie ist 7 d, bei 2 bis 8 °C aufbewahrt, 50 d verwendbar.

Echtblausalz BB C. I. Nr. 37175

4-Benzoylamino-2,5-diethoxy-benzendiazonium-Salz

Echtrotsalz TR pur.

4-Chlor-2-methyl-benzendiazonium-Salz

Eisen-VL

Eisen: 2 mmol/l
784,2 mg Ammoniumeisen(II)-sulfat-6-Wasser werden in Salzsäure (200 mmol/l) zu 1,0000 l gelöst.
Die Vergleichslösung ist in einer Flasche aus geeignetem Plast (Polyethylen oder Polypropylen) aufzubewahren.
Die zur Herstellung der Eisen-VL eingesetzte Salzsäure (200 mmol/l) und die zur „Bestimmung des Eisens im Serum" verwendete Salzsäure (200 mmol/l) muß dem gleichen Vorratsgefäß entstammen.

Eisen(III)-chlorid-6-Wasser puriss.

$FeCl_3 \cdot 6\ H_2O$ (270,3)

Eisen(III)-chloridlösung (400 mmol/l)

108,1 g/1,000 l

Eisen(III)-chloridlösung (370 mmol/l)

100 g/1,000 l

Eisen(III)-chloridlösung (185 mmol/l)

50,0 g/1,000 l

Eisen(III)-chloridlösung (61,8 mmol/l)

16,7 g/1,000 l

Eisen(III)-chlorid-RL

Eisen(III)-chlorid: 185 mmol/l
50,0 g Eisen(III)-chlorid-6-Wasser werden in Salzsäure (100 mmol/l) zu 1,000 l gelöst.

Eisen(III)-chlorid-RL*

Eisen(III)-chlorid: 9,25 mmol/l
50 ml Eisen(III)-chloridlösung (185 mmol/l) und 450 ml Perchlorsäure (2 mol/l) werden gemischt. Die abgekühlte Mischung wird mit Salpetersäure (10 mol/l) zu 1,000 l aufgefüllt.
Die Reagenzlösung ist vor Licht geschützt aufzubewahren.

Eisen(III)-chlorid-Trichloressigsäure-RL

Eisen(III)-chlorid: 37 mmol/l
Trichloressigsäure: 1,53 mol/l
250 g Trichloressigsäure und 10,0 g Eisen(III)-chlorid-6-Wasser werden in Wasser zu 1,000 l gelöst.

Eisen(III)-nitrat-9-Wasser puriss.

$Fe(NO_3)_3 \cdot 9\ H_2O$ (404,0)

Eisen(III)-nitrat-RL

Eisen(III)-nitrat: 32,2 mmol/l

13,00 g Eisen(III)-nitrat-9-Wasser werden in 900 ml Wasser gelöst. Die Lösung wird nach Zusatz von 1,5 ml konzentrierter Salpetersäure mit Wasser zu 1,000 l aufgefüllt.
Die Reagenzlösung ist bei 2 bis 8 °C und vor Licht geschützt aufzubewahren.

Eisen-Quecksilber(II)-thiocyanat-RL

Eisen(III)-nitrat: 32,2 mmol/l
Kaliumthiocyanat: 2,81 mmol/l
Quecksilber(II)-oxid: 2,11 mmol/l

Lösung 1: 456,7 mg Quecksilber(II)-oxid werden in 2,10 ml konzentrierter Salpetersäure gelöst.
Lösung 2: 13,000 g Eisen(III)-nitrat-9-Wasser und 273,0 mg getrocknetes Kaliumthiocyanat werden in 800 ml Wasser gelöst.

Lösung 1 wird mit insgesamt 50 ml Wasser in Lösung 2 übergespült. Die Mischung wird danach mit Wasser zu 1,000 l aufgefüllt und über einen Glasfiltertrichter POR 16 (G 4) filtriert. Das Filtrat wird als Reagenzlösung verwendet.
Die Reagenzlösung ist bei 2 bis 8 °C und vor Licht geschützt aufzubewahren. Sie ist 50 d verwendbar.

Eiweiß-VL

Als Eiweiß-VL ist zu verwenden:

Serulat EG z. Labordiagnostik

Die Vergleichslösung ist bei 2 bis 8 °C und vor Licht geschützt aufzubewahren.

Eiweiß-VL*

Eiweiß: 10,000 g/l

Eine 10,000 g Eiweiß enthaltende Menge Eiweiß-VL wird nach Zusatz von 10,0 ml Natriumazidlösung (769 mmol/l) mit Natriumchloridlösung (154 mmol/l) zu 1,0000 l aufgefüllt.
Die Vergleichslösung ist bei 2 bis 8 °C aufzubewahren. Sie ist 3 Monate verwendbar.

Eiweiß-VL**

200,00 ml Eiweiß-VL werden nach Zusatz von 10,0 ml Natriumazidlösung (769 mmol/l) mit Natriumchloridlösung (154 mmol/l) zu 1,0000 l aufgefüllt.
Die Eiweißkonzentration der Vergleichslösung beträgt 20 Prozent der Konzentration der Eiweiß-VL, angegeben in Gramm Eiweiß je Liter.
Die Vergleichslösung ist bei 2 bis 8 °C aufzubewahren. Sie ist 2 Monate verwendbar.

Eiweiß-VL***

Eiweiß: 1,000 g/l
100,00 ml Eiweiß-VL* werden unter Zusatz von 10,0 ml Natriumazidlösung (769 mmol/l) mit Natriumchloridlösung (154 mmol/l) zu 1,0000 l aufgefüllt.
Die Vergleichslösung ist bei 2 bis 8 °C aufzubewahren. Sie ist 3 Monate verwendbar.

Eosin-Natrium C. I. Nr. 45380

2′,4′,5′,7′-Tetrabrom-3′,6′-dihydroxy-1,3-dihydro-9′-H-spiro[isobenzofuran-1,9′-xanthen]-3-on, Dinatrium-Salz
$C_{20}H_6Br_4Na_2O_5$ (691,9)

Eosinlösung (72,3 mmol/l)

50,0 g Eosin-Natrium werden in Wasser zu 1,000 l gelöst.

Eosinlösung (14,5 mmol/l)

10,0 g Eosin-Natrium werden in Wasser zu 1,000 l gelöst.

Eosin-RL

Eosin-Natrium: 7,23 mmol/l
Phenol: 53,1 mmol/l
5,00 g Eosin-Natrium und 5,00 g Phenol werden in 850 ml Wasser gelöst. Die Lösung wird mit 5,00 ml Formaldehydlösung versetzt und mit Wasser zu 1,000 l aufgefüllt.

Eriochromblau SE C. I. Nr. 16680

2-(5-Chlor-2-hydroxy-phenylazo)-1,8-dihydroxy-naphthalen-3,6-disulfonsäure, Dinatrium-Salz
$C_{16}H_9ClN_2Na_2O_9S_2$ (518,8)

Eriochromblau-SE-I

200 mg Eriochromblau SE werden in Wasser zu 1,000 l gelöst.
Die Indikatorlösung ist bei 8 bis 15 °C und vor Licht geschützt aufzubewahren.

Essigsäure, konzentrierte

puriss.
TGL 34713

$C_2H_4O_2$ (60,05)
Gehalt mindestens 99 % $C_2H_4O_2$
Gehalt mindestens 17,4 mol $C_2H_4O_2$/l

Essigsäure (5 mol/l)

287,5 ml konzentrierte Essigsäure werden mit Wasser zu 1,000 l aufgefüllt.
Essigsäure (5 mol/l) ist 12 Monate verwendbar.

Essigsäure (2 mol/l)

115 ml konzentrierte Essigsäure werden mit Wasser zu 1,000 l aufgefüllt.
Essigsäure (2 mol/l) ist 12 Monate verwendbar.

Essigsäure (1 mol/l)

57,5 ml konzentrierte Essigsäure werden mit Wasser zu 1,000 l aufgefüllt.
Essigsäure (1 mol/l) ist 12 Monate verwendbar.

Essigsäure (500 mmol/l)

28,75 ml konzentrierte Essigsäure werden mit Wasser zu 1,000 l aufgefüllt.

Essigsäure (200 mmol/l)

11,5 ml konzentrierte Essigsäure bzw. 40,0 ml Essigsäure (5 mol/l) werden mit Wasser zu 1,0000 l aufgefüllt.

Essigsäure (100 mmol/l)

5,75 ml konzentrierte Essigsäure werden mit Wasser zu 1,000 l aufgefüllt.

Essigsäure-RL

Essigsäure: 1 mol/l
57,5 ml konzentrierte Essigsäure werden mit Tween-80-Lösung (10,0 g/1,000 l) zu 1,000 l aufgefüllt.

Essigsäureamylester p. a.

$C_7H_{14}O_2$ (130,2)

Essigsäureanhydrid puriss.

$C_4H_6O_3$ (102,1), (10,6 mol/l)

Essigsäureanhydrid-Schwefelsäure-RL

Essigsäure: 5,22 mol/l
Essigsäureanhydrid: 6,36 mol/l
Natriumsulfat: 282 mmol/l
Schwefelsäure: 1,78 mol/l
Toluen-4-sulfonsäure: 57,8 mmol/l

In ein 2-l-Becherglas werden 11,0 g Toluen-4-sulfonsäure-1-Wasser, 40,0 g Natriumsulfat, 300 ml konzentrierte Essigsäure und 600 ml auf mindestens —12 °C gekühltes Essigsäureanhydrid gegeben. Dann wird das Becherglas in ein Eisbad gestellt. Die Temperatur dieser Mischung muß zwischen 0 und 4 °C liegen. Danach werden unter ständigem Rühren zunächst 50,0 ml auf mindestens —12 °C gekühlte konzentrierte Schwefelsäure in dünnem Strahl zugegeben. Weitere 50,0 ml der auf mindestens —12 °C gekühlten konzentrierten Schwefelsäure müssen so langsam zugegeben werden, daß die Temperatur der Mischung 20 bis 25 °C erreicht, 30 °C jedoch keinesfalls übersteigt. Sobald die Temperatur 25 °C erreicht, ist die Geschwindigkeit der Schwefelsäurezugabe zu vermindern. Dabei bleiben nur geringe Mengen Natriumsulfat ungelöst. Die Mischung wird zum Absetzen eventuell nicht gelösten Natriumsulfats einige Minuten

stehengelassen. Anschließend wird der Überstand vorsichtig in eine Braunglasflasche gefüllt.
Die Reagenzlösung ist bei 2 bis 8 °C aufzubewahren. Sie ist 1 Monat verwendbar.
Eine leichte Gelbfärbung der Reagenzlösung stört die Durchführung der Bestimmung des Cholesterols im Serum nicht.
Die Reagenzlösung ist von der weiteren Verwendung auszuschließen, wenn die gegen Wasser gemessene Extinktion des Leeransatzes 0,100 übersteigt (λ = 400 nm, d = 10 mm).

Essigsäurebutylester p. a.

$C_6H_{12}O_2$ (116,2)

Essigsäurebutylester, wassergesättigt

Essigsäurebutylester wird mit Wasser geschüttelt.
10 Volumenteile Essigsäurebutylester, wassergesättigt, werden über 1 Volumenteil Wasser aufbewahrt.

Essigsäureethylester p. a.

$C_4H_8O_2$ (88,11)

Essigsäure-Glycerol-RL

20,0 ml konzentrierte Essigsäure, 150,0 ml Glycerol und 830,0 ml Wasser werden gemischt.
Die Reagenzlösung ist bei 2 bis 8 °C aufzubewahren.

Essigsäure-Methanol-RL

450 ml Methanol, 450 ml Wasser und 100 ml konzentrierte Essigsäure werden gemischt.

Estradiol-17β

f. wissenschaftliche Zwecke; VEB Jenapharm

Estra-1,3,5(10)-trien-3,17β-diol
$C_{18}H_{24}O_2$ (272,4)

Estradiol-VL

Estradiol-17β: 36,7 μmol/l
10,0 mg Estradiol-17β werden in einen aus Aluminiumfolie geformten Becher eingewogen und zusammen mit dem Becher in 900 ml besonders gereinigtes Ethanol gegeben. Die Lösung wird mit besonders gereinigtem Ethanol zu 1,0000 l aufgefüllt.
Die Vergleichslösung ist bei 2 bis 8 °C und vor Licht geschützt aufzubewahren. Sie ist 1 Monat verwendbar.

Estradiol-VL*

Estradiol-17β: 3,67 μmol/l
100,00 ml Estradiol-VL werden mit besonders gereinigtem Ethanol zu 1,0000 l aufgefüllt.
Die Vergleichslösung ist bei 2 bis 8 °C und vor Licht geschützt aufzubewahren. Sie ist 1 Monat verwendbar.

Estratriol

f. wissenschaftliche Zwecke;
VEB Jenapharm

Estra-1,3,5(10)-trien-3,16α,17β-triol
$C_{18}H_{24}O_3$ (288,4)

Estratriol-VL

Estratriol: 34,7 μmol/l
10,0 mg Estratriol werden in einen aus Aluminiumfolie geformten Becher eingewogen und zusammen mit dem Becher in 900 ml besonders gereinigtes Ethanol gegeben. Die Lösung wird mit besonders gereinigtem Ethanol zu 1,0000 l aufgefüllt.
Die Vergleichslösung ist bei 2 bis 8 °C und vor Licht geschützt aufzubewahren. Sie ist 1 Monat verwendbar.

Estratriol-VL*

Estratriol: 3,47 μmol/l
100,00 ml Estratriol-VL werden mit besonders gereinigtem Ethanol zu 1,0000 l aufgefüllt.
Die Vergleichslösung ist bei 2 bis 8 °C und vor Licht geschützt aufzubewahren. Sie ist 1 Monat verwendbar.

Ethambutol-dihydrochlorid AB — DDR

D-N,N'-Bis(1-hydroxy-but-2-yl)ethylendiamin-dihydrochlorid
$(C_{10}H_{24}N_2O_2) \cdot 2\ HCl$ (277,2)

Ethambutol-RL f. Kulturmedien

Stammlösung:
Ethambutol: 4,91 mmol/l
Reagenzlösung:
Ethambutol: 491 µmol/l
Stammlösung: 680 mg ± 50 mg Ethambutol-dihydrochlorid werden in 500 ml sterilisiertem Wasser gelöst.
Die Stammlösung ist bei 2 bis 8 °C aufzubewahren.
Reagenzlösung: 100 ml Stammlösung werden mit sterilisiertem Wasser zu 1,000 l aufgefüllt. Anschließend wird die Lösung bei 100 °C 10 min erhitzt.
Die Reagenzlösung ist bei 2 bis 8 °C aufzubewahren. Sie ist 14 d verwendbar.

Ethambutol-RL* f. Kulturmedien

Stammlösung:
Ethambutol: 39,2 mmol/l
Reagenzlösung:
Ethambutol: 3,92 mmol/l
Stammlösung: 5,44 g Ethambutol-dihydrochlorid werden in 500 ml sterilisiertem Wasser gelöst.
Die Stammlösung ist bei 2 bis 8 °C aufzubewahren.
Reagenzlösung: 100 ml Stammlösung werden mit sterilisiertem Wasser zu 1,000 l aufgefüllt. Anschließend wird die Lösung bei 100 °C 10 min erhitzt.
Die Reagenzlösung ist bei 2 bis 8 °C aufzubewahren. Sie ist 14 d verwendbar.

Ethanol puriss.
TGL 146-145

Gehalt 96 Vol.-% C_2H_6O (46,07)

Ethanol (80 Vol.-%) AB — DDR

Ethanol (70 Vol.-%) AB — DDR

Ethanol (50 Vol.-%) AB — DDR

Ethanol, absolut puriss. TGL 146-145

Gehalt mindestens 99,5 Vol.-% C_2H_6O

Ethanol, benzinvergälltes AB — DDR

Ethanol (70 Vol.-%), benzinvergälltes AB — DDR

Ethanol, besonders gereinigtes

Ethanol wird nach einem der beiden folgenden Verfahren gereinigt:
1. 1,000 l Ethanol wird nach Zusatz von 30,0 g Natriumhydroxid und 6,0 g Aluminiumspänen über eine Kolonne destilliert.
2. Ethanol wird über eine mit 150 g Kieselgel 60 gefüllte Säule (Länge etwa 700 mm, Durchmesser etwa 30 mm) filtriert. Die Füllung reicht zur Reinigung von 5 l Ethanol.

Besonders gereinigtes Ethanol ist vor Licht geschützt aufzubewahren.

Ethanol-Amylalkohol-RL

996,0 ml Ethanol werden mit 4,0 ml Isoamylalkohol versetzt.

Ethanol-Natriumchlorid-RL

140,0 ml Natriumchloridlösung (154 mmol/l) und 1,200 l Ethanol werden gemischt. Diese Mischung wird als Reagenzlösung verwendet.

Ethanol-Salzsäure-RL

970 ml benzinvergälltes Ethanol und 30 ml Salzsäure (8 mol/l) werden gemischt. Die Reagenzlösung ist vor Licht geschützt aufzubewahren.

Ethanol-Salzsäure-RL*

975 ml Ethanol (70 Vol.-%) und 25 ml Salzsäure (3,6 mol/l) werden gemischt.
Die Reagenzlösung ist vor Licht geschützt aufzubewahren.

Ethanol-Schwefelsäure-RL

Schwefelsäure: 12,5 mol/l
Zu 300 ml besonders gereinigtem Ethanol werden tropfenweise unter mechanischem Rühren und Eiskühlung 700 ml konzentrierte Schwefelsäure gegeben.
Die Tropfgeschwindigkeit ist dabei so zu wählen, daß der Temperaturanstieg während des Zutropfens nicht mehr als 2 °C beträgt.
Die Reagenzlösung ist bei 2 bis 8 °C aufzubewahren. Sie ist 1 d verwendbar.

Ethanol-Schwefelsäure-RL*

Schwefelsäure: 1,78 mol/l
Zu 900 ml Ethanol werden unter mechanischem Rühren und Eiskühlung 100 ml konzentrierte Schwefelsäure gegeben.
Die Reagenzlösung ist vor Licht geschützt aufzubewahren.

Ethanol-Standardlösungen n. WIDMARK

Ether AB — DDR

Diethylether
$C_4H_{10}O$ (74,12)

Wird Ether im Laufe der Prüfung destilliert oder unter Erwärmen verdampft, muß er folgende Forderungen erfüllen:
10,0 ml Ether werden mit 2,00 ml Vanadium-Schwefelsäure-RL versetzt und geschüttelt. Nach dem Entmischen darf die wäßrige Schicht bei der Betrachtung gegen einen mattweißen Hintergrund keine stärkere Färbung als der Leeransatz zeigen.
Leeransatz: 10,0 ml Wasserstoffperoxid 3% werden mit Wasser zu 1,000 l aufgefüllt. 100 µl Lösung werden mit 2,00 ml Vanadium-Schwefelsäure-RL versetzt.

Ether, besonders gereinigter

1,000 l Ether wird nach Zusatz von 20 g Natriumhydroxid über eine Kolonne destilliert.
Die Destillation ist zu beenden, wenn noch 50 ml Flüssigkeit im Destillationskolben enthalten sind.
Besonders gereinigter Ether ist vor Licht geschützt aufzubewahren.

Ethylendiamintetraessigsäure puriss.

Ethylendiamin-N,N,N',N'-tetraessigsäure
$C_{10}H_{16}N_2O_8$ (292,2)

Ethylenglycol p. a.
f. Kulturmedien

$C_2H_6O_2$ (62,07)

Evans Blau für die Mikroskopie

6,6'-[(3,3'-Dimethyl[1,1'-biphenyl]-4,4'-diyl)bis(azo)]bis(4-amino-5-hydroxy-naphthalen-1,3-disulfonsäure), Tetranatrium-Salz
$C_{34}H_{24}N_6Na_4O_{14}S_4$ (960,8)

Evans-Blau-RL

100 mg ± 50 mg Evans Blau und 10,0 ml Tween 80 werden in Natriumchlorid-Phosphat-Puffer I zu 1,000 l gelöst.

F 905 VEB Filmfabrik Wolfen

Farbfixier-RL

5,00 g Lichtgrün und 1,250 g Säurefuchsin werden in der Mischung aus 50,0 ml Aceton, 50,0 ml konzentrierter Essigsäure, 10,0 ml Formaldehydlösung und 890 ml Quecksilber-(II)-chlorid-RL gelöst.

Fermognost AAP-Test z. Labordiagnostik

Die Reagenz- und Vergleichslösungen sind aus den Inhalten der Flaschen 520/A bis 520/D wie folgt zu bereiten:

Collidin-Puffer (T) pH-Wert: 7,8
Collidin: 372 mmol/l
Der Inhalt der Flasche 520/A ist als Collidin-Puffer (T) zu verwenden.
Collidin-Puffer (T) ist bei 2 bis 8 °C aufzubewahren.

Alaninhydrazid-RL (T)
DL-Alaninhydrazid-hydrochlorid: 56 mmol/l
Der Inhalt der Flasche 520/B wird in 5,00 ml Wasser gelöst. Die Lösung wird in einen 25-ml-Meßkolben gespült, mit dem Inhalt der Flasche 520/A versetzt und mit Wasser zu 25,00 ml aufgefüllt.
Die Reagenzlösung ist frisch zu bereiten oder bei 2 bis 8 °C 8 d, bei —18 °C oder einer Temperatur darunter aufbewahrt, 2 Monate verwendbar.

Dimethylaminobenzaldehyd-RL (T)
4-Dimethylamino-benzaldehyd: 15,8 mmol/l
Der Inhalt der Flasche 520/C wird in 18,00 ml Ethanol oder Methanol gelöst. Die Lösung wird anschließend mit 300,00 ml Salzsäure (100 mmol/l) gemischt.
Die Reagenzlösung ist bei 2 bis 8 °C und vor Licht geschützt aufzubewahren.

Hydrazin-VL (T)
Hydrazin-sulfat: 4,8 mmol/l
2,00 ml des Inhalts der Flasche 520/D werden mit Wasser zu 25,00 ml aufgefüllt.
Die Vergleichslösung ist bei 2 bis 8 °C und vor Licht geschützt aufzubewahren.

Hydrazin-VL (T)*
Hydrazin-sulfat: 48 µmol/l
10,00 ml Hydrazin-VL (T) werden mit Wasser zu 1,0000 l aufgefüllt.
Die Vergleichslösung ist bei 2 bis 8 °C und vor Licht geschützt aufzubewahren.

Fermognost ALAT-UV-Test z. Labordiagnostik

Die Reagenzlösungen sind aus den Inhalten der Flaschen bzw. Beutel 511/A bis 511/D wie folgt zu bereiten:

Alanin-Tris-RL (T)
L-Alanin: 584 mmol/l
Tris(hydroxymethyl)aminomethan: 195 mmol/l
Der Inhalt des Beutels 511/A wird in 30,0 ml Natriumazidlösung (7,69 mmol/l) gelöst, die Lösung mit der auf dem Deckblatt der jeweiligen Anwendungsvorschrift des Herstellers angegebenen Menge Salzsäure (1 mol/l) versetzt und mit Natriumazidlösung (7,69 mmol/l) zu 50,00 ml aufgefüllt. Danach werden weitere 5,00 ml Natriumazidlösung (7,69 mmol/l) zugesetzt.
Die Reagenzlösung ist bei 2 bis 8 °C aufzubewahren. Sie ist 1 Monat verwendbar.

NADH-Alanin-RL (T)
NADH: 2 mmol/l
Der Inhalt der Flasche 511/B wird in 5,00 ml Alanin-Tris-RL (T) gelöst.
Die Reagenzlösung ist bei 2 bis 8 °C aufzubewahren. Sie ist 10 d verwendbar.

LDH-RL (T)
LDH: 200 µmol/(s · l)
Entsprechend dem Tagesbedarf wird 1 Volumenteil des Inhalts der Flasche 511/C mit 4 Volumenteilen Wasser gemischt. Vor der Entnahme ist der Inhalt der Flasche 511/C durch vorsichtiges Schwenken zu verteilen.
Die Reagenzlösung ist bei 2 bis 8 °C aufzubewahren. Sie ist 12 h verwendbar.

Oxoglutarat-RL (T)
2-Oxo-glutarat: 180 mmol/l
Der Inhalt der Flasche 511/D wird in 5,00 ml Natriumazidlösung (7,69 mmol/l) gelöst.
Die Reagenzlösung ist bei 2 bis 8 °C aufzubewahren. Sie ist 1 Monat verwendbar.

Fermognost ALAT-UV-Test (Automatenpackung) z. Labordiagnostik

Die Reagenzlösungen sind aus den Inhalten der Flaschen bzw. Beutel 524/A bis 524/D wie folgt zu bereiten:

Alanin-Tris-RL (TA) pH-Wert: 7,4 (37 °C)
L-Alanin: 642 mmol/l
Tris(hydroxymethyl)aminomethan: 214 mmol/l
Der Inhalt der Flasche bzw. des Beutels 524/A wird in 300 ml Natriumazidlösung (7,69 mmol/l) durch Erwärmen auf 37 °C gelöst. Mit Salzsäure (1 mol/l) wird der pH-

Wert 7,4 bei 37 °C eingestellt. Nach Abkühlen auf 20 °C ± 5 K wird mit Natriumazidlösung (7,69 mmol/l) zu 500,00 ml aufgefüllt. Erforderlichenfalls ist durch mehrmaliges Schwenken eine vollständige Lösung herbeizuführen.
Die Reagenzlösung ist bei 2 bis 8 °C aufzubewahren. Sie ist 1 Monat verwendbar.

NADH-Alanin-RL (TA)

NADH: 2 mmol/l
Der Inhalt der Flasche 524/B wird in 12,5 ml Alanin-Tris-RL (TA) gelöst.
Die Reagenzlösung ist bei 2 bis 8 °C aufzubewahren. Sie ist 10 d verwendbar.

LDH-RL (TA)
LDH: 100 µmol/(s · l)

Entsprechend dem Tagesbedarf wird 1 Volumenteil des Inhalts der Flasche 524/C mit 9 Volumenteilen Wasser gemischt. Vor der Entnahme ist der Inhalt der Flasche 524/C durch vorsichtiges Schwenken zu verteilen.
Die Reagenzlösung ist bei 2 bis 8 °C aufzubewahren. Sie ist 12 h verwendbar.

Oxoglutarat-RL (TA) pH-Wert: 6,8 bis 7,0
2-Oxo-glutarat: 180 mmol/l
Der Inhalt der Flasche 524/D wird in 30,0 ml Natriumazidlösung (7,69 mmol/l) suspendiert. Mit Natronlauge (2 mol/l) wird potentiometrisch der pH-Wert eingestellt und danach die Lösung mit Natriumazidlösung (7,69 mmol/l) zu 60,00 ml aufgefüllt.
Die Reagenzlösung ist bei 2 bis 8 °C aufzubewahren. Sie ist 1 Monat verwendbar.

Oxoglutarat-RL (TA)* pH-Wert: 6,8 bis 7,0
2-Oxo-glutarat: 270 mmol/l
Der Inhalt der Flasche 524/D wird in 15,0 ml Natriumazidlösung (7,69 mmol/l) suspendiert. Mit Natronlauge (2 mol/l) wird potentiometrisch der pH-Wert eingestellt und danach die Lösung mit Natriumazidlösung (7,69 mmol/l) zu 40,00 ml aufgefüllt.
Die Reagenzlösung ist bei 2 bis 8 °C aufzubewahren. Sie ist 1 Monat verwendbar.

Alanin-Tris-NADH-LDH-RL (TA)
9 Volumenteile Alanin-Tris-RL (TA), 1 Volumenteil NADH-Alanin-RL (TA) und 2 Volumenteile LDH-RL (TA) werden gemischt.
Die Reagenzlösung ist bei 2 bis 8 °C aufzubewahren. Sie ist 5 d verwendbar.

Alanin-Tris-NADH-LDH-RL (TA)*
9 Volumenteile Alanin-Tris-RL (TA), 1 Volumenteil NADH-Alanin-RL (TA), 2 Volumenteile LDH-RL (TA) und 1 Volumenteil Wasser werden gemischt.
Die Reagenzlösung ist bei 2 bis 8 °C aufzubewahren. Sie ist 5 d verwendbar.

Fermognost ASAT-UV-Test z. Labordiagnostik

Die Reagenzlösungen sind aus den Inhalten der Flaschen 510/A bis 510/D wie folgt zu bereiten:

Aspartat-Tris-RL (T)
L-Aspartat: 273 mmol/l
Tris(hydroxymethyl)aminomethan: 136 mmol/l
Der Inhalt der Flasche 510/A wird in 30,0 ml Natriumazidlösung (7,69 mmol/l) gelöst, die Lösung mit der auf dem Deckblatt der jeweiligen Anwendungsvorschrift des Herstellers angegebenen Menge Salzsäure (1 mol/l) versetzt und mit Natriumazidlösung (7,69 mmol/l) zu 50,00 ml aufgefüllt. Danach werden weitere 5,00 ml Natriumazidlösung (7,69 mmol/l) zugesetzt.
Die Reagenzlösung ist bei 2 bis 8 °C aufzubewahren. Sie ist 1 Monat verwendbar.

NADH-Aspartat-RL (T)
NADH: 2 mmol/l
Der Inhalt der Flasche 510/B wird in 5,00 ml Aspartat-Tris-RL (T) gelöst.
Die Reagenzlösung ist bei 2 bis 8 °C aufzubewahren. Sie ist 10 d verwendbar.

MDH-RL (T)
MDH: 200 µmol/(s · l)
Entsprechend dem Tagesbedarf wird 1 Volumenteil des Inhalts der Flasche 510/C mit 4 Volumenteilen Wasser gemischt.
Die Reagenzlösung ist bei 2 bis 8 °C aufzubewahren. Sie ist 12 h verwendbar.

Oxoglutarat-RL (T)
2-Oxo-glutarat: 180 mmol/l
Der Inhalt der Flasche 510/D wird in 5,00 ml Natriumazidlösung (7,69 mmol/l) gelöst.
Die Reagenzlösung ist bei 2 bis 8 °C aufzubewahren. Sie ist 1 Monat verwendbar.

Fermognost ASAT-UV-Test (Automatenpackung) z. Labordiagnostik

Die Reagenzlösungen sind aus den Inhalten der Flaschen bzw. Beutel 525/A bis 525/D wie folgt zu bereiten:

Aspartat-Tris-RL (TA) pH-Wert: 7,4 (37 °C)
L-Aspartat: 300 mmol/l
Tris(hydroxymethyl)aminomethan: 150 mmol/l
Der Inhalt der Flasche bzw. des Beutels 525/A wird in 150 ml Natriumazidlösung (7,69 mmol/l) durch Erwärmen auf 37 °C gelöst. Mit Salzsäure (1 mol/l) wird der pH-

Wert 7,4 bei 37 °C eingestellt. Nach Abkühlen auf 20 °C ± 5 K wird mit Natriumazidlösung (7,69 mmol/l) zu 250,00 ml aufgefüllt. Erforderlichenfalls ist durch mehrmaliges Schwenken vollständige Lösung herbeizuführen.
Die Reagenzlösung ist bei 2 bis 8 °C aufzubewahren. Sie ist 1 Monat verwendbar.

NADH-Aspartat-RL (TA)
NADH: 2 mmol/l
Der Inhalt der Flasche 525/B wird in 12,5 ml Aspartat-Tris-RL (TA) gelöst.
Die Reagenzlösung ist bei 2 bis 8 °C aufzubewahren. Sie ist 10 d verwendbar.

MDH-RL (TA)
MDH: 100 µmol/(s · l)
Entsprechend dem Tagesbedarf wird 1 Volumenteil des Inhalts der Flasche 525/C mit 9 Volumenteilen Wasser gemischt.
Die Reagenzlösung ist bei 2 bis 8 °C aufzubewahren. Sie ist 12 h verwendbar.

Oxoglutarat-RL (TA) pH-Wert: 6,8 bis 7,0
2-Oxo-glutarat: 180 mmol/l
Der Inhalt der Flasche 525/D wird in 15,0 ml Natriumazidlösung (7,69 mmol/l) suspendiert. Mit Natronlauge (2 mol/l) wird potentiometrisch der pH-Wert eingestellt und danach die Lösung mit Natriumazidlösung (7,69 mmol/l) zu 30,00 ml aufgefüllt.
Die Reagenzlösung ist bei 2 bis 8 °C aufzubewahren. Sie ist 1 Monat verwendbar.

Oxoglutarat-RL (TA)* pH-Wert: 6,8 bis 7,0
2-Oxo-glutarat: 270 mmol/l
Der Inhalt der Flasche 525/D wird in 10,0 ml Natriumazidlösung (7,69 mmol/l) suspendiert. Mit Natronlauge (2 mol/l) wird potentiometrisch der pH-Wert eingestellt und danach die Lösung mit Natriumazidlösung (7,69 mmol/l) zu 20,00 ml aufgefüllt.
Die Reagenzlösung ist bei 2 bis 8 °C aufzubewahren. Sie ist 1 Monat verwendbar.

Aspartat-Tris-NADH-MDH-RL (TA)
9 Volumenteile Aspartat-Tris-RL (TA), 1 Volumenteil NADH-Aspartat-RL (TA) und 2 Volumenteile MDH-RL (TA) werden gemischt.
Die Reagenzlösung ist bei 2 bis 8 °C aufzubewahren. Sie ist 5 d verwendbar.

Aspartat-Tris-NADH-MDH-RL (TA)*
9 Volumenteile Aspartat-Tris-RL (TA), 1 Volumenteil NADH-Aspartat-RL (TA), 2 Volumenteile MDH-RL (TA) und 1 Volumenteil Wasser werden gemischt.
Die Reagenzlösung ist bei 2 bis 8 °C aufzubewahren. Sie ist 5 d verwendbar.

Fermognost Blutalkohol-Test z. Labordiagnostik

Die Reagenzlösungen sind aus den Inhalten der Flaschen 502/A bis 502/D wie folgt zu bereiten:

NAD-RL (T)
NAD: 22,1 mmol/l
Der Inhalt der Flasche 502/A wird in 3,20 ml Wasser gelöst.
Die Reagenzlösung ist bei 2 bis 8 °C aufzubewahren. Sie ist 6 d verwendbar.

ADH-RL (T)
ADH: Spezifische Aktivität mindestens 300 mmol/(s · kg)
500 mmol/(s · l) ≙ 3 · 10^6 E/l
Der Inhalt der Flasche 502/B wird in 1,40 ml Wasser gelöst.
Die Reagenzlösung ist bei 2 bis 8 °C aufzubewahren. Sie ist 5 d verwendbar.

Tetranatriumdiphosphat-RL (T)
Tetranatriumdiphosphat: 112 mmol/l
Der Inhalt der Flasche 502/C wird in Wasser zu 200,00 ml gelöst.
Die Reagenzlösung ist bei 2 bis 8 °C aufzubewahren. Sie ist 1 Monat verwendbar.

Semicarbazid-Glycin-Puffer (T) pH-Wert: 8,7
Glycin: 22,2 mmol/l
Semicarbazid: 74,7 mmol/l
Der Inhalt einer Flasche 502/D wird in 100,0 ml Tetranatriumdiphosphat-RL (T) gelöst. Nach Zusatz von 9,90 ml Natronlauge (1 mol/l) wird die Lösung mit Wasser zu 150,00 ml aufgefüllt. Der pH-Wert der Lösung ist potentiometrisch zu bestimmen und durch Zusatz von Salzsäure (1 mol/l) oder Natronlauge (1 mol/l) auf den pH-Wert einzustellen.
Semicarbazid-Glycin-Puffer (T) ist 6 d verwendbar.

ADH-NAD-RL (T)
50,00 ml Semicarbazid-Glycin-Puffer (T), 1,00 ml NAD-RL (T) und 200 µl ADH-RL (T) werden gemischt.
Die Reagenzlösung ist 12 h verwendbar.

Fermognost Blutzucker-Test z. Labordiagnostik

Die Reagenzlösungen sind aus den Inhalten der Flaschen 501/.../A, 501/.../B und 501/.../D wie folgt zu bereiten:

o-Dianisidinhydrochloridlösung (15 mmol/l) (T)
Der Inhalt der Flasche 501/180/B bzw. der Flasche 501/600/B wird in 4,00 ml bzw. in 16,0 ml Wasser gelöst.
Die Lösung ist bei 2 bis 8 °C und vor Licht geschützt aufzubewahren.

Phosphat-Puffer (T) pH-Wert: 7,0
Phosphat: 100 mmol/l
Der Inhalt der Flasche 501/180/D bzw. der Flasche 501/600/D wird in Wasser zu 300,00 ml bzw. 1,0000 l gelöst.

GOD-POD-RL (T)
GOD: 90 µmol/(s · l)
POD: 13,3 µmol/(s · l)
Der Inhalt der Flasche 501/180/A bzw. der Flasche 501/600/A wird ohne Erwärmen in Wasser zu 60,00 ml bzw. zu 200,00 ml gelöst.
Die Reagenzlösung ist nach Zusatz von 0,30 ml bzw. 1,00 ml Chloroform bei 2 bis 8 °C aufzubewahren. Sie enthält 150 µg Glucoseoxidase und 25 µg Peroxidase je Milliliter. Am Tage der Herstellung der Reagenzlösung sowie vor jeder weiteren Verwendung derselben ist mit GOD-POD-Dianisidin-RL (T), die jeweils frisch aus der Reagenzlösung zu bereiten ist, die Extinktion des Vergleichsansatzes, wie unter „Bestimmung der Glucose im Blut, Methode I“ angegeben, zu messen.
Die Reagenzlösung ist von der weiteren Verwendung auszuschließen, wenn die zu einem späteren Zeitpunkt gemessene Extinktion weniger als 80 Prozent der am Tage der Herstellung gemessenen Extinktion beträgt.

GOD-POD-RL (T)*
GOD: 15 µmol/(s · l)
POD: 2,22 µmol/(s · l)
1 Volumenteil GOD-POD-RL (T) und 5 Volumenteile Phosphat-Puffer (T) werden gemischt.
Die Reagenzlösung ist nach Zusatz von 1,5 ml Chloroform je 1,000 l Reagenzlösung bei 2 bis 8 °C aufzubewahren. Sie ist, wie unter „GOD-POD-RL (T)“ angegeben, auf ihre Verwendbarkeit zu prüfen.

GOD-POD-Dianisidin-RL (T)
GOD: 89,1 µmol/(s · l)
POD: 13,2 µmol/(s · l)
o-Dianisidin: 149 µmol/l
100,0 ml GOD-POD-RL (T) werden unter Rühren mit einem Glasstab mit 1,00 ml o-Dianisidinhydrochloridlösung (15 mmol/l) (T) versetzt.

Die Reagenzlösung ist bei 2 bis 8 °C aufzubewahren. Sie ist 12 h verwendbar.

GOD-POD-Dianisidin-RL (T)*
GOD: 14,9 µmol/(s · l)
POD: 2,20 µmol/(s · l)
o-Dianisidin: 149 µmol/l
100,0 ml GOD-POD-RL* (T) werden unter Rühren mit einem Glasstab mit 1,00 ml o-Dianisidinhydrochloridlösung (15 mmol/l) (T) versetzt.
Die Reagenzlösung ist bei 2 bis 8 °C aufzubewahren. Sie ist 12 h verwendbar.

Die Testpackung enthält außerdem:

Glucose-VL (T)
Glucose: 6 mmol/l

Fermognost Creatinkinase-Test z. Labordiagnostik

Die Reagenz- und Vergleichslösungen sind aus den Inhalten der Flaschen 514/A bis 514/F wie folgt zu bereiten:

Creatin-ATP-RL (T)
ATP: 5,55 mmol/l
Creatin: 96,5 mmol/l
Magnesiumsulfat: 7,95 mmol/l
Salzsäure: 9,95 mmol/l
Tris(hydroxymethyl)aminomethan: 133 mmol/l
Der Inhalt der Flasche 514/A wird in 25,00 ml ATP-RL (T) gelöst.
Die Reagenzlösung ist in dem Tagesbedarf entsprechenden Portionen abzufüllen und bei 2 bis 8 °C aufzubewahren. Sie ist 21 d verwendbar.
Etwaige kristalline Ausscheidungen sind vor dem Gebrauch durch mäßiges Erwärmen in Lösung zu bringen. Mehrfaches mäßiges Erwärmen ist zu vermeiden.

Creatin-ATP-RL (T)*
ATP: 5 mmol/l
Creatin: 86,9 mmol/l
Magnesiumsulfat: 7,16 mmol/l
Salzsäure: 8,96 mmol/l
Thioglycolsäure: 11,5 mmol/l
Tris(hydroxymethyl)aminomethan: 120 mmol/l
1 Volumenteil Thioglycolsäure-RL und 9 Volumenteile Creatin-ATP-RL (T) werden gemischt.
Die Reagenzlösung ist frisch zu bereiten.

ATP-RL (T)
ATP: 5,55 mmol/l
Magnesiumsulfat: 7,95 mmol/l

Salzsäure: 9,95 mmol/l
Tris(hydroxymethyl)aminomethan: 133 mmol/l
Der Inhalt der Flasche 514/B wird in 50,00 ml Wasser gelöst.
Die Reagenzlösung ist bei 2 bis 8 °C aufzubewahren. Sie ist 21 d verwendbar.

ATP-RL (T)*
ATP: 5 mmol/l
Magnesiumsulfat: 7,16 mmol/l
Salzsäure: 8,96 mmol/l
Thioglycolsäure: 11,5 mmol/l
Tris(hydroxymethyl)aminomethan: 120 mmol/l
1 Volumenteil Thioglycolsäure-RL und 9 Volumenteile ATP-RL (T) werden gemischt.
Die Reagenzlösung ist frisch zu bereiten.

Natriumselenit-Trichloressigsäure-RL (T)
Natriumselenit: 5,78 mmol/l
Trichloressigsäure: 979 mmol/l
Der Inhalt der Flasche 514/C wird in 25,00 ml Trichloressigsäurelösung (979 mmol/l) gelöst.
Die Reagenzlösung ist 21 d verwendbar.

Ammoniummolybdat-Trichloressigsäure-RL (T)
Ammoniummolybdat: 2,12 mmol/l
Trichloressigsäure: 979 mmol/l
Der Inhalt der Flasche 514/D wird in 200,00 ml Trichloressigsäurelösung (979 mmol/l) gelöst.
Die Reagenzlösung ist vor Licht geschützt aufzubewahren.

Aminonaphtholsulfonsäure-Sulfit-RL (T)
Aminonaphtholsulfonsäure: 16,7 mmol/l
Natriumdisulfit: 343 mmol/l
Natriumsulfit: 39,7 mmol/l
Der Inhalt der Flasche 514/E wird mit 15,00 ml Wasser versetzt. Die Mischung wird bei 2 bis 8 °C mindestens 12 h stehengelassen und anschließend filtriert. Das klare Filtrat wird als Reagenzlösung verwendet.
Die Reagenzlösung ist bei 2 bis 8 °C und vor Licht geschützt aufzubewahren. Sie ist 14 d verwendbar.

Phosphat-VL (T)
Kalium-dihydrogen-phosphat: 1 mmol/l
Trichloressigsäure: 6,13 mmol/l
2,50 ml des Inhalts der Flasche 514/F werden mit Wasser zu 25,00 ml aufgefüllt.

Phosphat-VL (T)*
Kalium-dihydrogen-phosphat: 100 µmol/l
Trichloressigsäure: 613 µmol/l
1,00 ml des Inhalts der Flasche 514/F wird mit Wasser zu 100,00 ml aufgefüllt.

Fermognost Farbtest „Alkalische Phosphatase" z. Labordiagnostik

Die Reagenz- und Vergleichslösungen sind aus den Inhalten der Flaschen 527/A bis 527/C wie folgt zu bereiten:

Diethanolamin-Puffer I (T)
Diethanolamin: 1,01 mol/l
Magnesiumchlorid: 500 µmol/l
Der Inhalt einer Flasche 527/A (10 ml) wird mit Wasser zu 50,00 ml bzw. der Inhalt der Flasche 527/A (5 ml) wird mit Wasser zu 25,00 ml aufgefüllt.
Diethanolamin-Puffer I (T) ist bei 2 bis 8 °C aufzubewahren. Er ist 12 Monate verwendbar.

Diethanolamin-Puffer II (T)
Diethanolamin: 1,11 mol/l
Magnesiumchlorid: 550 µmol/l
Der Inhalt einer Flasche 527/A (10 ml) wird mit Wasser zu 45,50 ml aufgefüllt.
Diethanolamin-Puffer II (T) ist bei 2 bis 8 °C aufzubewahren. Er ist 12 Monate verwendbar.

Nitrophenylphosphat-RL (T)
4-Nitro-phenyl-phosphat: 111 mmol/l
Der Inhalt einer Flasche 527/B wird in 4,55 ml Wasser gelöst.
Die Reagenzlösung ist vor Licht geschützt aufzubewahren. Sie ist 1 d, bei 2 bis 8 °C 5 d und bei —18 °C oder einer Temperatur darunter aufbewahrt, 20 d verwendbar.

Diethanolamin-Nitrophenylphosphat-RL (T)
Diethanolamin: 1,01 mol/l
4-Nitro-phenyl-phosphat: 10,1 mmol/l
Der Inhalt einer Flasche 527/B wird in 50,00 ml Diethanolamin-Puffer I (T) gelöst.
Die Reagenzlösung ist vor Licht geschützt aufzubewahren. Sie ist 6 h, bei 2 bis 8 °C 1 d und bei —18 °C oder einer Temperatur darunter aufbewahrt, 20 d verwendbar.

Nitrophenol-VL (T)
4-Nitro-phenol: 6 mmol/l
10,00 ml des Inhalts der Flasche 527/C werden mit Wasser zu 25,00 ml aufgefüllt.
Die Vergleichslösung ist vor Licht geschützt aufzubewahren. Sie ist 1 Monat verwendbar.

Nitrophenol-VL (T)*
4-Nitro-phenol: 120 µmol/l
20,00 ml Nitrophenol-VL (T) werden mit Natronlauge (20 mmol/l) zu 1,0000 l aufgefüllt.
Die Vergleichslösung ist vor Licht geschützt aufzubewahren. Sie ist 4 d verwendbar.

Fermognost Farbtest „Saure Phosphatasen" z. Labordiagnostik

Die Reagenzlösungen sind aus den Inhalten der Flaschen 519/A bis 519/D wie folgt zu bereiten:

Citrat-Formaldehyd-Puffer (T)
Citrat: 90,4 mmol/l
Formaldehyd: 324 mmol/l
Der Inhalt der Flasche 519/A wird mit Wasser zu 50,00 ml aufgefüllt.
Citrat-Formaldehyd-Puffer (T) ist bei 2 bis 8 °C und vor Licht geschützt aufzubewahren. Er ist 21 d verwendbar.

Nitrophenylphosphat-RL (T)
4-Nitro-phenyl-phosphat: 15,2 mmol/l
Der Inhalt der Flasche 519/B wird in 40,00 ml Salzsäure (1 mmol/l) gelöst.

Nitrophenylphosphat-Formaldehyd-RL (T)
Citrat: 45,2 mmol/l
Formaldehyd: 162 mmol/l
4-Nitro-phenyl-phosphat: 7,6 mmol/l
Gleiche Volumenteile Nitrophenylphosphat-RL (T) und Citrat-Formaldehyd-Puffer (T) werden gemischt.
Die Reagenzlösung ist 12 h verwendbar.

Citrat-Formaldehyd-Tartrat-Puffer (T)
Citrat: 90,4 mmol/l
Formaldehyd: 324 mmol/l
Tartrat: 40 mmol/l
Der Inhalt der Flasche 519/C wird mit Wasser zu 50,00 ml aufgefüllt.
Citrat-Formaldehyd-Tartrat-Puffer (T) ist bei 2 bis 8 °C und vor Licht geschützt aufzubewahren. Er ist 21 d verwendbar.

Nitrophenylphosphat-Tartrat-RL (T)
Citrat: 45,2 mmol/l
Formaldehyd: 162 mmol/l
4-Nitro-phenyl-phosphat: 7,6 mmol/l

Tartrat: 20 mmol/l
Gleiche Volumenteile Nitrophenylphosphat-RL (T) und Citrat-Formaldehyd-Tartrat-Puffer (T) werden gemischt.
Die Reagenzlösung ist 12 h verwendbar.

Nitrophenol-VL (T)
4-Nitro-phenol: 6 mmol/l
10,00 ml des Inhalts der Flasche 519/D werden mit Wasser zu 25,00 ml aufgefüllt.
Die Vergleichslösung ist vor Licht geschützt aufzubewahren. Sie ist 1 Monat verwendbar.

Fermognost GLDH-UV-Test z. Labordiagnostik

Die Reagenzlösungen sind aus den Inhalten der Flaschen 522/A bis 522/C wie folgt zu bereiten:

Glutamatdehydrogenase-RL (T)
ADP: 640 µmol/l
Ammoniumacetat: 200 mmol/l
Dinatrium-dihydrogen-ethylendiamintetraacetat: 1,6 mmol/l
Leucin: 12,8 mmol/l
NADH: 510 µmol/l
Triethanolaminhydrochlorid-Puffer: 80 mmol/l (pH 7,6)
Der Inhalt einer Flasche 522/A wird in einen 25-ml-Meßkolben übergeführt. Nach Zusatz des zuvor in etwa 2 ml Wasser gelösten Inhalts einer Flasche 522/B wird mit Wasser zu 25,00 ml aufgefüllt (ausreichend für 25 Bestimmungen).
Die Reagenzlösung ist bei 2 bis 8 °C 7 d, bei —18 °C oder einer Temperatur darunter aufbewahrt, 21 d verwendbar.

Oxoglutarat-RL (T)
2-Oxo-glutarat: 192 mmol/l
Der Inhalt der Flasche 522/C wird in 5,00 ml Wasser gelöst.
Die Reagenzlösung ist bei 2 bis 8 °C aufzubewahren. Sie ist 7 d verwendbar.

Fermognost Harnsäure-Test z. Labordiagnostik

Die Reagenz- und Vergleichslösungen sind aus den Inhalten der Flaschen 521/A bis 521/D wie folgt zu bereiten:

Katalase-Phosphatpuffer-Methanol-RL (T)
Ammoniumphosphat-Puffer: 500 mmol/l (pH 7,0)

Katalase: 16,7 µmol/(s · l) (25 °C)
Methanol: 2,5 mol/l
Der Inhalt von 2 Flaschen 521/A wird mit Wasser zu 100,00 ml aufgefüllt.
Die Reagenzlösung ist bei 2 bis 8 °C aufzubewahren.

Acetylaceton-Methanol-RL (T)
Acetylaceton: 420 mmol/l
Methanol: 2,5 mol/l
Der Inhalt der Flasche 521/B ist unverdünnt zu verwenden.
Die Reagenzlösung ist bei 2 bis 8 °C aufzubewahren.

Katalase-RL (T)
Acetylaceton: 20 mmol/l
Ammoniumphosphat-Puffer: 476 mmol/l (pH 7,0)
Katalase: 15,9 µmol/(s · l) (25 °C)
Methanol: 2,5 mol/l
20 Volumenteile Katalase-Phosphatpuffer-Methanol-RL (T) und 1 Volumenteil Acetylaceton-Methanol-RL (T) werden gemischt.
Die Reagenzlösung ist frisch zu bereiten.

Uricase-RL (T)
Uricase: 67 µmol/(s · l) (25 °C)
Der Inhalt der Flasche 521/C ist als Uricase-RL (T) zu verwenden.
Die Reagenzlösung ist bei 2 bis 8 °C aufzubewahren.

Harnsäure-VL (T)
Harnsäure: 6 mmol/l
Der Inhalt der Flasche 521/D wird in Wasser zu 50,00 ml gelöst.
Die Vergleichslösung ist bei 2 bis 8 °C aufzubewahren. Sie ist 7 d verwendbar.

Fermognost Hirudin-Toleranz-Test z. Labordiagnostik

Hirudin-Calciumchlorid-RL (T)

Der Inhalt der Flasche 505/A wird in 10,00 ml Calciumchloridlösung (22,8 mmol/l) (T) gelöst.
Die Reagenzlösung ist 7 d, bei 2 bis 8 °C aufbewahrt, 1 Monat verwendbar.

Die Testpackung enthält außerdem:

Calciumchloridlösung (22,8 mmol/l) (T)
5,00 g/l

Fermognost LAP-Test z. Labordiagnostik

Die Reagenz- und Vergleichslösungen sind aus den Inhalten der Flaschen 517/A bis 517/D wie folgt zu bereiten:

Ethanolamin-Puffer (T) pH-Wert: 10,5
2-Aminoethanol-hydrochlorid: 200 mmol/l
Der Inhalt der Flaschen 517/A ist als Ethanolamin-Puffer (T) zu verwenden.
Ethanolamin-Puffer (T) ist bei 2 bis 8 °C aufzubewahren.

Leucinhydrazid-RL (T)
DL-Leucinhydrazid: 201 mmol/l
Der Inhalt der Flasche 517/B wird in 5,00 ml Wasser gelöst.
Die Reagenzlösung ist, bei —18 °C oder einer Temperatur darunter aufbewahrt, 21 d verwendbar.

Leucinhydrazid-RL (T)*
DL-Leucinhydrazid: 40,3 mmol/l
1 Volumenteil Leucinhydrazid-RL (T) und 4 Volumenteile Ethanolamin-Puffer (T) werden gemischt.
Die Reagenzlösung ist frisch zu bereiten. Bei Aufbewahrung bei —18 °C oder einer Temperatur darunter kann ein verbleibender Rest am folgenden Tag verbraucht werden.

Dimethylaminobenzaldehyd-RL (T)
4-Dimethylamino-benzaldehyd: 15,8 mmol/l
Der Inhalt der Flasche 517/C wird in 18,00 ml Ethanol oder Methanol gelöst und anschließend mit 300,00 ml Salzsäure (100 mmol/l) gemischt.
Die Reagenzlösung ist bei 2 bis 8 °C und vor Licht geschützt aufzubewahren.

Hydrazin-VL (T)
Hydrazin-sulfat: 3,43 mmol/l
2,00 ml des Inhalts der Flasche 517/D werden mit Wasser zu 25,00 ml aufgefüllt.
Die Vergleichslösung ist bei 2 bis 8 °C und vor Licht geschützt aufzubewahren.

Hydrazin-VL (T)*
Hydrazin-sulfat: 34,3 µmol/l
1,00 ml Hydrazin-VL (T) wird mit Wasser zu 100,00 ml aufgefüllt.
Die Vergleichslösung ist bei 2 bis 8 °C und vor Licht geschützt aufzubewahren.

Fermognost Triglycerid-UV-Test z. Labordiagnostik

Die Reagenzlösungen sind aus den Inhalten der Flaschen 526/A bis 526/D wie folgt zu bereiten:

Triethanolamin-Puffer (T) pH-Wert: 7,6
Magnesiumsulfat: 4 mmol/l
Triethanolamin-hydrochlorid: 100 mmol/l
Zur Konservierung: Natriumazid
Der Inhalt einer Flasche 526/A wird mit Wasser zu 60,00 ml aufgefüllt.
Triethanolamin-Puffer (T) ist bei 2 bis 8 °C aufzubewahren. Er ist 6 Monate verwendbar.

NADH-PEP-ATP-RL (T)
ATP: 20 mmol/l
NADH: 6 mmol/l
PEP: 11 mmol/l
Der Inhalt einer Flasche 526/B wird in 2,50 ml Wasser gelöst.
Die Reagenzlösung ist bei 2 bis 8 °C 14 d, bei —18 °C oder einer Temperatur darunter aufbewahrt, 1 Monat verwendbar.

PK-LDH-RL (T)
LDH: 1 mmol/(s · l)
PK: 6,67 mmol/(s · l)
Der Inhalt der Flasche 526/C ist als PK-LDH-RL (T) zu verwenden.
Die Reagenzlösung ist bei 2 bis 8 °C aufzubewahren. Sie ist 12 Monate verwendbar.

Glycerokinase-RL (T)
Glycerokinase: 133 µmol/(s · l)
Der Inhalt (1 ml) der Flasche 526/D bzw. ein abgemessener Teil davon wird mit dem 4fachen Volumen Triethanolamin-Puffer (T) verdünnt.
Die Reagenzlösung ist bei 2 bis 8 °C aufzubewahren. Sie ist 7 d verwendbar.

Substrat-RL (T)
Je nach Anzahl der durchzuführenden Bestimmungen werden die in der Tabelle angegebenen Volumenteile Triethanolamin-Puffer (T), NADH-PEP-ATP-RL (T) sowie PK-LDH-RL (T) gemischt.

Anzahl der Bestimmungen	Triethanolamin-Puffer (T) ml	NADH-PEP-ATP-RL (T) ml	PK-LDH-RL (T) µl
bis 10	11,0	0,500	100
bis 20	22,0	1,00	200
bis 30	33,0	1,50	300
bis 40	44,0	2,00	400
bis 50	55,0	2,50	500

Die Mischung wird 1 h stehengelassen und ist danach als Substrat-RL (T) zu verwenden.
Substrat-RL (T) ist 1 d, bei 2 bis 8 °C aufbewahrt, 2 d verwendbar.

Fertigfolie, cellulosebeschichtete

Als Fertigfolie, cellulosebeschichtete, sind zu verwenden: E. MERCK
DC-Alu-Folien, Cellulose
200 mm × 200 mm, Schichtdicke 0,1 mm

Fettrot 7 B C. I. Nr. 26050

Fettrot-RL

1,00 g Fettrot 7 B wird in 600 ml Ethanol gelöst. Die Lösung wird mit 400 ml Natronlauge (1 mol/l) versetzt. Diese Suspension darf nicht filtriert werden. Sie ist als Reagenzlösung zu verwenden.
Die Reagenzlösung ist frisch zu bereiten.

Fibrinogen-VL

Zur Herstellung der Fibrinogen-VL ist Kontrollplasma N bzw. Standard-Human-Plasma (Behringwerke AG) zu verwenden.

Filterpapier VEB Spezialpapierfabrik Niederschlag

1. Filtrak LF 1
2. Rundfilter mit bekanntem Aschegehalt
   (Filtra acido hydrochlorico et hydrofluorico extracta):
   Filtrak 388
   Filtrak 389
   Filtrak 390
   Filtrak 391
3. Filterpapier 6 MN
   Filterpapier FN 3
   Filterpapier FN 6
   Filterpapier FN 7

Finalgon-Salbe

Fit VEB Fettchemie Karl-Marx-Stadt

Fitlösung 5 %

5 Volumenteile Fit und 95 Volumenteile Wasser werden gemischt.

Fixationsspray VEB Ankerwerk Rudolstadt

Fixier-RL

Stammlösung: 15 Volumenteile Pikrinsäure-RL** und 10 Volumenteile Formaldehydlösung werden gemischt.
Die Stammlösung ist vor Licht geschützt aufzubewahren.
Reagenzlösung: 25 Volumenteile Stammlösung werden mit 1 Volumenteil konzentrierter Essigsäure versetzt.
Die Reagenzlösung ist frisch zu bereiten.

Fleischextrakt n. LIEBIG f. Kulturmedien

Fluorid-VL

Fluorid: 100 mmol/l
5,8100 g getrocknetes Kaliumfluorid werden in Wasser zu 1,0000 l gelöst.
Die Vergleichslösung ist in einer Flasche aus geeignetem Plast (Polyethylen oder Polypropylen) aufzubewahren.

Fluorid-VL*

Fluorid: 10 mmol/l
100,00 ml Fluorid-VL werden mit Wasser zu 1,0000 l aufgefüllt.
Die Vergleichslösung ist in einer Flasche aus geeignetem Plast (Polyethylen oder Polypropylen) aufzubewahren.

Fluorid-VL**

Fluorid: 1 mmol/l
10,00 ml Fluorid-VL werden mit Wasser zu 1,0000 l aufgefüllt.

Die Vergleichslösung ist in einer Flasche aus geeignetem Plast (Polyethylen oder Polypropylen) aufzubewahren.

Fluorid-Oxalat-RL

Kaliumoxalat: 5,43 mmol/l
Natriumchlorid: 120 mmol/l
Natriumfluorid: 47,6 mmol/l
1,000 g Kaliumoxalat-1-Wasser, 2,000 g Natriumfluorid und 7,000 g Natriumchlorid werden in Wasser zu 1,000 l gelöst.

Folien

Als Folien sind zu verwenden:

Membranfolien aus Celluloseacetat z. Elektrophorese — Sartorius-Membranfilter GmbH

SM 12200 25 mm × 130 mm, perforiert

Folin-Ciocalteu-RL

Als Folin-Ciocalteu-RL ist zu verwenden:

Phenol-Stammlösung nach Folin-Ciocalteu — VEB Laborchemie Apolda Spezialchemie Leipzig

Formaldehydlösung — AB — DDR

CH_2O (30,03)
Gehalt an Formaldehyd 30,0 ± 0,5% CH_2O
Formaldehydlösung ist vor Licht geschützt aufzubewahren.

Formaldehyd-RL

1 Volumenteil Formaldehydlösung und 2 Volumenteile Wasser werden gemischt. Die Reagenzlösung ist vor Licht geschützt aufzubewahren.

Formaldehyd-RL*

1 Volumenteil Formaldehydlösung und 5 Volumenteile Wasser werden gemischt. Die Reagenzlösung ist vor Licht geschützt aufzubewahren.

Formaldehyd-RL**

50 ml Formaldehydlösung werden mit Natriumchlorid-Phosphat-Puffer III zu 1,000 l aufgefüllt.
Die Reagenzlösung ist vor Licht geschützt aufzubewahren.

Formaldehyd-RL***

1 Volumenteil Formaldehydlösung und 9 Volumenteile Wasser werden gemischt. Die Reagenzlösung ist vor Licht geschützt aufzubewahren.

Formaldehyd-RL****

20 ml Formaldehydlösung werden mit Natriumchloridlösung (154 mmol/l) zu 1,000 l aufgefüllt.
Die Reagenzlösung ist vor Licht geschützt aufzubewahren.

Formylsulfisomidin AB — DDR

6-(4-Formylamino-benzensulfonamido)-2,4-dimethyl-pyrimidin
$C_{13}H_{14}N_4O_3S$ (306,3)

Fructose AB — DDR

D-Fructopyranose
$C_6H_{12}O_6$ (180,2)

Fructose, getrocknete

Fructose wird bei 105 °C bis zur Massekonstanz getrocknet.

Fructose-VL

Fructose: 50 mmol/l
9,010 g getrocknete Fructose werden in Benzoesäure-RL zu 1,0000 l gelöst.

FSH-RIA VEB Laborchemie Apolda
Feinchemie Sebnitz

Die Lösungen sind am Tag der Verwendung aus den Inhalten der Flaschen wie folgt zu bereiten:

^{125}I-FSH-RL (T) Radioaktivität: etwa 74 kBq
Die Flasche enthält 11,0 ml gebrauchsfertige Lösung (rot gefärbt).

FSH-VL (T)
FSH: 16 µg/l
Der Inhalt einer Flasche hFSH-Vergleichssubstanz wird in 2,00 ml Phosphat-Puffer (T) gelöst.

Anti-FSH-Antiserum-RL (T)
Die Inhalte beider Flaschen Anti-hFSH-Serum (1. Antikörper) werden in je 11,0 ml Phosphat-Puffer (T) gelöst. Die Lösungen werden gemischt; sie sind gelb gefärbt.

Phosphat-Puffer (T) pH-Wert: 7,5 ± 0,2
Der Phosphat-Puffer (T) enthält:
Dinatrium-hydrogen-phosphat: 43,8 mmol/l
Kalium-dihydrogen-phosphat: 5,5 mmol/l
sowie
Humanserumalbumin
EDTA
Natriumazid.
Der Inhalt einer Flasche Pufferkonzentrat wird mit 90,0 ml Wasser gemischt.

Präzipitations-RL (T)
Der Inhalt einer Flasche Anti-Kaninchen-Gammaglobulin-Serum (2. Antikörper) wird in 11,00 ml Phosphat-Puffer (T) gelöst. Der Inhalt einer Flasche Normalkaninchenserum wird in 11,00 ml Phosphat-Puffer (T) gelöst.
Die Lösungen werden gemischt und bei 2 bis 8 °C 8 bis 12 h aufbewahrt.
Diese Mischung wird als Präzipitations-RL (T) verwendet.

Präzipitatverfestiger (T)
Der Inhalt der Flasche Präzipitations-Hilfsmittel wird mit 100,0 ml Wasser verdünnt.

Fuchsin Diamantfuchsin

4-[(4-Amino-phenyl) (4-imino-cyclohexa-2,5-dien-1-yliden)methyl]-2-methyl-anilinium-chlorid
$C_{20}H_{20}ClN_3$ (337,9)

Fuchsin-Phenol-RL

8,50 g Fuchsin werden in 150 ml Methanol gelöst. Die Lösung wird nach Zusatz von 300 ml Wasser und 50 ml verflüssigtem Phenol mit Wasser zu 1,000 l aufgefüllt.
Die Reagenzlösung ist vor Licht geschützt aufzubewahren.

Fuchsin-Sulfit-RL

1,00 g Fuchsin wird in 750 ml Wasser von 80 bis 90 °C gelöst. Nach dem Abkühlen auf 20 °C ± 5 K wird die Lösung mit 25,0 g Natriumsulfit-7-Wasser sowie 15,0 ml konzentrierter Salzsäure versetzt und mit Wasser zu 1,000 l aufgefüllt.
Die Reagenzlösung darf höchstens eine gelbliche Färbung zeigen. Sie ist 1 Monat verwendbar.

Fuchsin-Sulfit-RL*

5,00 g Fuchsin werden in 750 ml Wasser von 80 bis 90 °C gelöst. Nach dem Abkühlen auf 20 °C ± 5 K wird die Lösung mit 25,0 g Natriumsulfit-7-Wasser sowie 15,0 ml konzentrierter Salzsäure versetzt und mit Wasser zu 1,000 l aufgefüllt. Die anfangs rötliche Lösung wird 3mal mit fein gekörnter Aktivkohle geschüttelt und jeweils filtriert, bis die Lösung nur noch schwach gelblich gefärbt ist.
Die Reagenzlösung ist 1 Monat verwendbar. Sie ist zu verwerfen, wenn sie sich rosa färbt oder ihren etwas stechenden Geruch verliert.

Galactose puriss.

α-D-Galactopyranose
$C_6H_{12}O_6$ (180,2)
Als Galactose ist zu verwenden:
Galactosepulver Biochemie Bernd Belger Kleinmachnow

Gasprüfröhrchen

Kohlenmonoxid-Prüfröhrchen CO-0,002-A, CO-0,002-B
Prüfröhrchen Kohlenmonoxid 5/c, 10/a, 10/b

Gelafusal f. Kulturmedien VEB Kombinat Veterinärimpfstoffe Dessau

Gelatine AB — DDR

Gelatine-RL

10,0 g Dinatrium-hydrogen-phosphat-2-Wasser werden bei 20 °C ± 5 K in 460 ml Wasser gelöst. Anschließend werden 40 g Gelatine unter ständigem Rühren in die Lösung gegeben. Dabei dürfen keine Klumpen entstehen. Die Mischung wird mehrmals umgerührt, bis das gesamte Wasser zur Quellung der Gelatine verbraucht ist. Die Mischung wird bei 37 °C ± 1 K 1 d stehengelassen, danach im Dampfsterilisator nach Ablauf der Ausgleichszeit bei 121 bis 124 °C 70 bis 80 min erhitzt und anschließend auf 20 °C ± 5 K abgekühlt. Die Lösung wird unter aseptischen Bedingungen in dem Tagesbedarf angemessene Gefäße abgefüllt.
Die Reagenzlösung ist bei 2 bis 8 °C aufzubewahren. Sie muß in diesem Temperaturbereich flüssig bleiben.
Die Reagenzlösung muß folgende Forderungen erfüllen:
Gelatine-RL darf bei Erythrozyten keine Hämolyse und keine Agglutination bei 20 °C ± 5 K bewirken.
Die spezifischen Titer von 2 Blutgruppentestseren „Anti-D" verschiedener Chargen müssen mit Gelatine-RL als Supplement 2 Stufen höher liegen als die Titer der gleichen Testseren mit AB-Mischserum.
Liegen die Titer der Blutgruppentestseren „Anti-D" nicht 2 Stufen höher als die mit AB-Mischserum ermittelten Titer, so ist eine Mischung aus 4 Volumenteilen Gelatine-RL

und 1 Volumenteil Infukoll-Infusionslösung 6 % herzustellen und der Titervergleich zu wiederholen.

Gentianaviolett z. Labordiagnostik

Gemisch aus Kristallviolett und Methylviolett
Gemisch aus N-[4-[Bis[4-(dimethylamino)phenyl]methylen]cyclohexa-2,5-dien-1-yliden]dimethylammonium-chlorid und
N-[[[4-(Dimethylamino)phenyl][4′-(methylamino)phenyl]methylen]cyclohexa-2,5-dien-1-yliden]dimethylammonium-chlorid

Gentianaviolett-RL

2,0 g Gentianaviolett werden in 1,000 l Essigsäure (5 mol/l) gelöst.
Die Reagenzlösung ist vor Licht geschützt aufzubewahren.

Gentianaviolett-Phenol-RL

Stammlösung: 2,0 g Gentianaviolett werden in 150 ml Methanol gelöst. Die Lösung wird nach Zusatz von 300 ml Wasser, 70 ml Glycerol und 5,0 ml verflüssigtem Phenol mit Wasser zu 1,000 l aufgefüllt.
Die Stammlösung ist vor Licht geschützt aufzubewahren.
Reagenzlösung: Gleiche Volumenteile Stammlösung und Wasser werden gemischt.
Die Reagenzlösung ist frisch zu bereiten.

Gerinnungsdiagnostik, Hepato Quick z. Labordiagnostik
Boehringer Mannheim GmbH

Hepato-Quick-RL (T)
Der Inhalt einer Flasche wird mit dem der jeweiligen Packungsgröße entsprechenden Volumen Wasser gelöst.
Die Reagenzlösung ist 1 d, bei 2 bis 8 °C aufbewahrt, 3 d verwendbar.

Gerinnungsdiagnostik, Faktor II z. Labordiagnostik
Boehringer Mannheim GmbH

Faktor-II-Substrat-RL (T)
Der Inhalt einer Flasche Reagens wird in 2,00 ml Wasser gelöst.
Die Reagenzlösung ist im Eiswasserbad aufzubewahren. Sie ist 3 h verwendbar.

Gerinnungsdiagnostik, Faktor V

z. Labordiagnostik
Boehringer Mannheim
GmbH

Faktor-V-Substrat-RL (T)
Der Inhalt einer Flasche Reagens wird in 2,00 ml Wasser gelöst.
Die Reagenzlösung ist im Eiswasserbad aufzubewahren. Sie ist 3 h verwendbar.

Gerinnungsdiagnostik, Faktor VIII

z. Labordiagnostik
Boehringer Mannheim
GmbH

Faktor-VIII-Substrat-RL (T)
Der Inhalt der Flasche Reagens 1 wird in 2,00 ml Wasser gelöst.
Die Reagenzlösung ist bei 2 bis 8 °C aufzubewahren. Sie ist 3 h verwendbar.

Cephalin-Kaolin-RL (T)
Der Inhalt der Flasche Reagens 3 ist nach Aufschütteln in die Flasche 2 umzugießen.
Die Reagenzlösung ist 3 h verwendbar.

Calciumchloridlösung (33 mmol/l) (T)
Der Inhalt der Flasche Calciumchlorid (0,033 mol/l) ist als Calciumchloridlösung (33 mmol/l) (T) zu verwenden.
Calciumchloridlösung (33 mmol/l) (T) ist 8 d verwendbar.

Imidazol-Puffer (T) pH-Wert: 7,4
Der Inhalt der Flasche Imidazolpuffer-Konzentrat wird mit Wasser zu 100,0 ml verdünnt. Die Verdünnung ist als Imidazol-Puffer (T) zu verwenden.
Imidazol-Puffer (T) ist 3 h, bei —18 °C oder einer Temperatur darunter aufbewahrt, 1 Monat verwendbar.

Gerinnungsdiagnostik, Faktor IX

z. Labordiagnostik
Boehringer Mannheim
GmbH

Faktor-IX-Substrat-RL (T)
Der Inhalt der Flasche Reagens 1 wird in 2,00 ml Wasser gelöst.
Die Reagenzlösung ist bei 2 bis 8 °C aufzubewahren. Sie ist 3 h verwendbar.

Cephalin-Kaolin-RL (T)
Der Inhalt einer Flasche Reagens 3 ist nach Aufschütteln in die Flasche 2 umzugießen.
Die Reagenzlösung ist 3 h verwendbar.

Calciumchloridlösung (33 mmol/l) (T)
Der Inhalt der Flasche Calciumchlorid (0,033 mol/l) ist als Calciumchloridlösung (33 mmol/l) (T) zu verwenden.
Calciumchloridlösung (33 mmol/l) (T) ist 8 d verwendbar.

Imidazol-Puffer (T) pH-Wert: 7,4
Der Inhalt der Flasche Imidazolpuffer-Konzentrat wird mit Wasser zu 100,0 ml verdünnt. Die Verdünnung ist als Imidazol-Puffer (T) zu verwenden.
Imidazol-Puffer (T) ist 3 h, bei —20 °C oder einer Temperatur darunter aufbewahrt, 1 Monat verwendbar.

Gerinnungsdiagnostik, Faktor X z. Labordiagnostik Boehringer Mannheim GmbH

Faktor-X-Substrat-RL (T)
Der Inhalt einer Flasche Reagens wird in 1,00 ml Wasser gelöst.
Die Reagenzlösung ist bei 2 bis 8 °C 4 h, bei —18 °C oder einer Temperatur darunter aufbewahrt, 1 Monat verwendbar.

Schlangengift-RL (T)
Der Inhalt einer Flasche Schlangengift-Thromboplastin wird in 1,00 ml Wasser gelöst.
Die Reagenzlösung ist bei 2 bis 8 °C 3 h, bei —18 °C oder einer Temperatur darunter aufbewahrt, 1 Monat verwendbar.

Gerinnungsdiagnostik, Reptilase-Reagenz z. Labordiagnostik Boehringer Mannheim GmbH

Reptilase-RL (T)
Der Inhalt einer Flasche Reagens wird in 1,00 ml Wasser gelöst.
Die Reagenzlösung ist bei 2 bis 8 °C 5 d, bei 20 bis 37,0 °C aufbewahrt, 6 h verwendbar.

Gerinnungsfaktor II-Mangelplasma z. Labordiagnostik Behringwerke AG

Gerinnungsfaktor-II-Mangelplasma-RL (T)
Der Inhalt einer Flasche wird in 1,00 ml Wasser gelöst.
Die Reagenzlösung ist 8 h verwendbar.

Gerinnungsfaktor V-Mangelplasma

z. Labordiagnostik
Behringwerke AG

Gerinnungsfaktor-V-Mangelplasma-RL (T)
Der Inhalt einer Flasche wird in 1,00 ml Wasser gelöst.
Die Reagenzlösung ist 8 h verwendbar.

Gerinnungsfaktor VIII-Mangelplasma

z. Labordiagnostik
Behringwerke AG

Gerinnungsfaktor-VIII-Mangelplasma-RL (T)
Der Inhalt einer Flasche wird in 1,00 ml Wasser gelöst.
Die Reagenzlösung ist 8 h verwendbar.

Gerinnungsfaktor IX-Mangelplasma

z. Labordiagnostik
Behringwerke AG

Gerinnungsfaktor-IX-Mangelplasma-RL (T)
Der Inhalt einer Flasche wird in 1,00 ml Wasser gelöst.
Die Reagenzlösung ist 8 h verwendbar.

Gerinnungsfaktor X-Mangelplasma

z. Labordiagnostik
Behringwerke AG

Gerinnungsfaktor-X-Mangelplasma-RL (T)
Der Inhalt einer Flasche wird in 1,00 ml Wasser gelöst.
Die Reagenzlösung ist 8 h verwendbar.

Giemsa-Stammlösung

VEB Laborchemie Apolda
Spezialchemie Leipzig

Giemsa-RL

1 Tropfen Giemsa-Stammlösung und 1,00 ml der Mischung aus 1 Volumenteil Phosphat-Puffer III und 9 Volumenteilen Wasser werden gemischt.
Die Reagenzlösung ist unmittelbar vor der Verwendung zu bereiten.

Giemsa-RL*

50 ml Giemsa-Stammlösung und 1,000 l kohlendioxidfreies Wasser werden gemischt.
Die Reagenzlösung ist unmittelbar vor der Verwendung zu bereiten.

Glucose-1-Wasser puriss.

D-Glucopyranose
$C_6H_{12}O_6 \cdot H_2O$ (198,2)

Glucose, getrocknete

$C_6H_{12}O_6$ (180,2)
Glucose-1-Wasser wird bei 105 °C bis zur Massekonstanz getrocknet.

Glucoselösung (1 mol/l) f. Kulturmedien

200 g/1,000 l

Glucose-VL

Glucose: 60 mmol/l
10,810 g getrocknete Glucose werden in Benzoesäure-RL zu 1,0000 l gelöst.
Die Vergleichslösung ist bei 2 bis 8 °C aufzubewahren. Sie ist 3 Monate verwendbar.

Glucose-Citrat-RL pH-Wert: 6,1 ± 0,1

Glucose: 106 mmol/l
Natriumchlorid: 68,4 mmol/l
Natriumcitrat: 27,2 mmol/l
Thiomersal: 247 µmol/l
21,0 g Glucose-1-Wasser, 8,0 g Natriumcitrat-2-Wasser, 4,0 g Natriumchlorid und 100 mg Thiomersal werden in 900 ml Wasser gelöst. Die Lösung wird durch Zusatz von Citronensäurelösung (476 mmol/l) auf den pH-Wert eingestellt und mit Wasser zu 1,000 l aufgefüllt.
Die Reagenzlösung ist bei 2 bis 8 °C aufzubewahren. Sie ist 42 d verwendbar.

L-Glutamin f. biochemische Zwecke

L-Glutaminsäure-5-amid
$C_5H_{10}N_2O_3$ (146,2)

L-Glutaminsäure

für die Chromatografie oder puriss.

L-2-Amino-glutarsäure
$C_5H_9NO_4$ (147,1)

Glutathion

f. biochemische Zwecke

$C_{10}H_{17}N_3O_6S$ (307,3)

Glutathionlösung (40 mmol/l)

f. Kulturmedien

12,3 g/1,000 l

Glutethimid

AB — DDR

3-Ethyl-3-phenyl-piperidin-2,6-dion
$C_{13}H_{15}NO_2$ (217,3)

Glycerol

AB — DDR

Propan-1,2,3-triol
$C_3H_8O_3$ (92,09)

Glycerol-RL

pH-Wert: 9,0

715 mg Natrium-hydrogen-carbonat und 160 mg Natriumcarbonat werden in Wasser zu 100 ml gelöst. Die Lösung wird anschließend mit Glycerol zu 1,000 l aufgefüllt. Die Reagenzlösung ist bei 2 bis 8 °C und vor Licht geschützt aufzubewahren.

Glycerol-RL*

pH-Wert: 7,2 bis 7,4

100,0 ml Natriumchlorid-Phosphat-Puffer I werden mit Glycerol zu 1,000 l aufgefüllt. Die Reagenzlösung ist bei 2 bis 8 °C und vor Licht geschützt aufzubewahren.

Glycerol-Gelatine

z. Labordiagnostik

Glycerol-Malachitgrün-RL

500,0 ml Glycerol werden mit 475,0 ml Wasser, 5,0 ml Malachitgrünlösung (30,0 g/1,000 l) und 20,0 ml Aquasol Citronell S versetzt.

Glycerol-Natriumsulfat-RL

Reagenzlösung:
Glycerol: 627 mmol/l
Kaliumdichromat: 2,67 mmol/l
Natriumsulfat: 1,11 mol/l
Schwefelsäure: 39,4 mmol/l

Lösung 1:
Glycerol: 640 mmol/l
Natriumsulfat: 1,13 mol/l
Schwefelsäure: 40,2 mmol/l
400,0 ml Wasser werden mit 1,00 ml konzentrierter Schwefelsäure versetzt. In der Mischung werden portionsweise 72,00 g Natriumsulfat gelöst. Anschließend wird die Lösung mit 21,0 ml Glycerol gemischt.
Diese Mischung ist 3 Monate verwendbar.
Lösung 2:
Kaliumdichromat: 136 mmol/l
40,0 g Kaliumdichromat werden in Wasser zu 1,000 l gelöst.
Die Lösung ist 3 Monate verwendbar.

50,0 ml Lösung 1 und 1,00 ml Lösung 2 werden gemischt. Diese Mischung ist als Reagenzlösung zu verwenden.
Die Reagenzlösung ist 1 d verwendbar.

Glycin puriss.

Aminoessigsäure
$C_2H_5NO_2$ (75,07)

Glycin-VL

Benzoesäure: 12,6 mmol/l
Glycin: 50 mmol/l

3,7535 g Glycin werden in 100 ml Benzoesäure-RL gelöst. Nach Zusatz von 35,0 ml Salzsäure (2 mol/l) wird die Lösung mit Benzoesäure-RL zu 1,0000 l aufgefüllt.

Gold

Gehalt 99,99% Au (196,97)
Das zur Durchführung der Standardmethode benötigte Gold ist entsprechend den gesetzlichen Bestimmungen zu beziehen.
Es wird auf die Anordnung über die Planung, Bereitstellung und Rückgewinnung von Edelmetallen vom 30. 10. 1981 — GBl. I Nr. 33 S. 386 — verwiesen.

Gold-VL

Gold: 2 mmol/l
393,9 mg Gold werden in einer Mischung aus 12,0 ml konzentrierter Salzsäure und 4,0 ml konzentrierter Salpetersäure unter mäßigem Erwärmen gelöst. Die Lösung wird unter weiterem mäßigen Erwärmen bis fast zur Trockne eingeengt und mit Salzsäure (500 mmol/l) zu 1,0000 l aufgefüllt.
Die Vergleichslösung ist in Glas- oder Polyethylengefäßen aufzubewahren. Sie ist 12 Monate verwendbar.

Gravimun 2

Immunologischer Schwangerschaftstest in vitro — z. Labordiagnostik VEB Sächsisches Serumwerk Dresden

Die Testpackung enthält:
1. Lyophilisate von Anti-HCG-Serum und Trägererythrozyten, beladen mit Human-Chorion-Gonadotropin (HCG).

2. Natriumchlorid-Phosphat-Puffer (T) — pH-Wert: 6,4 ± 0,3

Die Testpackung ist bei 2 bis 8 °C aufzubewahren.

Hämagglutinations-Schnelltest z. Labordiagnostik

Die Testpackung enthält gebrauchsfertig:

Hämagglutinationsreagens (T)
Das Reagens ist bei 2 bis 8 °C aufzubewahren. Es ist von der weiteren Verwendung auszuschließen, wenn es Flockungen zeigt oder den unter „Nachweis von Rheumafaktoren im Serum, Methode II" gestellten Forderungen nicht mehr entspricht.

Positiv reagierendes Kontrollserum (T)
Das Kontrollserum ist bei 2 bis 8 °C aufzubewahren.

Negativ reagierendes Kontrollserum (T)
Das Kontrollserum ist bei 2 bis 8 °C aufzubewahren.

Hämalaun-RL

Als Hämalaun-RL ist zu verwenden:

Hämalaunlösung nach MAYER, *sauer* VEB Laborchemie Apolda Spezialchemie Leipzig

Hämatoxylin kristallisiert

6,6a,7,11b-Tetrahydrobenz[b]indeno[1,2-d]pyran-3,4,6a,9,10-pentol
$C_{16}H_{14}O_6$ (302,3)

Hämatoxylin-RL

Hämatoxylin: 16,5 mmol/l
5,00 g Hämatoxylin werden in 50,0 ml Ethanol gelöst. Die Lösung wird mit 450 ml Wasser versetzt, mindestens 14 d stehengelassen und anschließend mit Wasser zu 1,000 l aufgefüllt.

Hämatoxylin-RL*

Als Hämatoxylin-RL* ist zu verwenden:

Hämatoxylin nach EHRLICH VEB Laborchemie Apolda Spezialchemie Leipzig

Hämatoxylin-Kaliumaluminiumsulfat-RL

Lösung 1:
1,00 g Hämatoxylin wird in 10,0 ml absolutem Ethanol gelöst.
Lösung 2:
20,0 g Kaliumaluminiumsulfat-12-Wasser werden unter Erwärmen auf 40 bis 75 °C in 200,0 ml Wasser gelöst. Die Lösung wird nach dem Abkühlen auf 20 °C ± 5 K filtriert und das Filtrat als Lösung 2 verwendet.
Lösung 3:
1,00 g Kaliumpermanganat wird in 16,0 ml Wasser gelöst.

1 d nach der Herstellung werden die Lösungen 1 und 2 gemischt und unter Rühren mit 3,00 ml Lösung 3 versetzt. Diese Mischung wird unter ständigem Rühren zum Sieden erhitzt, 30 bis 60 s im Sieden gehalten, danach rasch auf 20 °C ± 5 K abgekühlt und filtriert. Das Filtrat wird als Reagenzlösung verwendet.
Die Reagenzlösung ist vor Licht geschützt aufzubewahren.

Hämiglobincyanid-VL

Als Hämiglobincyanid-VL ist zu verwenden:

Hämiglobincyanidlösung, standardisierte z. Labordiagnostik
100 µmol Hb (Fe)/l
Die Lösung ist auf eine Extinktion von 1,10 ± 1 %, gemessen in einer Schichtdicke von 10 mm bei der Wellenlänge von 546 nm gegen Wasser, eingestellt, wobei der millimolare Extinktionskoeffizient 11,0 zugrunde gelegt worden ist. Der Extinktion entspricht ein Gehalt an Hämoglobin (64458) von 100 Mikromol Hb (Fe) je Liter.
Standardisierte Hämiglobincyanidlösung-Ampullen sind bei 2 bis 15 °C aufzubewahren. Sie sind 12 Monate verwendbar. Geöffnete und nicht verbrauchte Ampullen sind zu verwerfen.

Harnstoff puriss.

CH_4N_2O (60,06)

Harnstoff, getrockneter

Harnstoff wird im Exsikkator über Kieselgel mit Feuchtigkeitsindikator bis zur Massekonstanz getrocknet.

Harnstofflösung (3,33 mol/l) — f. Kulturmedien

200 g/1,000 l

Harnstofflösung (333 mmol/l)

20,0 g/1,000 l
Die Lösung ist frisch zu bereiten.

Harnstoff-RL

Harnstoff: 1,67 mmol/l
100 mg ± 50 mg Harnstoff werden in sterilisiertem Phosphat-Puffer IX zu 1,000 l gelöst.

Harnstoff-VL

Harnstoff: 100 mmol/l
6,0060 g getrockneter Harnstoff werden in Benzoesäure-RL zu 1,0000 l gelöst.
Die Vergleichslösung ist bei 2 bis 8 °C aufzubewahren.

HBs-Testantigen — z. Labordiagnostik
Staatliches Institut
für Immunpräparate
und Nährmedien

Hefeextrakt — f. Kulturmedien

Als Hefeextrakt ist zu verwenden:

Hefeextrakt „Bramsch“ — VEB Bramsch
Dresden

Heparin-RL

Als Heparin-RL ist zu verwenden:
Heparinlösung steril, ohne Konservierungsmittel
Ampulle mit 25000 IE/5 ml.

Heparin-RL*

Gleiche Volumenteile Heparin-RL und Wasser werden gemischt.
Die Reagenzlösung ist frisch zu bereiten.

Hexaammoniumheptamolybdat-4-Wasser puriss.

$(NH_4)_6Mo_7O_{24} \cdot 4\,H_2O$ (1235,9)

Hexachloroplatin(IV)-säure-6-Wasser puriss.

$H_2PtCl_6 \cdot 6\,H_2O$ (517,9)

Hexachloroplatinsäurelösung (1,93 mmol/l)

1,00 g/1,000 l

Hexachloroplatinsäure-RL

5,00 ml Hexachloroplatinsäurelösung (1,93 mmol/l), 300 µl Kaliumiodidlösung (10,1 mmol/l), 500 µl Salzsäure (2 mol/l) und 25,0 ml Aceton werden gemischt.
Die Reagenzlösung ist frisch zu bereiten.

Hexamethylentetramin p. a.

$C_6H_{12}N_4$ (140,2)

HGH-RIA VEB Laborchemie Apolda
Feinchemie Sebnitz

Die Lösungen sind am Tag der Verwendung aus den Inhalten der Flaschen wie folgt zu bereiten:

^{125}I-HGH-RL (T) Radioaktivität: 100 kBq
Der Inhalt der Flasche ^{125}I-HGH wird in 11,00 ml Puffer (T) gelöst.

Anti-HGH-Antiserum-RL (T)
Der Inhalt der Flasche Anti-HGH-Antiserum wird in 11,00 ml Puffer (T) gelöst.

Puffer (T) pH-Wert: 8,6 ± 0,1
Der Puffer (T) enthält:
Glycin: 50 mmol/l
Barbital: 27 mmol/l
sowie
Natriumchlorid
EDTA
Humanserumalbumin
Natriumazid.
Der Inhalt der Flasche Glycin-Barbital-Puffer wird in 50,00 ml Wasser gelöst.

Präzipitations-RL (T)
Der Inhalt der Flasche PEG (Polyethylenglycol) wird in 200,0 ml Wasser gelöst. In dieser Lösung wird der Inhalt der Flasche Anti-Meerschweinchen-IIPR gelöst. Diese Lösung wird 15 bis 30 min stehengelassen und danach als Präzipitations-RL (T) verwendet.

HGH-VL (T)
HGH: 1,6 nmol/l
Der Inhalt der Flasche HGH-Vergleichssubstanz wird in 1,00 ml Wasser gelöst.

Kontrollserum (T)
HGH: 0,45 ± 0,1 nmol/l
Der Inhalt der Flasche Kontrollserum wird in 700 µl Wasser gelöst.

L-Histidin-monohydrochlorid-1-Wasser für die Chromatografie oder f. biochemische Zwecke

$C_6H_{10}ClN_3O_2 \cdot H_2O$ (209,6)

DL-Homocystin puriss.

DL-4,4'-Dithio-bis(2-amino-buttersäure)
$C_8H_{16}N_2O_4S_2$ (168,4)

Humanalbumin

Als Humanalbumin ist zu verwenden:

Human-Albumin 50 „Dessau“ — VEB Kombinat Veterinärimpfstoffe Dessau

Humanalbumin: 50 g/l

Humanalbumin*

Als Humanalbumin* ist zu verwenden:

Human-Serumalbumin, z. Analyse „Dessau“ — VEB Kombinat Veterinärimpfstoffe Dessau

Humanalbumin*, getrocknetes

Humanalbumin* wird über Phosphor(V)-oxid bis zur Massekonstanz getrocknet.

Humanalbumin-VL

Humanalbumin: 100,00 g/l
100,00 g getrocknetes Humanalbumin* werden in Natriumazidlösung (7,69 mmol/l) zu 1,0000 l gelöst.
Die Vergleichslösung ist bei 2 bis 8 °C aufzubewahren. Sie ist 2 Monate verwendbar.

Humanalbumin-VL*

Humanalbumin: 40,0 g/l
400,00 ml Humanalbumin-VL werden mit Natriumazidlösung (7,69 mmol/l) zu 1,0000 l aufgefüllt.
Die Vergleichslösung ist bei 2 bis 8 °C aufzubewahren. Sie ist 2 Monate verwendbar.

Humanalbumin-VL**

Humanalbumin: 100,00 g/l
100,00 g getrocknetes Humanalbumin* werden in 900 ml Natriumchloridlösung

(154 mmol/l) gelöst. Nach Zusatz von 10,0 ml Natriumazidlösung (769 mmol/l) wird mit Natriumchloridlösung (154 mmol/l) zu 1,0000 l aufgefüllt.
Die Vergleichslösung ist bei 2 bis 8 °C aufzubewahren. Sie ist 2 Monate verwendbar.

Human-Gammaglobulin z. Labordiagnostik

Human-Plasma, inaktiviertes f. Kulturmedien

Von einer Human-Citratblut-Konserve abgetrenntes Plasma wird zur Inaktivierung in einem Wasserbad von 56 °C ± 1 K 30 min erwärmt. Anschließend wird das Plasma unter aseptischen Bedingungen zentrifugiert. Die überstehende Flüssigkeit wird abgetrennt und als inaktiviertes Human-Plasma verwendet.

Hydrazin-sulfat p. a.

$H_6N_2O_4S$ (130,1)

Hydrochinon pur.

1,4-Dihydroxy-benzen
$C_6H_6O_2$ (110,1)

3-Hydroxybutyrat-Dehydrogenase Sigma
Typ IV/5 IE

Spezifische Aktivität: etwa 417 mmol/(s · kg) Protein

3-Hydroxybutyratdehydrogenase-RL

3-Hydroxybutyrat-Dehydrogenase: 83,3 µmol/(s · l), (5 IE/ml)
Der Inhalt einer Flasche 3-Hydroxybutyrat-Dehydrogenase wird in 1,00 ml Wasser gelöst.
Die Reagenzlösung ist bei 2 bis 8 °C aufzubewahren.

5-Hydroxy-indol-3-ylessigsäure puriss.

$C_{10}H_9NO_3$ (191,2)

Hydroxyindolylessigsäure-VL

5-Hydroxy-indol-3-ylessigsäure: 1,25 mmol/l
239,0 mg 5-Hydroxy-indol-3-ylessigsäure werden in Ethanol zu 1,0000 l gelöst.

Hydroxylamin-RL

Stammlösung: 150 g Hydroxylammoniumchlorid werden in 1,000 l Wasser gelöst.
Reagenzlösung: Gleiche Volumenteile Stammlösung und Natronlauge (3 mol/l) werden gemischt.
Die Reagenzlösung ist frisch zu bereiten.

Hydroxylamin-RL*

850 g Hydroxylammoniumchlorid werden mit 1,000 l Wasser versetzt. Die Mischung wird zur Sättigung wiederholt mit einem Flaschenroller oder auf der Schüttelmaschine geschüttelt, anschließend 1 d stehengelassen und danach mit einer Geschwindigkeit von 1 Tropfen je 3 Sekunden über eine mit Silberwolle dicht gepackte Säule (10 mm × 300 mm) gegeben. Das Filtrat wird als Reagenzlösung verwendet.

Hydroxylammoniumchlorid puriss.

H_4ClNO (69,49)

Hydroxylammoniumchloridlösung (1,44 mol/l)

100,0 g/1,000 l

4-Hydroxy-3-methoxy-mandelsäure puriss.

$C_9H_{10}O_5$ (198,2)

Hydroxymethoxymandelsäure-VL

4-Hydroxy-3-methoxy-mandelsäure: 1,25 mmol/l
247,6 mg 4-Hydroxy-3-methoxy-mandelsäure werden in Ethanol zu 1,0000 l gelöst.
Die Vergleichslösung ist bei 2 bis 8 °C aufzubewahren.

L-Hydroxyprolin für die Chromatografie

L-4-Hydroxy-pyrrolidin-2-carbonsäure
$C_5H_9NO_3$ (131,1)

Hydroxyprolin-VL

L-Hydroxyprolin: 7 mmol/l
918,0 mg L-Hydroxyprolin werden in 100,00 ml Wasser gelöst und mit Propan-2-ol zu 1,0000 l aufgefüllt.
Die Vergleichslösung ist bei 2 bis 8 °C aufzubewahren. Sie ist 1 Monat verwendbar.

Hydroxyprolin-VL*

L-Hydroxyprolin: 700 µmol/l
100,00 ml Hydroxyprolin-VL werden mit Propan-2-ol zu 1,0000 l aufgefüllt.
Die Vergleichslösung ist bei 2 bis 8 °C aufzubewahren. Sie ist 1 Monat verwendbar.

Immersionsöl

Als Immersionsöl ist zu verwenden:
Zedernholzöl

Indikatorpapier zur pH-Messung VEB Laborchemie Apolda
Feinchemie Sebnitz

1. Universalindikatorpapier
2. Stuphanpapier
   (Differenz der erkennbaren Unterschiede: höchstens 0,3 Einheiten)

Indol puriss.

C_8H_7N (117,2)

Indol-VL

Indol: 400 µmol/l
46,9 mg Indol werden in 10,00 ml Ethanol gelöst. Die Lösung wird mit Wasser zu 1,0000 l aufgefüllt.
Die Vergleichslösung ist bei 2 bis 8 °C aufzubewahren. Sie ist 1 Monat verwendbar.

Infukoll-Infusionslösung 6%

Iod puriss.

I (126,9)

Iod-RL

Iod: 100 mmol/l
Kaliumiodid: 120 mmol/l
12,69 g Iod werden in der Lösung von 20,00 g Kaliumiodid in 30 ml Wasser unter Schütteln gelöst. Die Lösung wird mit Wasser zu 1,000 l aufgefüllt.
Die Reagenzlösung ist vor Licht geschützt aufzubewahren.

Iod-RL*

Iod: 2,5 mmol/l
Kaliumiodid: 3 mmol/l
25,0 ml Iod-RL werden mit Wasser zu 1,000 l aufgefüllt.
Die Reagenzlösung ist vor Licht geschützt aufzubewahren. Sie ist 14 d verwendbar.

Iod-VL

Iod: 800 µmol/l
132,8 mg getrocknetes Kaliumiodid werden in Wasser zu 1,0000 l gelöst.
Die Vergleichslösung ist in einer Flasche aus geeignetem Plast (Polyethylen oder Polypropylen) bei 2 bis 8 °C aufzubewahren. Sie ist 1 Monat verwendbar.

Iod-Ethanol-RL

100 Volumenteile Ethanol (70 Vol.-%) und 5 Volumenteile Iod-Kaliumiodid-RL werden gemischt.

Iod-Kaliumiodid-RL

Iod: 26 mmol/l
Kaliumiodid: 40,4 mmol/l
3,30 g Iod und 6,70 g Kaliumiodid werden in 50 ml Wasser gelöst. Die Lösung wird mit Wasser zu 1,000 l aufgefüllt.
Die Reagenzlösung ist vor Licht geschützt aufzubewahren.

Ionenaustauscher puriss.

Anionenaustauscher
DOWEX 2 × 8
Kationenaustauscher
DOWEX 50 W × 8

Isatin p. a.

2,3-Dihydroxy-indol-2,3-dion
$C_8H_5NO_2$ (147,1)

Isatin-RL

Isatin: 13,6 mmol/l
2,00 g Isatin werden in 1,000 l absolutem Ethanol gelöst.
Die Reagenzlösung ist vor Licht geschützt aufzubewahren.

Isoamylalkohol pur.

3-Methyl-butan-1-ol
$C_5H_{12}O$ (88,15)

DL-Isoleucin für die Chromatografie

$C_6H_{13}NO_2$ (131,2)

Isoniazid AB — DDR

Pyridin-4-carbonsäurehydrazid
$C_6H_7N_3O$ (137,1)

Isoniazidlösung (7,29 mmol/l) f. Kulturmedien

1,00 g/1,000 l

Isoniazid-RL f. Kulturmedien

Stammlösung:
Isoniazid: 14,6 mmol/l
Reagenzlösung:
Isoniazid: 146 µmol/l
Stammlösung: 500 mg ± 50 mg Isoniazid werden in 250 ml sterilisiertem Wasser gelöst.
Die Stammlösung ist bei 2 bis 8 °C aufzubewahren.
Reagenzlösung: 10,0 ml Stammlösung werden mit sterilisiertem Wasser zu 1,000 l aufgefüllt. Anschließend wird die Lösung bei 100 °C 15 min erhitzt.
Die Reagenzlösung ist bei 2 bis 8 °C aufzubewahren. Sie ist 14 d verwendbar.

Kalilauge (7 mol/l)

393 g Kaliumhydroxid werden unter Kühlen in Wasser zu 1,000 l gelöst. Ist die Lösung getrübt, wird sie entweder zentrifugiert oder mindestens 1 d stehengelassen. Anschließend wird die überstehende, klare Lösung abgegossen und in einer Flasche aus geeignetem Plast (Polyethylen oder Polypropylen) aufbewahrt.

Kalilauge (5,88 mol/l)

330 g Kaliumhydroxid werden unter Kühlen in Wasser zu 1,000 l gelöst.

Kalilauge (3 mol/l)

Kaliumhydroxid: 168,5 g/1,000 l
200 g Kaliumhydroxid werden in kohlendioxidfreiem Wasser zu 1,000 l gelöst.
Der Gehalt der Lösung wird acidimetrisch bestimmt und die Lösung mit Wasser auf eine Konzentration im Bereich von 2,98 bis 3,02 mol/l eingestellt.

Kalilauge (1,5 mol/l)

84,0 g Kaliumhydroxid werden in kohlendioxidfreiem Wasser zu 1,000 l gelöst.

Kalilauge (100 mmol/l)

Kalilauge (100 mmol/l) ist unter Verwendung einer entsprechenden Testalampulle mit kohlendioxidfreiem Wasser herzustellen, oder
5,63 g Kaliumhydroxid werden in kohlendioxidfreiem Wasser zu 1,000 l gelöst.

Kalilauge, ethanolische

Kaliumhydroxid: 535 mmol/l
30 g Kaliumhydroxid werden in 100 ml kohlendioxidfreiem Wasser gelöst. Nach dem Abkühlen auf 20 °C ± 5 K wird die Lösung mit Ethanol zu 1,000 l aufgefüllt.
Ethanolische Kalilauge ist 7 d verwendbar.
Gelb gefärbte ethanolische Kalilauge ist von der Verwendung auszuschließen.

Kalium-VL

VEB Laborchemie Apolda
Feinchemie Sebnitz

Kalium: 500 mmol/l
oder
37,280 g getrocknetes Kaliumchlorid werden in Wasser zu 1,0000 l gelöst.
Die Vergleichslösung ist in einer Flasche aus geeignetem Plast (Polyethylen oder Polypropylen) aufzubewahren.

Kalium-VL*

Kalium: 50 mmol/l
100,00 ml Kalium-VL werden mit Wasser zu 1,0000 l aufgefüllt.
Die Vergleichslösung ist in einer Flasche aus geeignetem Plast (Polyethylen oder Polypropylen) aufzubewahren.

Kaliumaluminiumsulfat-12-Wasser

Alaun
p. a.

$KAl(SO_4)_2 \cdot 12\,H_2O$ (474,4)

Kaliumcarbonat

puriss.

K_2CO_3 (138,2)

Kaliumcarbonatlösung (724 mmol/l)

100 g/1,000 l

Kaliumchlorat

puriss.

$KClO_3$ (122,6)

Kaliumchlorid

puriss.

KCl (74,56)

Kaliumchlorid, getrocknetes

Kaliumchlorid wird pulverisiert und bei 130 °C bis zur Massekonstanz getrocknet.

Kaliumchloridlösung (3,50 mol/l)

261,0 g/1,000 l

Kaliumchlorid-RL

Kaliumchlorid: 4,6 mol/l
400 g Kaliumchlorid werden in 1,000 l Wasser gegeben. Die Mischung wird mehrmals kräftig geschüttelt, zur Sättigung 1 d stehengelassen und anschließend filtriert. Das Filtrat ist als Reagenzlösung zu verwenden.

Kaliumcyanid puriss.

KCN (65,12)

Kaliumcyanidlösung (76,8 mmol/l)

5,00 g/1,000 l
Die Lösung ist frisch zu bereiten.

Kaliumcyanid-Natriumchlorid-RL

Kaliumcyanid: 258 mmol/l
Natriumchlorid: 1,54 mol/l
16,800 g Kaliumcyanid und 90,00 g Natriumchlorid werden in Wasser zu 1,000 l gelöst.

Kaliumcyanid-Natriumchlorid-RL*

Kaliumcyanid: 25,8 mmol/l
Natriumchlorid: 154 mmol/l
100,0 ml Kaliumcyanid-Natriumchlorid-RL werden mit Wasser zu 1,000 l aufgefüllt. Die Lösung wird mit 1,00 ml Tween-80-Lösung (100 g/1,000 l) versetzt.

Kaliumdichromat puriss.

$K_2Cr_2O_7$ (294,2)

Kaliumdichromat-RL

Kaliumdichromat: 170 µmol/l
50,0 mg Kaliumdichromat werden in Schwefelsäure (5 mmol/l) zu 1,000 l gelöst.

Kaliumdichromat-RL*

Kaliumdichromat: 340 µmol/l
100,0 mg Kaliumdichromat werden in Schwefelsäure (5 mmol/l) zu 1,000 l gelöst.

Kaliumdichromat-Salpetersäure-RL

Kaliumdichromat: 1,7 mmol/l
500 mg Kaliumdichromat werden in 500 ml Wasser gelöst. Die Lösung wird mit 50,0 ml konzentrierter Salpetersäure versetzt und mit Wasser zu 1,000 l aufgefüllt.

Kalium-dihydrogen-phosphat Puffersubstanz n. SÖRENSEN oder puriss.

KH_2PO_4 (136,1)

Kalium-dihydrogen-phosphat* Puffersubstanz (geeignet zum Ansatz von pH-Standardpufferlösung)

KH_2PO_4 (136,1)

Kalium-dihydrogen-phosphat, getrocknetes

Kalium-dihydrogen-phosphat wird bei 110 °C bis zur Massekonstanz getrocknet.

Kaliumdihydrogenphosphatlösung (220 mmol/l) f. Kulturmedien

30,0 g Kalium-dihydrogen-phosphat werden in Wasser zu 1,000 l gelöst.

Kaliumdihydrogenphosphatlösung (133 mmol/l)

18,1560 g Kalium-dihydrogen-phosphat werden in Wasser zu 1,0000 l gelöst.

Kaliumdihydrogenphosphatlösung (89,6 mmol/l)

12,1950 g Kalium-dihydrogen-phosphat werden in Wasser zu 1,0000 l gelöst.

Kaliumdihydrogenphosphatlösung (66,7 mmol/l)

9,0780 g Kalium-dihydrogen-phosphat werden in Wasser zu 1,0000 l gelöst.

Kaliumdihydrogenphosphatlösung (33,4 mmol/l)

4,5390 g Kalium-dihydrogen-phosphat werden in Wasser zu 1,0000 l gelöst.

Kaliumdihydrogenphosphat-VL

Phosphor: 100 mmol/l
13,61 g getrocknetes Kalium-dihydrogen-phosphat werden in Wasser zu 1,0000 l gelöst.

Kaliumdisulfit puriss.

$K_2S_2O_5$ (222,3)

Kaliumdisulfitlösung (450 mmol/l)

100 g/1,000 l
Die Lösung ist frisch zu bereiten.

Kaliumfluorid p. a.

KF (58,10)

Kaliumfluorid, getrocknetes

Kaliumfluorid wird pulverisiert und zunächst 2 h bei 110 °C und anschließend bei 200 °C bis zur Massekonstanz getrocknet.

Kalium-hexacyanoferrat(II)-3-Wasser puriss.

$K_4[Fe(CN)_6] \cdot 3\ H_2O$ (422,4)

Kaliumhexacyanoferrat(II)-RL

Kalium-hexacyanoferrat(II): 23,7 mmol/l
10,0 g Kalium-hexacyanoferrat(II)-3-Wasser werden in 900 ml Wasser gelöst. Die Lösung wird mit 7,00 ml konzentrierter Salzsäure versetzt und mit Wasser zu 1,000 l aufgefüllt.
Die Reagenzlösung ist frisch zu bereiten.
Grünlichgefärbte Reagenzlösung ist von der weiteren Verwendung auszuschließen.

Kalium-hexacyanoferrat(III) puriss.

$K_3[Fe(CN)_6]$ (329,3)

Kaliumhexacyanoferrat(III)-lösung (152 mmol/l)

50,0 g/1,000 l
Die Lösung ist frisch zu bereiten.

Kalium-hydrogen-carbonat puriss.

$KHCO_3$ (100,1)

Kaliumhydrogencarbonat-Urtiter

100,0 g Kalium-hydrogen-carbonat werden in 450 ml Wasser gelöst. Die Lösung wird filtriert und mit 250 ml Ethanol versetzt. Die entstandenen Kristalle werden in einem

Glasfiltertiegel gesammelt und über Kieselgel mit Feuchtigkeitsindikator 1 d getrocknet. Anschließend werden sie pulverisiert und bis zur Massekonstanz über Kieselgel mit Feuchtigkeitsindikator getrocknet.
Kaliumhydrogencarbonat-Urtiter ist in sehr gut verschlossenen Gefäßen aufzubewahren.

Kalium-hydrogen-phthalat

Puffersubstanz
(geeignet zum Ansatz von pH-Standardpufferlösung)

$C_8H_5KO_4$ (204,2)

Kalium-hydrogen-sulfat

puriss.

$KHSO_4$ (136,2)

Kalium-hydrogen-tartrat

Puffersubstanz
(geeignet zum Ansatz von pH-Standardpufferlösung)

$C_4H_5KO_6$ (188,2)

Kaliumhydroxid

puriss.
TGL 20114

KOH (56,11)
Gehalt mindestens 86% Kaliumhydroxid

Kaliumiodat

puriss.

KIO_3 (214,0)

Kaliumiodid

puriss.

KI (166,0)

Kaliumiodid, getrocknetes

Kaliumiodid wird pulverisiert und bei 130 °C bis zur Massekonstanz getrocknet.

Kaliumiodidlösung (1,20 mol/l)

200 g/1,000 l
Die Lösung ist frisch zu bereiten.

Kaliumiodidlösung (904 mmol/l)

150 g/1,000 l
Die Lösung ist frisch zu bereiten.

Kaliumiodidlösung (301 mmol/l)

50 g/1,000 l
Die Lösung ist frisch zu bereiten.

Kaliumiodidlösung (10,1 mmol/l)

1,67 g/1,000 l
Die Lösung ist frisch zu bereiten.

Kaliumiodid-RL

Kaliumiodid: 30,1 mmol/l
Natriumhydroxid: 200 mmol/l
5,00 g Kaliumiodid werden in Natronlauge (200 mmol/l) zu 1,000 l gelöst.
Die Reagenzlösung ist vor Licht geschützt aufzubewahren.

Kaliumiodid-Stärke-RL

Kaliumiodid: 9,04 mmol/l
Stärke: 10,0 g/l
10,0 g lösliche Stärke werden mit 50 ml Wasser angerieben und anschließend unter Rühren mit 900 ml siedendem Wasser versetzt. Nach dem Lösen der Stärke wird die Lösung auf 20 °C ± 5 K abgekühlt, mit 10,0 ml Kaliumiodidlösung (904 mmol/l) versetzt und mit Wasser zu 1,000 l aufgefüllt.

Kalium-Natrium-VL

Kalium: 60 mmol/l
Natrium: 140 mmol/l
120,00 ml Kalium-VL werden nach Zusatz von 280,00 ml Natrium-VL mit Wasser zu 1,0000 l aufgefüllt.
Die Vergleichslösung ist in einer Flasche aus geeignetem Plast (Polyethylen oder Polypropylen) aufzubewahren.

Kaliumnatriumtartrat-4-Wasser puriss.

$C_4H_4KNaO_6 \cdot 4\,H_2O$ (282,2)

Kaliumnatriumtartrat-RL

Kaliumnatriumtartrat: 921 mmol/l
Natriumhydroxid: 1,9 mol/l
260 g Kaliumnatriumtartrat-4-Wasser und 76,0 g Natriumhydroxid werden in Wasser zu 1,000 l gelöst.

Kaliumnatriumtartrat-RL*

Kaliumiodid: 30,1 mmol/l
Kaliumnatriumtartrat: 31,8 mmol/l
Natriumhydroxid: 199 mmol/l
In 400 ml Natronlauge (200 mmol/l) werden zunächst 8,97 g Kaliumnatriumtartrat-4-Wasser und danach 5,00 g Kaliumiodid gelöst. Die Lösung wird mit Natronlauge (200 mmol/l) zu 1,000 l aufgefüllt.
Die Reagenzlösung ist vor Licht geschützt aufzubewahren. Sie ist 14 d verwendbar.

Kaliumnitrat puriss.

KNO_3 (101,1)
Zur Anwendung bei den Kulturmedien 30 und 42 muß Kaliumnitrat nitritfrei sein. Darauf ist folgendermaßen zu prüfen:
100 bis 200 mg Kaliumnitrat werden in 2 Tropfen konzentrierter Essigsäure gelöst. Die Lösung wird mit 2 Tropfen Sulfanilsäure-RL** und danach mit 2 Tropfen

α-Naphthylamin-RL* auf der Testplatte versetzt. Kaliumnitrat ist als nitrithaltig zu beurteilen, wenn die Mischung eine rosa bis rotviolette Färbung zeigt. Es ist als nitritfrei zu beurteilen, wenn keine Farbänderung eintritt.

Kaliumoxalat-1-Wasser puriss.

$C_2K_2O_4 \cdot H_2O$ (184,2)

Kaliumpermanganat puriss.

$KMnO_4$ (158,0)

Kaliumpermanganatlösung (200 mmol/l)

31,6 g/1,000 l

Kaliumpermanganatlösung (63,3 mmol/l)

10,0 g/1,000 l

Kaliumpermanganatlösung (20,3 mmol/l)

3,2 g/1,000 l

Kaliumpermanganat-RL

80 g Kaliumpermanganat werden mit 1,000 l Wasser versetzt. Die Mischung wird zur Sättigung wiederholt mit einem Flaschenroller oder auf einer Schüttelmaschine geschüttelt, anschließend 1 d stehengelassen und danach über einen Glasfiltertrichter POR 16 (G 4) filtriert. Die ersten 50 ml des Filtrats sind zu verwerfen. Das nachfolgende Filtrat wird als Reagenzlösung verwendet.

Kaliumpermanganat-Schwefelsäure-RL

Kaliumpermanganat: 100 mmol/l
Schwefelsäure: 1 mol/l

Gleiche Volumenteile Kaliumpermanganatlösung (200 mmol/l) und Schwefelsäure (2 mol/l) werden gemischt.

Kaliumtetraiodobismutat(III)-RL

Stammlösung: 850 mg basisches Bismutnitrat, 40,0 ml Wasser und 10,0 ml konzentrierte Essigsäure werden gemischt und danach mit der Lösung aus 8,0 g Kaliumiodid in 20,0 ml Wasser versetzt.
Die Stammlösung ist vor Licht geschützt aufzubewahren.
Reagenzlösung: 1,0 ml Stammlösung wird mit 2,0 ml konzentrierter Essigsäure und 10,0 ml Wasser versetzt.
Die Reagenzlösung ist frisch zu bereiten.

Kaliumtetraoxalat — Puffersubstanz (geeignet zum Ansatz von pH-Standardpufferlösung)

Kalium-trihydrogen-bisoxalat-2-Wasser
$C_4H_3KO_8 \cdot 2\,H_2O$ (254,2)

Kaliumthiocyanat — puriss.

KSCN (97,18)

Kaliumthiocyanat, getrocknetes

Kaliumthiocyanat wird vor Licht geschützt über Kieselgel mit Feuchtigkeitsindikator bis zur Massekonstanz getrocknet.

Kaolin

Bolus alba — AB – DDR

Kartoffelstärke — f. Kulturmedien

Kernechtrot — für die Mikroskopie

Kernechtrot-RL

1,00 g Kernechtrot wird unter Erhitzen auf mindestens 75 °C in 1,000 l Aluminiumsulfatlösung (75 mmol/l) gelöst. Die Lösung wird nach dem Abkühlen auf 20 °C ± 5 K filtriert und das Filtrat als Reagenzlösung verwendet.

Ketophenylbutazon

4-(3-Oxobutyl)-1,2-diphenyl-pyrazolidin-3,5-dion
$C_{19}H_{18}N_2O_3$ (322,4)

Kieselgel mit Feuchtigkeitsindikator

(Blaugel)
Rosa gefärbtes Kieselgel kann bei 120 bis 220 °C regeneriert werden. Durch Überhitzen nimmt das Adsorptionsvermögen ab.

Kieselgel 60 — für die Säulenchromatografie

Korngröße: 60 bis 200 µm

Kieselgel 60 G — für die Dünnschichtchromatografie

Kieselgur — für die Gaschromatografie

Als Kieselgur ist zu verwenden:

Chromaton N-AW-HMDS, 125 bis 160 µm

Gebrauchsfertige Füllung:

Chromaton N-AW-HMDS, 125 bis 160 µm
beladen mit 15 % Hallcomid M 18 — LACHEMA

Kohlefilter 66 K — VEB Spezialpapierfabrik Niederschlag

Kollagen-RL (T)

Kollagen: 100 mg/l
Die Reagenzlösung ist aus dem Inhalt der Flasche Kollagenreagens Horm® der Testpackung

Kollagenreagens Horm®	Hormon-Chemie München

wie folgt zu bereiten:
Es wird eine solche Menge Kollagenreagens Horm® mit SKF Horm-Puffer verdünnt, daß die Konzentration des Kollagens 100 Mikrogramm je Milliliter beträgt.
Die Reagenzlösung ist frisch zu bereiten.

Kollodiumhülsen	Sartorius-Membranfilter GmbH

Kontrollseren

„Anti-Listeria monocytogenes OI, II, OV"	Staatliches Veterinärmedizinisches Prüfungsinstitut Berlin

Kontrollseren „Anti-Salmonella"

Als Kontrollseren „Anti-Salmonella" sind zu verwenden:

Kontrollseren zur Widal-Reaktion	Staatliches Institut für Immunpräparate und Nährmedien

„Anti-Salmonella O 1,4,5,12: Hb: 1,2"
„Anti-Salmonella O 9,12: Hd: —"
„Anti-Salmonella O 1,4,5,12: Hi: 1,2"

Kryomedium	s. Anlage 6 „Kultur- und Transportmedien"

Kupfer-VL

Stammlösung: Kupfer: 100 mmol/l
Vergleichslösung: Kupfer: 10 mmol/l

Stammlösung: Der Inhalt einer Testalampulle

Kupfersulfat (100 mmol/l) VEB Pharmazeutisches Kombinat GERMED
Arzneimittelwerk Dresden
Betriebsteil Li-iL Werk

wird mit frisch destilliertem Wasser zu 1,0000 l aufgefüllt.

Vergleichslösung: 100,00 ml Stammlösung werden mit frisch destilliertem Wasser zu 1,0000 l aufgefüllt.

Die Stammlösung und die Vergleichslösung sind in Flaschen aus geeignetem Plast (Polyethylen oder Polypropylen) aufzubewahren. Sie sind 12 Monate verwendbar.

Kupfer-VL*

Kupfer: 2 mmol/l

200,00 ml Kupfer-VL werden mit frisch destilliertem Wasser zu 1,0000 l aufgefüllt.

Die Vergleichslösung ist in einer Flasche aus geeignetem Plast (Polyethylen oder Polypropylen) aufzubewahren. Sie ist 6 Monate verwendbar.

Kupfer-VL**

Kupfer: 2 mmol/l

Eine 499,4 mg Kupfer(II)-sulfat-5-Wasser entsprechende Substanzmenge wird in Wasser zu 1,0000 l gelöst.

Kupfer(II)-sulfat-5-Wasser puriss.

$CuSO_4 \cdot 5\,H_2O$ (249,7)

Für die Herstellung von Kupfer-VL** ist der Gehalt der Substanz an Kupfer(II)-sulfat-5-Wasser wie folgt zu ermitteln:

500,0 bis 550,0 mg Substanz werden in 20,0 ml Wasser gelöst. Die Lösung wird mit 5,0 ml Essigsäure (1 mol/l) und 2,0 g Kaliumiodid versetzt und das ausgeschiedene Iod mit Natriumthiosulfat-ML (100 mmol/l) titriert. Sobald die Mischung nur noch schwach gelb gefärbt ist, werden 2,0 ml Stärke-I hinzugefügt.

1 ml Natriumthiosulfat-ML (100 mmol/l) ist 24,97 mg $CuSO_4 \cdot 5\,H_2O$ äquivalent.

$$\%\, CuSO_4 \cdot 5\,H_2O = \frac{a \cdot 2497}{b}$$

a = Anzahl Milliliter verbrauchter Natriumthiosulfat-ML (100 mmol/l).

b = Einwaage des Kupfer(II)-sulfats-5-Wasser in Milligramm.

Kupfer(II)-sulfatlösung (20 mmol/l)

5,00 g/1,000 l

Kupfer(II)-sulfat-RL

Kaliumnatriumtartrat: 167 µmol/l
Kupfer(II)-sulfat: 240 µmol/l
Natriumcarbonat: 15,1 mmol/l
Lösung 1: 60,0 mg Kupfer(II)-sulfat-5-Wasser werden in 200 ml Wasser gelöst.
Lösung 2: 47,0 mg Kaliumnatriumtartrat-4-Wasser werden in 200 ml Wasser gelöst.
Lösung 3: 1,600 g getrocknetes Natriumcarbonat werden in 200 ml Wasser gelöst.

Zur Lösung 1 wird unter ständigem Schwenken Lösung 2 gegeben. Diese Mischung wird mit Lösung 3 versetzt und danach mit Wasser zu 1,000 l aufgefüllt.
Die Reagenzlösung ist vor Licht geschützt aufzubewahren.

Lactalbuminhydrolysat — Difco Laboratories f. Transportmedien

Lactat-Dehydrogenase — VEB Pharmazeutisches Kombinat GERMED Dresden Arzneimittelwerk Dresden

Gehalt der Kristallsuspension: 5 mg LDH/ml Glycerol (50%)
Spezifische Aktivität: mindestens 1,83 mol/(s · kg) Protein

Lactose-1-Wasser — AB — DDR

4-O-β-D-Galactopyranosyl-α-D-glucopyranose
$C_{12}H_{22}O_{11} \cdot H_2O$ (360,3)

Latex-Schnelltest — z. Labordiagnostik

Die Testpackung enthält gebrauchsfertig:

Latex-Reagens (T)
Das Reagens ist bei 2 bis 8 °C aufzubewahren. Es ist von der weiteren Verwendung auszuschließen, wenn es Flockungen zeigt oder den unter „Nachweis von Rheumafaktoren im Serum, Methode I" gestellten Forderungen nicht mehr entspricht.

Positiv reagierendes Kontrollserum (T)
Das Kontrollserum ist bei 2 bis 8 °C aufzubewahren.

Negativ reagierendes Kontrollserum (T)
Das Kontrollserum ist bei 2 bis 8 °C aufzubewahren.

LDH-MDH-NAD-RL

Ammediol: 410 mmol/l
LDH: 150 μmol/(s · l)
MDH: 273 μmol/(s · l)
NAD: 6,18 mmol/l
Je nach Anzahl der durchzuführenden Bestimmungen werden die in der Tabelle angegebenen Volumina Ammediol-Puffer, Lactat-Dehydrogenase (LDH), Malat-Dehydrogenase (MDH) und Nicotinamidadenindinucleotid-RL (NAD-RL) gemischt

Anzahl der Bestimmungen	Ammediol-Puffer ml	LDH ml	MDH ml	NAD-RL ml
bis 4	2,00	0,050	0,200	0,200
bis 10	5,00	0,100	0,500	0,500
bis 20	10,00	0,200	1,00	1,00

LDH-NAD-Puffer-RL

Glycin: etwa 498 mmol/l
Hydrazin: etwa 398 mmol/l
LDH: etwa 45,5 µmol/(s · l)
NAD: etwa 3 mmol/l
2,000 g Nicotinamid-adenin-dinucleotid und 5,00 ml Lactat-Dehydrogenase werden in 1,000 l Glycin-Hydrazin-Puffer gelöst. Die Lösung wird filtriert und anschließend als Reagenzlösung verwendet.
Die Reagenzlösung ist frisch zu bereiten.

DL-Leucin für die Chromatografie oder puriss.

$C_6H_{13}NO_2$ (131,2)

L-Leucyl-L-alanin puriss.

$C_9H_{18}N_2O_3$ (202,3)

L-Leucyl-L-alaninlösung (5 mmol/l)

1,012 g/1,000 l
Die Lösung ist bei 2 bis 8 °C aufzubewahren. Sie ist 10 d verwendbar.

Lichtgrün C. I. Nr. 42095 für die Mikroskopie

Dinatrium-3-[N-ethyl-4-[[4-[N-ethyl-N-(3-sulfonato-benzyl)amino]phenyl](4-sulfonato-phenyl)methylen]cyclohexa-2,5-dienylidenammoniomethyl]benzensulfonat
$C_{37}H_{34}N_2Na_2O_9S_3$ (792,9)

Lidocain-RL

Als Lidocain-RL sind zu verwenden:

Xylocitin — Ampullen 2% VEB Jenapharm

Gehalt je Milliliter: Lidocain-hydrochlorid 0,02 g

Lidocain-Oxalat-RL

1 Volumenteil Lidocain-RL und 2 Volumenteile Ammoniumoxalatlösung (70,4 mmol/l) werden gemischt.
Die Reagenzlösung ist bei 2 bis 8 °C aufzubewahren. Sie ist 1 Monat verwendbar.

Listeria monocytogenes-Testantigene OI, II und OV

Als Listeria monocytogenes-Testantigene OI, II und OV sind zu verwenden:

Listeria-Antigen „Dessau“ VEB Kombinat Veterinärimpfstoffe Dessau

a) Listeria-Antigen OI, II
b) Listeria-Antigen OV

Lithium-VL

Lithium: 5 mmol/l
184,7 mg getrocknetes Lithiumcarbonat werden in 5,00 ml Salzsäure (3 mol/l) gelöst. Die Lösung wird mit Wasser zu 1,0000 l aufgefüllt.
Die Vergleichslösung ist in einer Flasche aus geeignetem Plast (Polyethylen oder Polypropylen) aufzubewahren.

Lithiumcarbonat puriss.

Li_2CO_3 (73,89)

Lithiumcarbonat, getrocknetes

Lithiumcarbonat wird pulverisiert und bei 200 °C bis zur Massekonstanz getrocknet.

L-Lysin — für die Chromatografie

$C_6H_{14}N_2O_2$ (146,2)

L-Lysin-monohydrochlorid — für die Chromatografie

$C_6H_{15}ClN_2O_2$ (182,7)

Lysozym — Reanal Budapest

aus Hühnereiweiß
Enzymstärke $10 \cdot 10^6$ Sigma E/l

Magnesium-VL

Magnesium: 5 mmol/l
Der Inhalt einer Testalampulle Magnesiumsulfat (10 mmol/l) wird in Wasser zu 2,0000 l gelöst.
Die Vergleichslösung ist in einer Flasche aus geeignetem Plast (Polyethylen oder Polypropylen) aufzubewahren. Sie ist 12 Monate verwendbar.

Magnesiumchlorid-6-Wasser puriss.

$MgCl_2 \cdot 6\ H_2O$ (203,3)

Magnesiumchloridlösung (50 mmol/l)

10,170 g/1,000 l

Magnesiumchlorid-RL

Magnesiumchlorid: 2,5 mol/l
508,3 g Magnesiumchlorid-6-Wasser und 1,0 g Natriumazid werden in Wasser zu 1,000 l gelöst.

Magnesiumchlorid-Wolframatophosphorsäure-RL

Dodekawolframatophosphorsäure: 15,3 mmol/l
Magnesiumchlorid: 500 mmol/l
1 Volumenteil Magnesiumchlorid-RL und 4 Volumenteile Wolframatophosphorsäure-RL werden gemischt.
Die Reagenzlösung ist 7 d verwendbar.

Magnesiumcitrat-x-Wasser für die Mikrobiologie

$C_{12}H_{10}Mg_3O_{14} \cdot x\ H_2O$ (451,1, wasserfreie Substanz)

Magnesiumhydroxidcarbonat puriss.

$4\ MgCO_3 \cdot Mg(OH)_2$ (215,5)

Magnesiumperchlorat p. a. granuliert für Trockenzwecke

$Mg(ClO_4)_2$ (223,2)

Magnesiumsulfat-7-Wasser puriss.

$MgSO_4 \cdot 7\ H_2O$ (246,5)

Magnesiumsulfatlösung (1,22 mol/l)

300 g/1,000 l

Magnesiumsulfatlösung (162 mmol/l) f. Kulturmedien

40,0 g/1,000 l

Magnesiumsulfatlösung (150 mmol/l)

37,00 g/1,000 l

Magon-RL

Magonsulfonat: 195 µmol/l
100 mg Magonsulfonat werden in Ethanol zu 1,000 l gelöst.

Magon-RL*

Dinatriumtetraborat: 13,1 mmol/l
Magonsulfonat: 97,4 µmol/l
Gleiche Volumenteile Dinatriumtetraborat-Puffer und Magon-RL werden gemischt. Die Reagenzlösung ist unmittelbar vor der Verwendung zu bereiten. Sie ist 1 h verwendbar.

Magonsulfonat

3-[3-(2,4-Dimethyl-anilinocarbonyl)-2-hydroxy-naphth-1-yl-Δ20]-4-hydroxy-benzensulfonsäure, Natrium-Salz
$C_{25}H_{20}N_3NaO_6S$ (513,5)

Malachitgrün p. a.
C. I. Nr. 42000

Bis[N-[4-[α-[4-(dimethylamino)phenyl]benzyliden]cyclohexa-2,5-dien-1-yliden]dimethylammonium]oxalat
$C_{48}H_{50}N_4O_4$ (747,0)

Malachitgrünlösung (30,0 g/1,000 l)

Malachitgrünlösung (20,0 g/1,000 l) f. Kulturmedien

Malat-Dehydrogenase VEB Pharmazeutisches Kombinat GERMED Dresden Arzneimittelwerk Dresden

Gehalt der Kristallsuspension: 1 mg MDH/ml Glycerol (50 %)
Spezifische Aktivität: mindestens 3,33 mol/(s · kg) Protein

Maltose-1-Wasser p. a.

$C_{12}H_{22}O_{11} \cdot H_2O$ (360,3)

Mangan(II)-chlorid-4-Wasser p. a.

$MnCl_2 \cdot 4\,H_2O$ (197,9)

Mangan(II)-sulfat-1-Wasser p. a.

$MnSO_4 \cdot H_2O$ (169,0)

Mangan(II)-sulfatlösung (3,96 mmol/l)

670 mg $\pm$ 50 mg/1,000 l

D-Mannitol — für die Mikroskopie

$C_6H_{14}O_6$ (182,2)

May-Grünwald-RL

Als May-Grünwald-RL ist zu verwenden:

May-Grünwald-Lösung — VEB Laborchemie Apolda
Spezialchemie Leipzig

2-Mercapto-ethanol — puriss.

C_2H_6OS (78,13)

Mercaptoethanol-RL

7,00 ml 2-Mercapto-ethanol werden mit Phosphat-Puffer II zu 1,000 l aufgefüllt. Die Reagenzlösung ist frisch zu bereiten.

Methanol — puriss.

CH_4O (32,04)

Methaqualon — AB — DDR

3,4-Dihydro-2-methyl-3-(2-methylphenyl)chinazolin-4-on
$C_{16}H_{14}N_2O$ (250,3)

L-Methionin — für die Chromatografie

$C_5H_{11}NO_2S$ (149,2)

Methylenblau für die Mikroskopie

3,7-Bis(dimethylamino)phenothiazin-5-ium-chlorid-3-Wasser
$C_{16}H_{18}ClN_3S \cdot 3\,H_2O$ (373,9)

Methylenblaulösung f. Transportmedien

1,00 g/1,000 l

Methylenblau-RL

20 g Methylenblau werden mit 1,000 l Ethanol versetzt. Die Mischung wird zur Sättigung unter wiederholtem Schütteln mindestens 1 d stehengelassen und danach filtriert. Das Filtrat wird als Reagenzlösung verwendet.

Methylenblau-RL*

Stammlösung: 227 ml Methylenblau-RL und 15,2 ml Kalilauge (100 mmol/l) werden gemischt. Die Mischung wird mit Wasser zu 1,000 l aufgefüllt.
Die Stammlösung ist vor Licht geschützt aufzubewahren.
Reagenzlösung: 1,00 ml Stammlösung wird mit Wasser zu 10,0 ml aufgefüllt.
Die Reagenzlösung ist frisch zu bereiten.

Methylenchlorid puriss.

Dichlormethan
CH_2Cl_2 (84,93)

Methylenchlorid, besonders gereinigtes

Methylenchlorid wird nach einem der beiden folgenden Verfahren gereinigt:
1. 1,000 l Methylenchlorid wird 1mal mit 200 ml Natronlauge (1 mol/l) und danach 2mal mit jeweils 200 ml Wasser ausgeschüttelt. Anschließend wird das Methylenchlorid 1mal mit 400 ml konzentrierter Schwefelsäure sowie 2mal mit jeweils 200 ml Wasser geschüttelt und danach mit 100 g Natriumsulfat versetzt. Die Mischung wird unter wiederholtem Schütteln 1 d stehengelassen. Das Methylenchlorid wird abgegossen und über eine Kolonne destilliert.
2. Methylenchlorid wird über eine mit 150 g Kieselgel 60 gefüllte Säule (Länge: etwa

700 mm; Durchmesser: etwa 30 mm) filtriert. Die Füllung reicht zur Reinigung von 5 l Methylenchlorid.
Besonders gereinigtes Methylenchlorid ist vor Licht geschützt aufzubewahren.

Methylgrün-Pyronin-RL

Als Methylgrün-Pyronin-RL ist zu verwenden:

Methylgrün-Pyronin-Farblösung — VEB Laborchemie Apolda Spezialchemie Leipzig

L-1-Methyl-histidin — puriss.

$C_7H_{11}N_3O_2$ (169,2)

Methylorange — Ind. oder puriss.
C. I. Nr. 13025

4'-(Dimethylamino)azobenzen-4-sulfonsäure, Natrium-Salz
$C_{14}H_{14}N_3NaO_3S$ (327,3)
pH-Wert-Bereich des Umschlagsgebiets: 3,1 bis 4,4
rot ↔ gelb

Methylorange-I
200 mg Methylorange werden in Wasser zu 1,000 l gelöst.

Methylrot — Ind.
C. I. Nr. 13020

4'-(Dimethylamino)azobenzen-2-carbonsäure
$C_{15}H_{15}N_3O_2$ (269,3)

Methylrot-RL

1,00 g Methylrot wird in Ethanol zu 1,000 l gelöst.
Die Reagenzlösung ist vor Licht geschützt aufzubewahren.

Methylthymolblau

N,N'-[3H-2,1-Benzoxathiol-3-ylidenbis[[6-hydroxy-2-methyl-5-isopropyl-2-methyl-phen-3,1-ylen]methylen]]bis[N-(carboxymethyl)glycin]-S,S-dioxid, Tetranatrium-Salz
$C_{37}H_{40}N_2Na_4O_{13}S$ (844,8)

Methylthymolblau-I

1,00 g Methylthymolblau wird mit 99,0 g Natriumchlorid anteilweise versetzt und verrieben.

Molybdat-RL

Hexaammoniumheptamolybdat: 5,83 mmol/l
Schwefelsäure: 3,27 mol/l
7,20 g Hexaammoniumheptamolybdat-4-Wasser werden in Schwefelsäure (3,28 mol/l) zu 1,000 l gelöst.

Molybdat-RL*

Hexaammoniumheptamolybdat: 911 µmol/l
Natriumazid: 12 mmol/l
o-Phenylendiamin: 24,2 mmol/l
Polyvinylpyrrolidon: 23,4 g/l
Schwefelsäure: 511 mmol/l
Thioharnstoff: 41,1 mmol/l
Triton X-100: 78,1 mg/l
25,00 ml Polyvinylpyrrolidon-RL, 5,00 ml Molybdat-RL und 2,00 ml Phenylendiamin-RL werden gemischt.
Die Reagenzlösung ist 3 bis 4 h, bei 2 bis 8 °C aufbewahrt, 12 h verwendbar.

NAD-RL

Als NAD-RL ist zu verwenden:
Nicotinamidadenindinucleotid-RL

Nalidixinsäure pharm.

1-Ethyl-7-methyl-4-oxo-1,8-naphthyridin-3-carbonsäure
$C_{12}H_{12}N_2O_3$ (232,2)

α-Naphthol puriss.

Naphth-1-ol
$C_{10}H_8O$ (144,2)

α-Naphthol-RL

α-Naphthol: 69,3 mmol/l
10 g α-Naphthol werden in Ethanol zu 1,000 l gelöst.
Die Reagenzlösung ist bei 2 bis 8 °C und vor Licht geschützt aufzubewahren. Sie ist 10 d verwendbar.

α-Naphthol-RL*

α-Naphthol: 394 mmol/l
60 g α-Naphthol werden in 1,000 l einer Mischung aus 1 Volumenteil Ethanol und 3 Volumenteilen Wasser gelöst.
Die Reagenzlösung ist bei 2 bis 8 °C und vor Licht geschützt aufzubewahren. Sie ist 1 Monat verwendbar.

α-Naphthylacetat f. histochemische Zwecke

Essigsäure-naphth-1-ylester
$C_{12}H_{10}O_2$ (186,2)

Naphthylacetat-Echtblausalz-RL

α-Naphthylacetat: etwa 1 mmol/l
200 mg α-Naphthylacetat werden in 4,00 ml Aceton gelöst. Die Lösung wird unter ständigem Rühren mit 1,000 l Phosphat-Puffer VII und danach mit 2,00 g Echtblausalz BB versetzt und filtriert.
Die Reagenzlösung ist frisch zu bereiten.

Naphthylacetat-Echtrotsalz-RL

α-Naphthylacetat: etwa 1 mmol/l
200 mg α-Naphthylacetat werden in 4,00 ml Aceton gelöst. Die Lösung wird unter ständigem Rühren mit 1,000 l Phosphat-Puffer VII und danach mit 2,00 g Echtrotsalz TR versetzt und filtriert.
Die Reagenzlösung ist frisch zu bereiten.

α-Naphthylamin pur.

Naphth-1-ylamin
$C_{10}H_9N$ (143,2)

α-Naphthylamin-RL

α-Naphthylamin: 5,59 mmol/l
800 mg ± 50 mg α-Naphthylamin werden in 800 ml siedendem Wasser unter Rühren gelöst. Nach dem Abkühlen auf 20 °C ± 5 K wird die überstehende, klare Flüssigkeit abgetrennt, mit 200 ml konzentrierter Essigsäure versetzt und mit Wasser zu 1,000 l aufgefüllt.
Die Reagenzlösung ist bei 2 bis 8 °C und vor Licht geschützt aufzubewahren.

α-Naphthylamin-RL*

α-Naphthylamin: 34,8 mmol/l
5,0 g α-Naphthylamin werden in 1,000 l Essigsäure (5 mol/l) gelöst.
Die Reagenzlösung ist bei 2 bis 8 °C und vor Licht geschützt aufzubewahren.

α-Naphthylphosphat, Dinatrium-Salz f. histochemische Zwecke

Phosphorsäure-naphth-1-ylester, Dinatrium-Salz
$C_{10}H_7Na_2O_4P$ (268,1)

Naphthylphosphat-Echtblausalz-RL

α-Naphthylphosphat: 932 µmol/l
250 mg α-Naphthylphosphat, Dinatrium-Salz, und 1,00 g Echtblausalz BB werden in Barbital-Natrium-Puffer I zu 1,000 l gelöst.

Natrium puriss.

Na (22,99)

Natrium-VL VEB Laborchemie Apolda
Feinchemie Sebnitz

Natrium: 500 mmol/l
oder
29,221 g getrocknetes Natriumchlorid werden in Wasser zu 1,0000 l gelöst.
Die Vergleichslösung ist in einer Flasche aus geeignetem Plast (Polyethylen oder Polypropylen) aufzubewahren.

Natrium-VL*

Natrium: 10 mmol/l
20,00 ml Natrium-VL werden mit Wasser zu 1,0000 l aufgefüllt.
Die Vergleichslösung ist in einer Flasche aus geeignetem Plast (Polyethylen oder Polypropylen) aufzubewahren.

Natriumacetat-3-Wasser puriss.

$C_2H_3NaO_2 \cdot 3\,H_2O$ (136,1)

Natriumacetatlösung (2,57 mol/l)

350 g/1,000 l

Natriumacetatlösung (500 mmol/l)

68 g/1,000 l
Die Lösung ist bei 2 bis 8 °C aufzubewahren. Sie ist 1 Monat verwendbar.

Natriumacetatlösung (99,9 mmol/l)

13,6 g/1,000 l
Die Lösung ist bei 2 bis 8 °C aufzubewahren. Sie ist 1 Monat verwendbar.

Natriumacetat-RL

Natriumacetat: etwa 7,7 mol/l
950 g Natriumacetat-3-Wasser werden in 1,000 l Wasser gelöst. Die Lösung wird mit 100 g Natriumacetat-3-Wasser versetzt und zur Sättigung unter wiederholtem Schütteln mindestens 2 h stehengelassen.
Bei Bedarf wird eine entsprechende Menge der überstehenden, klaren Lösung entnommen und als Reagenzlösung verwendet.

Natriumacetat-RL*

Natriumacetat: 1,91 mol/l
260,000 g Natriumacetat-3-Wasser werden in 500 ml Wasser gelöst. Nach Zusatz von 75,0 ml konzentrierter Essigsäure wird die Lösung mit Wasser zu 1,0000 l aufgefüllt.

Natrium-anthrachinon-2-sulfonat puriss.

$C_{14}H_7NaO_5S$ (310,3)

Natriumazid

NaN_3 (65,01)

Natriumazidlösung (769 mmol/l)

50 g/1,000 l

Natriumazidlösung (7,69 mmol/l)

500 mg ± 50 mg/1,000 l

Natriumbenzoat AB — DDR

$C_7H_5NaO_2$ (144,2)

Natriumcarbonat puriss.

Na_2CO_3 (106,0)

Natriumcarbonat-10-Wasser puriss.

$Na_2CO_3 \cdot 10\ H_2O$ (286,1)

Natriumcarbonat, getrocknetes

Natriumcarbonat wird pulverisiert und bei 120 °C bis zur Massekonstanz getrocknet.

Natriumcarbonatlösung (350 mmol/l)

100,0 g Natriumcarbonat-10-Wasser werden in Wasser zu 1,000 l gelöst.

Natriumcarbonatlösung (189 mmol/l)

54,0 g Natriumcarbonat-10-Wasser werden in Wasser zu 1,000 l gelöst.

Natriumcarbonatlösung (105 mmol/l)

30,0 g Natriumcarbonat-10-Wasser werden in Wasser zu 1,000 l gelöst.

Natriumcarbonatlösung (100 mmol/l)

28,610 g Natriumcarbonat-10-Wasser werden in Wasser zu 1,0000 l gelöst.

Natriumcarbonatlösung (52,4 mmol/l)

15,0 g Natriumcarbonat-10-Wasser werden in Wasser zu 1,000 l gelöst.

Natriumchlorid puriss.

NaCl (58,44)

Natriumchlorid, getrocknetes

Natriumchlorid wird pulverisiert und bei 130 °C bis zur Massekonstanz getrocknet.

Natriumchloridlösung (1,54 mol/l)

90,0 g/1,000 l

Natriumchloridlösung (599 mmol/l)

35,0 g/1,000 l

Natriumchloridlösung (154 mmol/l)

9,00 g/1,000 l

Natriumchlorid-RL

Natriumchlorid: 6,14 mol/l
320 g Natriumchlorid werden in 1,000 l Wasser gelöst. Die Lösung wird mit 80 g Natriumchlorid versetzt und zur Sättigung mindestens 2 h stehengelassen.
Bei Bedarf wird eine entsprechende Menge der überstehenden, klaren Lösung entnommen und als Reagenzlösung verwendet.

Natriumchlorid-RL*

Natriumchlorid: 140 mmol/l
Salzsäure: 99,6 mmol/l
8,182 g Natriumchlorid werden in Salzsäure (100 mmol/l) zu 1,000 l gelöst.

Natriumchlorid-Infusionslösung 154 VEB Serumwerk Bernburg

Natriumchlorid-Natriumazid-RL

Natriumazid: 7,61 mmol/l
Natriumchlorid: 1,52 mol/l
1,000 l Natriumchloridlösung (1,54 mol/l) wird mit 10 ml Natriumazidlösung (769 mmol/l) versetzt.

Natriumchlorid-Natriumazid-RL*

Natriumazid: 761 µmol/l
Natriumchlorid: 152 mmol/l
100,0 ml Natriumchlorid-Natriumazid-RL werden mit Wasser zu 1,000 l aufgefüllt. Vor Gebrauch ist die Reagenzlösung durch einen Glasfiltertrichter POR 16 (G 4) zu filtrieren.

Natriumchlorid-Phosphat-RL pH-Wert: 7,2 bis 7,3

Stammlösung:
Dinatrium-hydrogen-phosphat: 77 mmol/l
Natriumchlorid: 1,54 mol/l
Natrium-dihydrogen-phosphat: 17,4 mmol/l

Reagenzlösung:
Dinatrium-hydrogen-phosphat: 7,7 mmol/l
Natriumchlorid: 154 mmol/l
Natrium-dihydrogen-phosphat: 1,74 mmol/l

Stammlösung: 90,00 g Natriumchlorid, 13,70 g Dinatrium-hydrogen-phosphat-2-Wasser und 2,400 g Natrium-dihydrogen-phosphat-1-Wasser werden in Wasser zu 1,000 l gelöst.

Die Stammlösung ist bei 2 bis 15 °C aufzubewahren.
Reagenzlösung: 1 Volumenteil Stammlösung wird mit 9 Volumenteilen Wasser gemischt.
Die Reagenzlösung ist frisch zu bereiten.

Natriumchlorid-Triton-RL

Natriumchlorid: 154 mmol/l
100,0 ml Natriumchloridlösung (1,54 mol/l) werden mit Wasser zu 1,000 l aufgefüllt. Zu dieser Lösung werden 2,50 ml Triton-X-100-Lösung (100 g/1,000 l) gegeben. Diese Lösung wird durch einen Glasfiltertrichter POR 40 (G 3) filtriert. Das Filtrat wird als Reagenzlösung verwendet.
Die Reagenzlösung ist 24 d verwendbar.

Natriumchlorid-Tween-RL

Natriumchlorid: 154 mmol/l
1,000 l Natriumchloridlösung (154 mmol/l) wird mit 500 µl Tween-20-Lösung I versetzt.

Natriumchlorid-Tween-RL*

Natriumchlorid: 154 mmol/l
100,0 ml Natriumchloridlösung (1,54 mol/l) werden mit Wasser zu 1,000 l aufgefüllt. Nach Zusatz von 1,0 ml Tween-80-Lösung (50,0 g/1,000 l) wird die Lösung durch einen Glasfiltertrichter POR 40 (G 3) filtriert.
Die Reagenzlösung ist 1 d verwendbar.

Natriumchlorid-Tween-RL**

Natriumchlorid: 154 mmol/l
100,0 ml Natriumchloridlösung (1,54 mol/l) werden mit Wasser zu 1,000 l aufgefüllt. Nach Zusatz von 1,0 ml Tween-20-Lösung I wird die Mischung durch einen Glasfiltertrichter POR 40 (G 3) filtriert.
Die Reagenzlösung ist 1 d verwendbar.

Natriumchlorid-VL

Natriumchlorid: 400 mOsmol/kg
12,687 g getrocknetes Natriumchlorid werden in 1,0000 l Wasser gelöst.
Die Vergleichslösung ist bei 2 bis 8 °C aufzubewahren.

Natriumcitrat-2-Wasser AB — DDR

$C_6H_5Na_3O_7 \cdot 2\,H_2O$ (294,1)

Natriumcitratlösung (170 mmol/l)

50,0 g/1,000 l

Natriumcitratlösung (100 mmol/l)

29,5 g/1,0000 l

Natriumcitrat-RL

Natriumcitrat: 105 mmol/l
Als Natriumcitrat-RL sind zu verwenden:

„Natrium citricum"-Ampullen z. Labordiagnostik
Natriumcitrat-2-Wasser: 31 g/1,000 l

Natrium-diethyldithiocarbamat-3-Wasser p. a.

$C_5H_{10}NNaS_2 \cdot 3\,H_2O$ (225,3)

Natriumdiethyldithiocarbamat-RL

Natrium-diethyldithiocarbamat: 100 mmol/l
22,6 g Natrium-diethyldithiocarbamat-3-Wasser werden in einem 1-l-Meßkolben in 500 ml Wasser gelöst und mit 100 ml Essigsäurebutylester 2 min geschüttelt. Durch

weiteres Auffüllen mit Wasser wird die obere Phase in den Hals des Meßkolbens gebracht und anschließend abgesaugt. Nach 30 min wird der restliche Teil der oberen Phase abgesaugt und die im Meßkolben verbleibende Lösung mit Wasser zu 1,000 l aufgefüllt.
Auftretende Niederschläge werden vor der Verwendung der Reagenzlösung durch Absaugen über einen Glasfiltertrichter entfernt.
Die Reagenzlösung ist bei 2 bis 8 °C aufzubewahren. Sie ist 20 d verwendbar.

Natrium-dihydrogen-phosphat-1-Wasser puriss.

$NaH_2PO_4 \cdot H_2O$ (138,0)

Natriumdihydrogenphosphatlösung (3 mol/l)

414,0 g Natrium-dihydrogen-phosphat-1-Wasser werden in Wasser zu 1,000 l gelöst.

Natriumdihydrogenphosphatlösung (100 mmol/l)

13,8000 g Natrium-dihydrogen-phosphat-1-Wasser werden in Wasser zu 1,0000 l gelöst.

Natriumdithionit puriss.

$Na_2S_2O_4$ (174,1)

Natriumfluorid puriss.

NaF (41,99)

Natrium-glycerophosphat-5-Wasser puriss.
f. Transportmedien

$C_3H_7Na_2O_6P \cdot 5\ H_2O$ (306,1)

Natrium-hydrogen-carbonat puriss.

$NaHCO_3$ (84,01)

Natriumhydrogencarbonatlösung (952 mmol/l)

80,0 g/1,000 l
Die Lösung ist frisch zu bereiten.

Natriumhydrogencarbonatlösung (150 mmol/l) f. Kulturmedien

12,6 g/1,000 l
Die Lösung ist frisch zu bereiten.

Natrium-hydrogen-succinat Puffersubstanz

Bernsteinsäure, Mononatrium-Salz
$C_4H_5NaO_4$ (140,1)

Natriumhydroxid puriss.

NaOH (40,00)

Natriumhydroxid-Phosphat-Detergens-RL

Natriumhydroxid: 125 mmol/l
Trinatriumphosphat: 7,89 mmol/l
5,0 g Natriumhydroxid, 3,0 g Trinatriumphosphat-12-Wasser und 3,0 g Ditalan WO h. c. werden in sterilisiertem Wasser zu 1,000 l gelöst und mindestens 12 h stehengelassen. Anschließend wird die überstehende, klare Lösung abgegossen und als Reagenzlösung verwendet.
Die Reagenzlösung ist 14 d verwendbar.

Natriumhypochloritlösung techn.

NaClO (74,44)
Der Gehalt der Natriumhypochloritlösung wird wie folgt bestimmt:
In einen 500 ml Wasser enthaltenden 1-l-Meßkolben werden 10,00 ml Natriumhypochloritlösung gegeben. Dabei soll sich die Pipettenspitze dicht über der Flüssigkeitsoberfläche befinden. Die Lösung wird mit Wasser zu 1,000 l aufgefüllt. 50,00 ml

dieser Lösung werden mit 5,0 ml frisch bereiteter Kaliumiodidlösung (301 mmol/l) und unmittelbar danach mit 10,0 ml Salzsäure (6 mol/l) versetzt. Das ausgeschiedene Iod wird mit Natriumthiosulfat-ML (100 mmol/l) sofort titriert. Sobald die Lösung nur noch schwach gelb gefärbt ist, werden 10 Tropfen Stärke-I hinzugefügt.

Berechnung
Millimol Natriumhypochlorit je Liter Natriumhypochloritlösung = a · 100
a = Anzahl Milliliter verbrauchter Natriumthiosulfat-ML (100 mmol/l).

Die Lösung ist bei 2 bis 8 °C und vor Licht geschützt aufzubewahren.

Natriumhypochlorit-RL

Natriumhypochlorit: 33,6 mmol/l
Natriumhypochloritlösung wird mit so viel Wasser verdünnt, daß der Gehalt an Natriumhypochlorit 67,2 mmol/l beträgt. Diese Lösung wird mit dem gleichen Volumen Natronlauge (5 mol/l) versetzt. Die Mischung wird als Reagenzlösung verwendet.
Die Reagenzlösung ist bei 2 bis 8 °C und vor Licht geschützt aufzubewahren.

Natriumhypochlorit-RL*

Natriumhypochlorit: 672 mmol/l
Natriumhypochloritlösung wird mit so viel Wasser verdünnt, daß der Gehalt an Natriumhypochlorit 672 mmol/l beträgt.
Die Reagenzlösung ist bei 2 bis 8 °C und vor Licht geschützt aufzubewahren.

Natriumiodid p. a.

NaI (149,9)

Natriumnitrat puriss.

$NaNO_3$ (84,99)

Natriumnitrat-RL

Natriumnitrat: 10 mmol/l
2,50 g Tween 80 und 850 mg ± 50 mg Natriumnitrat werden in Phosphat-Puffer XIV

zu 1,000 l gelöst. Anschließend wird die Lösung bei 100 °C unter Rückflußkühlung 30 min erhitzt und danach auf 20 °C ± 5 K abgekühlt.
Die Reagenzlösung ist bei 2 bis 8 °C und vor Licht geschützt aufzubewahren.

Natriumnitrit puriss.

$NaNO_2$ (69,00)

Natriumnitritlösung (362 mmol/l)

25,0 g/1,000 l
Die Lösung ist vor Licht geschützt aufzubewahren.

Natriumnitritlösung (25,1 mmol/l)

1,73 g/1,000 l
Die Lösung ist vor Licht geschützt aufzubewahren.

Natriumnitrit-Sulfanilsäure-RL

Natriumnitrit: 4,18 mmol/l
Salzsäure: 150 mmol/l
Sulfanilsäure: 24,1 mmol/l
1 Volumenteil Natriumnitritlösung (25,1 mmol/l) und 5 Volumenteile Sulfanilsäure-RL werden gemischt.
Die Reagenzlösung ist frisch zu bereiten.

Natriumpropanolat-RL

Natrium-propan-2-olat: 50 mmol/l
Natrium wird mit einem scharfen Messer von anhaftendem Paraffin und Natriumcarbonat befreit, sofort mit einer Genauigkeit von 1 Milligramm gewogen und anschließend in Propan-2-ol gegeben. Danach wird auf das aus der Einwaage berechnete Volumen aufgefüllt (1,15 g Natrium/1,000 l Propan-2-ol).
Die Reagenzlösung ist bei 2 bis 8 °C aufzubewahren. Sie darf nicht zu stark getrübt sein.
Beim Arbeiten mit Natrium sind die erforderlichen Sicherheitsmaßnahmen zu beachten.

Natriumpyruvat f. biochemische Zwecke

Brenztraubensäure, Natrium-Salz
$C_3H_3NaO_3$ (110,1)

Natriumpyruvatlösung (90,8 mmol/l) f. Kulturmedien

10,0 g/1,000 l

Natriumsulfat puriss.

Na_2SO_4 (142,0)

Natriumsulfat-10-Wasser puriss.

$Na_2SO_4 \cdot 10\ H_2O$ (322,2)

Natriumsulfat-Quecksilber(II)-chlorid-RL

Natriumchlorid: 171 mmol/l
Natriumsulfat: 77,6 mmol/l
Quecksilber(II)-chlorid: 9,21 mmol/l
25,0 g Natriumsulfat-10-Wasser, 10,0 g Natriumchlorid und 2,50 g Quecksilber(II)-chlorid werden in Wasser zu 1,000 l gelöst.

Natriumsulfat-Sulfosalicylsäure-RL

Natriumsulfat: 497 mmol/l
Sulfosalicylsäure: 197 mmol/l
50,0 g Sulfosalicylsäure-2-Wasser und 160,0 g Natriumsulfat-10-Wasser werden in Wasser zu 1,000 l gelöst.
Die Reagenzlösung ist vor Licht geschützt aufzubewahren.

Natriumsulfit-7-Wasser p. a.

$Na_2SO_3 \cdot 7\ H_2O$ (252,2)

Natriumtetraiodobismutat (III)-RL

Stammlösung: 2,60 g basisches Bismutcarbonat, 7,0 g Natriumiodid und 25,0 ml konzentrierte Essigsäure werden gemischt. Die Mischung wird unter wiederholtem Schwenken zum Sieden erhitzt, danach mindestens 12 h stehengelassen und anschließend filtriert.
Reagenzlösung: 20,0 ml Stammlösung werden mit 50,0 ml konzentrierter Essigsäure und 120,0 ml Essigsäureethylester versetzt.
Die Reagenzlösung ist frisch zu bereiten.

Natriumtetroxoiodat p. a.

$NaIO_4$ (213,9)

Natriumtetroxoiodatlösung (20 mmol/l)

4,280 g/1,000 l
Die Lösung ist bei 2 bis 8 °C aufzubewahren. Sie ist 1 Monat verwendbar.

Natrium-thioglycolat für die Mikrobiologie

$C_2H_3NaO_2S$ (114,1)

Natriumthioglycolatlösung (131 mmol/l) f. Kulturmedien

15,0 g/1,000 l

Natriumthiosulfat-5-Wasser p. a.

$Na_2S_2O_3 \cdot 5\,H_2O$ (248,2)

Natriumvanadat (V) puriss.

$NaVO_3$ (121,9)

Natriumvanadat-Schwefelsäure-RL

Natriumvanadat(V): 911 mmol/l
111,0 g Natriumvanadat(V) werden in 460 ml Wasser gelöst. Die Lösung wird mit konzentrierter Schwefelsäure zu 1,000 l aufgefüllt.

Natronlauge (12 mol/l)

480 g Natriumhydroxid werden unter Kühlen in Wasser zu 1,000 l gelöst.
Ist die Lösung getrübt, wird sie entweder zentrifugiert oder mindestens 1 d stehengelassen. Anschließend wird die überstehende, klare Lösung abgegossen und in einer Flasche aus geeignetem Plast (Polyethylen oder Polypropylen) aufbewahrt.

Natronlauge (11,2 mol/l)

448,6 g Natriumhydroxid werden unter Kühlen in Wasser zu 1,000 l gelöst.
Die Natronlauge ist in einer Flasche aus geeignetem Plast (Polyethylen oder Polypropylen) aufzubewahren.

Natronlauge (7 mol/l)

280 g Natriumhydroxid werden in kohlendioxidfreiem Wasser zu 1,000 l gelöst.

Natronlauge (5 mol/l)

200 g Natriumhydroxid werden in kohlendioxidfreiem Wasser zu 1,000 l gelöst.

Natronlauge (3 mol/l)

120 g Natriumhydroxid werden in kohlendioxidfreiem Wasser zu 1,000 l gelöst.

Natronlauge (2,5 mol/l)

100 g Natriumhydroxid werden in kohlendioxidfreiem Wasser zu 1,000 l gelöst.

Natronlauge (2 mol/l)

80,0 g Natriumhydroxid werden in kohlendioxidfreiem Wasser zu 1,000 l gelöst.

Natronlauge (1 mol/l)

40,0 g Natriumhydroxid werden in kohlendioxidfreiem Wasser zu 1,000 l gelöst.

Natronlauge (750 mmol/l)

30,0 g Natriumhydroxid werden in kohlendioxidfreiem Wasser zu 1,000 l gelöst.

Natronlauge (500 mmol/l)

20,0 g Natriumhydroxid werden in kohlendioxidfreiem Wasser zu 1,000 l gelöst.

Natronlauge (200 mmol/l)

8,0 g Natriumhydroxid werden in kohlendioxidfreiem Wasser zu 1,000 l gelöst.

Natronlauge (100 mmol/l)

Natronlauge (100 mmol/l) ist unter Verwendung einer entsprechenden Testalampulle mit kohlendioxidfreiem Wasser herzustellen.

Natronlauge (50 mmol/l)

500,0 ml Natronlauge (100 mmol/l) werden mit kohlendioxidfreiem Wasser zu 1,000 l aufgefüllt.

Natronlauge (40 mmol/l)

400,0 ml Natronlauge (100 mmol/l) werden mit kohlendioxidfreiem Wasser zu 1,000 l aufgefüllt.

Natronlauge (20 mmol/l)

200,0 ml Natronlauge (100 mmol/l) werden mit kohlendioxidfreiem Wasser zu 1,000 l aufgefüllt.
Natronlauge (20 mmol/l) ist frisch zu bereiten.

Natronlauge-RL

Stammlösung:
Natriumhydroxid: 62,5 mmol/l
Stammlösung: 2,50 g Natriumhydroxid werden in Wasser zu 1,000 l gelöst.
Reagenzlösung: Die Stammlösung wird mit so viel Wasser verdünnt, daß bei der Titration der Mischung aus 1,00 ml Zinksulfatlösung (348 mmol/l), 5,0 ml Wasser und 1 Tropfen Phenolphthalein-I bis zur Rosafärbung 10,8 bis 11,2 ml der Verdünnung verbraucht werden.
Die Reagenzlösung ist 1 Monat verwendbar.

Neutralbalsam

Als Neutralbalsam ist zu verwenden:

Kanadabalsam VEB Laborchemie Apolda
Spezialchemie Leipzig

Neutralrot Ind.;
C. I. Nr. 50040

3-Amino-6-dimethylamino-2-methyl-phenazin-hydrochlorid
$C_{15}H_{17}ClN_4$ (288,8)

Neutralrotlösung

1,00 g/1,000 l
Die Lösung ist frisch zu bereiten.

Neutralrot-RL

5,00 g Tween 80 werden mit 20,0 ml Neutralrotlösung (1,00 g/1,000 l) versetzt und mit Phosphat-Puffer XII zu 1,000 l aufgefüllt. Anschließend wird die Mischung bei 100 °C unter Rückflußkühlung 20 min erhitzt und danach auf 20 °C $\pm$ 5 K abgekühlt.
Die Reagenzlösung ist bei 2 bis 8 °C und vor Licht geschützt aufzubewahren.

Nicotinamid AB — DDR

Pyridin-3-carbonsäureamid
$C_6H_6N_2O$ (122,1)

Nicotinamid-RL f. Kulturmedien

Nicotinamid: etwa 1,6 mol/l
200,0 g Nicotinamid werden in 1,000 l Wasser gelöst.
Die Reagenzlösung ist bei 2 bis 8 °C aufzubewahren. Sie ist 14 d verwendbar.

Nicotinamid-RL*

Nicotinamid: etwa 1,6 mmol/l
200 mg ± 50 mg Nicotinamid werden in sterilisiertem Phosphat-Puffer IX zu 1,000 l gelöst.

Nicotinamid-adenin-dinucleotid VEB Pharmazeutisches Kombinat GERMED Dresden Arzneimittelwerk Dresden

$C_{21}H_{27}N_7O_{14}P_2$ (663,4)
Gehalt mindestens 85% β-NAD

Nicotinamidadenindinucleotid-RL (NAD-RL)

NAD: 75,4 mmol/l (bezogen auf 100% Gehalt an NAD)
50,0 g Nicotinamid-adenin-dinucleotid werden in kohlendioxidfreiem Wasser zu 1,000 l gelöst.
Die Reagenzlösung ist bei 2 bis 8 °C aufzubewahren. Sie ist 1 Monat verwendbar.

Nigrosin, wasserlöslich C. I. Nr. 50420 für die Mikroskopie

Ninhydrin p. a.

2,2-Dihydroxy-indan-1,3-dion
$C_9H_6O_4$ (178,2)

Ninhydrinlösung (30 mmol/l)

5,35 g/1,000 l
Die Lösung ist bei 2 bis 8 °C aufzubewahren. Sie ist 10 d verwendbar.

Ninhydrin-RL

Ninhydrin: 5,61 mmol/l
1,00 g Ninhydrin wird in 1,000 l Aceton gelöst.
Die Reagenzlösung ist vor Licht geschützt aufzubewahren.

Ninhydrin-RL*

500 µl Succinat-Puffer, 200 µl Ninhydrinlösung (30 mmol/l) und 100 µl L-Leucyl-L-alaninlösung (5 mmol/l) werden gemischt.
Die Reagenzlösung ist frisch zu bereiten.

4-Nitro-anilin puriss.

$C_6H_6N_2O_2$ (138,1)

4-Nitro-phenol p. a.

$C_6H_5NO_3$ (139,1)

4-Nitro-phenol, besonders gereinigtes

200 ml besonders gereinigtes Benzen werden im Wasserbad auf 75 °C erhitzt und bei dieser Temperatur unter ständigem Rühren mit 4-Nitro-phenol gesättigt. Die heiße, gesättigte Lösung wird durch Filterpapier der Sorte „Filtrak 388" filtriert. Das Filtrat wird nach dem Abkühlen auf 30 °C mit 250 ml besonders gereinigtem Petroläther versetzt. Die nach dem Erkalten ausgeschiedenen Kristalle werden auf einem Filterpapier der Sorte „Filtrak 388" gesammelt, mit besonders gereinigtem Petroläther gewaschen und an der Luft getrocknet. Die Kristalle dürfen höchstens schwach gelb gefärbt sein. Andernfalls ist das Umkristallisieren zu wiederholen.

Nitrophenollösung (6 mmol/l)

834,6 mg 4-Nitro-phenol werden in Wasser zu 1,000 l gelöst.
Die Lösung ist vor Licht geschützt aufzubewahren.

Nitrophenol-RL

4-Nitro-phenol: 144 mmol/l
20,00 g besonders gereinigtes 4-Nitro-phenol werden mit 10,0 ml besonders gereinigtem Ethanol versetzt und unter Erwärmen auf 40 bis 60 °C im Wasserbad in 600 ml Chloroform gelöst. Die auf 20 °C ± 5 K abgekühlte Lösung wird mit Chloroform zu 1,000 l aufgefüllt.
Die Reagenzlösung ist bei 2 bis 8 °C und vor Licht geschützt aufzubewahren.

Nitrophenol-VL

4-Nitro-phenol: 6 mmol/l
834,6 mg 4-Nitro-phenol werden in Natronlauge (20 mmol/l) zu 1,0000 l gelöst.
Die Vergleichslösung ist vor Licht geschützt aufzubewahren. Sie ist 1 Monat verwendbar.

Nitrophenol-VL*

4-Nitro-phenol: 3 mmol/l
417,0 mg 4-Nitro-phenol werden in 1,0000 l Natronlauge (50 mmol/l) gelöst.
Die Vergleichslösung ist vor Licht geschützt aufzubewahren. Sie ist 1 Monat verwendbar.

4-Nitro-phenyl-antidiazotat, Mononatrium-Salz z. Labordiagnostik

$C_6H_4N_3NaO_3$ (189,1)

Nitrophenylantidiazotat-RL

4-Nitro-phenyl-antidiazotat: 3,97 mmol/l
30,0 mg 4-Nitro-phenyl-antidiazotat, Mononatrium-Salz, werden in 19,0 ml Wasser gelöst. Die Lösung wird mit 1,00 ml Salzsäure (1 mol/l) versetzt. Danach wird die Lösung mit 20,0 ml Kaliumcarbonatlösung (724 mmol/l) versetzt.
Die Reagenzlösung ist frisch zu bereiten.

Nitrophenyldiazoniumchlorid-RL

5,00 g 4-Nitro-anilin werden mit 100 ml Wasser sowie 15 bis 20 ml konzentrierter Salzsäure versetzt. Die Mischung wird im Wasserbad erhitzt, bis eine Lösung entstanden ist. Die Lösung wird zu 800 ml Wasser mit einer Temperatur von 75 bis 95 °C gegeben, danach auf 20 °C ± 5 K und vor Licht geschützt abgekühlt und filtriert. Anschließend wird die Lösung mit 100 ml Natriumnitritlösung (362 mmol/l) versetzt.
Die Reagenzlösung ist frisch zu bereiten.

2-Nitro-phenyl-β-D-galactopyranosid f. biochemische Zwecke

$C_{12}H_{15}NO_8$ (301,3)

Nitrophenylgalactopyranosid-RL (ONPG-RL) pH-Wert: 7,0 ± 0,1

Lösung 1:
6,10 g Natrium-dihydrogen-phosphat-1-Wasser werden in 45 ml Wasser gelöst. Die Lösung ist mit Natronlauge (12 mol/l) auf den pH-Wert einzustellen und mit Wasser zu 50,0 ml aufzufüllen.

Lösung 2:
80 mg 2-Nitro-phenyl-β-D-galactopyranosid werden in 15,0 ml Wasser gelöst.

5,0 ml Lösung 1 werden mit Lösung 2 gemischt. Der pH-Wert ist mit Salzsäure (1 mol/l) oder Natronlauge (100 mmol/l) einzustellen.
Die Reagenzlösung ist bei 2 bis 8 °C und vor Licht geschützt aufzubewahren. Sie ist 14 d verwendbar.

4-Nitro-phenyl-glycerol VEB Berlin-Chemie

1-(4-Nitro-phenyl)propan-1,2,3-triol
$C_9H_{11}NO_5$ (213,2)

4-Nitro-phenyl-phosphat, Dinatrium-Salz z. Labordiagnostik

$C_6H_4NNa_2O_6P \cdot x\ H_2O$ (263,1; wasserfrei)
Gehalt an wasserfreiem 4-Nitro-phenyl-phosphat mindestens 60 %.

Nonan

VEB Petrolchemisches
Kombinat Schwedt
TGL 18691/01

C_9H_{20} (128,2)

Nonan-Propanol-RL

4 Volumenteile Nonan und 7 Volumenteile Propan-2-ol werden gemischt.

Noramidopyrinmethansulfonat

Analgin
AB — DDR

N-(2,3-Dimethyl-5-oxo-1-phenyl-pyrazol-4-yl)methylaminomethansulfonsäure-1-Wasser, Mononatrium-Salz
$C_{13}H_{16}N_3NaO_4S \cdot H_2O$ (351,4)

Nystatin

AB — DDR

$C_{47}H_{75}NO_{17}$ (926,1)

Orcin puriss.

3,5-Dihydroxy-toluen-1-Wasser
$C_7H_8O_2 \cdot H_2O$ (142,2)

Orcin-RL

Eisen(III)-chlorid: 4 mmol/l
Orcin: 20 mmol/l
Salzsäure: 11,9 mol/l
2,84 g Orcin werden mit 10,00 ml Eisen(III)-chloridlösung (400 mmol/l) versetzt und mit konzentrierter Salzsäure zu 1,000 l aufgefüllt.
Die Reagenzlösung ist bei 2 bis 8 °C und vor Licht geschützt aufzubewahren. Sie ist 7 d verwendbar.

DL-Ornithin-monohydrochlorid für die Chromatografie

$C_5H_{13}ClN_2O_2$ (168,6)

Papain Verdauungskraft 1:350

Papain-RL

100 g Papain werden mit 1,000 l Salzsäure (50 mmol/l) angerieben. Die Mischung wird bei 2 bis 8 °C 18 bis 24 h stehengelassen und anschließend bei einer $\overline{\text{RZB}}$ von 1000 bis 2000 zentrifugiert. Die klare, überstehende Flüssigkeit wird abpipettiert und als Reagenzlösung verwendet.
Die Reagenzlösung ist bei 2 bis 8 °C aufzubewahren. Sie ist 21 d verwendbar.

Papain-RL*

x ml Papain-RL werden mit Phosphat-Puffer II zu 5,0 ml aufgefüllt und mit 10,0 ml Natriumchloridlösung (154 mmol/l) versetzt. Die Reagenzlösung ist unmittelbar vor der Verwendung zu bereiten.
x ml Papain-RL = kleinstes Volumen Papain-RL, das mit 0D-Testerythrozyten den höchsten Agglutinationstiter, mit 0d-Testerythrozyten hingegen negative Reaktion zeigt (s. „Auswertung").
Die zur Herstellung der Reagenzlösung zu verwendende Anzahl Milliliter Papain-RL ist von der Aktivität des Papains abhängig und für jede Charge Papain wie folgt zu bestimmen:

Testlösungen
In 8 graduierte Reagenzgläser, die mit den Ziffern 1 bis 8 gekennzeichnet sind, werden in dieser Reihenfolge 0,050, 0,250, 0,400, 0,500, 0,600, 1,00, 2,50 und 4,00 ml Papain-RL gegeben. Der Inhalt jedes Reagenzglases wird mit Phosphat-Puffer II zu 5,0 ml aufgefüllt und mit 10,0 ml Natriumchloridlösung (154 mmol/l) versetzt. Die Mischungen werden als Testlösungen 1 bis 8 verwendet.

Erythrozytenaufschwemmungen
0D-Testerythrozyten und 0d-Testerythrozyten werden je 1mal mit Natriumchloridlösung (154 mmol/l) gewaschen, wobei sie jeweils mit einer Menge der Natriumchloridlösung aufzuschwemmen sind, die mindestens der 100fachen Menge ihres Volumens entspricht. Die Aufschwemmungen sind jeweils bei einer $\overline{\text{RZB}}$ von 1000 bis 2000 5 min zu zentrifugieren.
Danach wird jeweils 1 Volumenteil des letzten 0D-Testerythrozytensediments mit 6 Volumenteilen einer der Testlösungen 1 bis 8 versetzt. Die 8 Mischungen werden bei 37 °C ± 1 K 1 h stehengelassen. Anschließend werden die Erythrozyten 2mal, wie vorstehend angegeben, mit Natriumchloridlösung (154 mmol/l) gewaschen. Aus 5 Volumenteilen des jeweiligen Erythrozytensediments und 95 Volumenteilen Natriumchlorid-

lösung (154 mmol/l) werden dann 8 Erythrozytenaufschwemmungen hergestellt und der jeweils verwendeten Testlösung entsprechend mit D 1 bis D 8 gekennzeichnet. In gleicher Weise wird das letzte 0d-Testerythrozytensediment behandelt. Diese 8 Erythrozytenaufschwemmungen sind mit d 1 bis d 8 zu kennzeichnen.

Testserumverdünnungen
Von Blutgruppentestserum „Anti-D“ wird mit AB-Mischserum eine Verdünnungsreihe nach der geometrischen Reihe 2^n bis zur Verdünnungsstufe 1:512 hergestellt.

Prüfung
Von jeder der 10 Verdünnungsstufen des Blutgruppentestserums „Anti-D“ werden jeweils 8 Tropfen einzeln nebeneinander auf eine Testplatte gegeben und jeweils mit 1 Tropfen einer der Erythrozytenaufschwemmungen D 1 bis D 8 gemischt. Die 80 Mischungen werden in feuchter Kammer bei 37 °C ± 1 K 30 min stehengelassen. Anschließend wird für jede der Erythrozytenaufschwemmungen D 1 bis D 8 die höchste Verdünnungsstufe des Blutgruppentestserums „Anti-D“, die noch eine Agglutination dieser Erythrozyten hervorgerufen hat, ermittelt.
In gleicher Weise werden 80 Mischungen aus den 10 Verdünnungsstufen des Blutgruppentestserums „Anti-D“ und den Erythrozytenaufschwemmungen d 1 bis d 8 hergestellt und behandelt.

Auswertung
Zur Auswertung werden die mit den Erythrozytenaufschwemmungen D 1 bis D 8 erhaltenen Ergebnisse einerseits und die mit den Erythrozytenaufschwemmungen d 1 bis d 8 erhaltenen Ergebnisse andererseits jeweils in ein Koordinatensystem eingetragen, wobei anstelle der jeweiligen Erythrozytenaufschwemmungen das in der entsprechenden Testlösung enthaltene Volumen Papain-RL einzusetzen und über der dazugehörigen höchsten Verdünnungsstufe des Blutgruppentestserums „Anti-D“ aufzutragen ist. Die einzelnen Punkte werden durch einen Kurvenzug verbunden.

Papain-RL**

5,00 g Papain werden mit 25,0 ml Salzsäure (50 mmol/l) angerieben. Die Mischung wird bei 2 bis 8 °C 12 bis 18 h stehengelassen und anschließend bei einer $\overline{\text{RZB}}$ von 1000 bis 2000 zentrifugiert. Die überstehende, klare Lösung wird abgetrennt und nach Zusatz von 175 ml Phosphat-Puffer II mit Natriumchloridlösung (154 mmol/l) zu 1,000 l aufgefüllt.
Die Reagenzlösung ist bei 2 bis 8 °C aufzubewahren. Sie ist 3 h verwendbar. Sie kann in Einzelportionen in gut verschließbaren Gefäßen eingefroren und bei −18 °C oder einer Temperatur darunter aufbewahrt werden. Wiederholtes Einfrieren ist unzulässig.

Papain-Cystein-RL

z. Labordiagnostik
Staatliches Institut für Immunpräparate und Nährmedien

Paraffin, dickflüssig

AB — DDR

Pentan

p. a.

C_5H_{12} (72,15)

Pepton, pankreatisches

AB — DDR
f. Kulturmedien

Perchlorsäure, konzentrierte

puriss.
TGL 9578/01

$HClO_4$ (100,5)
Gehalt 70 % $HClO_4$
Gehalt 11,6 mol $HClO_4$/l

Perchlorsäure (3,36 mol/l)

290,0 ml konzentrierte Perchlorsäure werden mit Wasser zu 1,000 l aufgefüllt.

Perchlorsäure (2 mol/l)

172,0 ml konzentrierte Perchlorsäure werden mit Wasser zu 1,000 l aufgefüllt.

Perchlorsäure (1 mol/l)

86,0 ml konzentrierte Perchlorsäure werden mit Wasser zu 1,000 l aufgefüllt.

Perchlorsäure (580 mmol/l)

50,0 ml konzentrierte Perchlorsäure werden mit Wasser zu 1,000 l aufgefüllt.

Perchlorsäure (336 mmol/l)

29,0 ml konzentrierte Perchlorsäure werden mit Wasser zu 1,000 l aufgefüllt.

Peressigsäure

Als Peressigsäure ist zu verwenden:

Wofasteril — VEB Chemiekombinat Bitterfeld

Peressigsäurespiritus SR

Periodsäure — puriss.

H_5IO_6 (227,9)

Periodsäurelösung (21,9 mmol/l)

5,00 g/1,000 l

Petroläther — z. Fettbestimmung; Siedebereich: 30 bis 50 °C

Petroläther, besonders gereinigter

1,000 l Petroläther wird so oft mit je 100 ml konzentrierter Schwefelsäure ausgeschüttelt, bis sich die Schwefelsäure nicht mehr gelb färbt. Danach wird der Petroläther 2mal mit je 200 ml Wasser, anschließend mit 200 ml Natriumhydrogencarbonatlösung (952 mmol/l) und danach 2mal mit je 200 ml Wasser ausgeschüttelt. Danach wird der Petroläther filtriert und über eine Kolonne destilliert.

Phenacetin — pur. oder AB — DDR

4-Ethoxy-acetanilid
$C_{10}H_{13}NO_2$ (179,2)

Phenazon AB — DDR

2,3-Dimethyl-1-phenyl-pyrazol-5-on
$C_{11}H_{12}N_2O$ (188,2)

Phenobarbital AB — DDR

5-Ethyl-5-phenyl-barbitursäure
$C_{12}H_{12}N_2O_3$ (232,2)

Phenol AB — DDR

C_6H_6O (94,11)

Phenol, verflüssigtes AB — DDR

Gehalt 85% C_6H_6O (94,11)
Gehalt 9,03 mol C_6H_6O/l

Phenol-RL

Phenol: 2,66 mol/l
250,0 g Phenol werden mit 100 ml Wasser versetzt und kräftig geschüttelt. Anschließend wird die Mischung mit 540 ml Natronlauge (5 mol/l) versetzt und bis zum Lösen des Phenols geschüttelt. Danach wird die Lösung mit Wasser zu 1,000 l aufgefüllt.
Die Reagenzlösung ist frisch zu bereiten.

Phenol-RL*

Phenol: 1,06 mol/l
100 g Phenol werden mit 1,000 l Wasser versetzt und 5 min geschüttelt. Die Mischung wird zunächst bei 37 °C ± 1 K 1 d und anschließend bei 20 °C ± 5 K 2 d stehengelassen. Danach wird die überstehende wäßrige Phase abgegossen und gegebenenfalls durch ein Filterpapier der Sorte „Filtrak 390" filtriert.
Die Reagenzlösung muß klar sein. Sie ist vor Licht geschützt aufzubewahren.

Phenol-RL**

Dinatrium-pentacyanonitrosylferrat: 419 µmol/l
Phenol: 226 mmol/l
125,0 mg Dinatrium-pentacyanonitrosylferrat-2-Wasser werden in 250 ml Wasser gelöst. Die Lösung wird mit 25,0 ml verflüssigtem Phenol versetzt und mit Wasser zu 1,000 l aufgefüllt.
Die Reagenzlösung ist bei 2 bis 8 °C und vor Licht geschützt aufzubewahren. Sie ist 2 d verwendbar.

Phenolphthalein p. a.

3,3-Bis(4-hydroxy-phenyl)-3H-isobenzofuran-1-on
$C_{20}H_{14}O_4$ (318,3)
pH-Wert-Bereich des Umschlagsgebiets: 8,2 bis 10,0
farblos ↔ rot

Phenolphthalein-I

10,0 g Phenolphthalein werden in 750 ml Ethanol gelöst. Die Lösung wird mit Wasser zu 1,000 l aufgefüllt.

Phenolphthalein-diphosphat, Monopyridinium-Salz Boehringer Mannheim GmbH

$C_{25}H_{20}NO_{10}P_2$ (556,4)

Phenolphthaleindiphosphat-RL pH-Wert: 5,4 ± 0,1

500 mg ± 50 mg Phenolphthalein-diphosphat, Monopyridinium-Salz, werden in sterilisiertem Natriumacetat-Puffer IV zu 1,000 l gelöst. Die Lösung ist unter aseptischen Bedingungen mit Citronensäurelösung (476 mmol/l) oder Ammoniaklösung (5,63 mol/l) auf den pH-Wert einzustellen.

Phenolphthalein-disulfat, Trikalium-Salz

$C_{20}H_{13}K_3O_{11}S_2$ (610,8)

Phenolrot Ind.

Phenolsulfonphthalein
4,4'-(3H-2,1-Benzoxathiol-3-yliden)bis-phenol-S,S-dioxid
$C_{19}H_{14}O_5S$ (354,4)
pH-Wert-Bereich des Umschlagsgebiets: 6,4 bis 8,2
gelb ↔ rot

Phenolrot-I

1,000 g Phenolrot wird in 600 ml Ethanol gelöst. Die Lösung wird mit Wasser zu 1,000 l aufgefüllt.

Phenolrotlösung f. Kulturmedien

2,0 g/1,000 l

Phenolsulfonphthalein-VL

Phenolsulfonphthalein: 17 µmol/l
1,00 ml „PSP-Plasma-Test" der Charge, die in der Prüfmethode „Prüfung der Phenolsulfonphthalein-Ausscheidung" verwendet wird, ist mit Wasser zu 1,0000 l aufzufüllen.

DL-Phenylalanin für die Chromatografie oder p. a.

DL-2-Amino-3-phenyl-propionsäure
$C_9H_{11}NO_2$ (165,2)

L-Phenylalanin für die Chromatografie oder p. a.

L-2-Amino-3-phenyl-propionsäure
$C_9H_{11}NO_2$ (165,2)

L-Phenylalaninlösung (12,1 mmol/l)

2,00 g/1,000 l

L-Phenylalanin-VL

L-Phenylalanin: 6 mmol/l
991 mg L-Phenylalanin werden in Trichloressigsäurelösung (300 mmol/l) zu 1,0000 l gelöst.

L-Phenylalanin-VL*

L-Phenylalanin: 300 µmol/l
50,00 ml L-Phenylalanin-VL werden mit Trichloressigsäurelösung (300 mmol/l) zu 1,0000 l aufgefüllt.

Phenylbutazon AB — DDR

4-Butyl-1,2-diphenyl-pyrazolidin-3,5-dion
$C_{19}H_{20}N_2O_2$ (308,4)

o-Phenylendiamin-dihydrochlorid puriss.

1,2-Diamino-benzen-dihydrochlorid
$C_6H_{10}Cl_2N_2$ (181,1)

Phenylendiamin-RL

o-Phenylendiamin: 387 mmol/l
Thioharnstoff: 657 mmol/l
70,0 g o-Phenylendiamin-dihydrochlorid und 50,0 g Thioharnstoff werden in Wasser zu 1,000 l gelöst.
Die Reagenzlösung ist nach der Herstellung und vor dem Gebrauch zu filtrieren, falls während der Lagerung Trübungen aufgetreten sind.

Phloxin B C. I. Nr. 45410
für die Mikroskopie
oder puriss.

Cyanosin

Phosphor(V)-oxid pur.

P_2O_5 (141,9)

Phosphorsäure, konzentrierte puriss.
TGL 29495

H_3PO_4 (98,00)
Gehalt 85% H_3PO_4
Gehalt 14,7 mol H_3PO_4/l

Phthalylsulfathiazol AB — DDR

2-[4-(Thiazol-2-ylaminosulfonyl)anilinocarbonyl]benzoesäure
$C_{17}H_{13}N_3O_5S_2$ (403,4)

Pikrat-RL

Pikrinsäure: etwa 20,5 mmol/l
500,0 ml Pikrinsäure-RL* werden mit Natronlauge (750 mmol/l) zu 1,000 l aufgefüllt. Die Lösung wird durch einen Glasfiltertrichter POR 40 (G 3) filtriert. Das Filtrat ist als Reagenzlösung zu verwenden.
Die Reagenzlösung ist 1 d verwendbar.

Pikrinsäure p. a.
(mit Wasser angefeuchtet)

2,4,6-Trinitro-phenol
$C_6H_3N_3O_7$ (229,1)

Pikrinsäure, besonders gereinigte

Eine 70 g wasserfreie Pikrinsäure enthaltende Menge mit Wasser angefeuchteter Pikrinsäure wird in 1,000 l Wasser unter Erhitzen im Wasserbad gelöst. Die Lösung wird mit gekörnter Aktivkohle versetzt, die Mischung unter Rühren mit einem Glasstab noch 2 bis 3 min erhitzt und heiß über einen Glasfiltertrichter filtriert. Die nach dem Abkühlen ausgeschiedenen Kristalle werden in einem Glasfiltertiegel gesammelt und mit 40 bis 60 ml Wasser, das eine Temperatur von 2 bis 8 °C hat, gewaschen. 3 Masseteile feuchter

Kristalle sind mit 1 Masseteil Wasser zu versetzen und in einem verschlossenen Gefäß vor Licht geschützt aufzubewahren.
Nur eine Pikrinsäure, die unter den Bedingungen des Leeransatzes („Bestimmung des Creatinins im Serum oder im Urin") eine gegen Wasser gemessene Extinktion von weniger als 0,030 liefert, ist für die Herstellung der Pikrinsäure-RL zu verwenden. Ist die Extinktion höher, so ist bis zum Erreichen dieses Werts umzukristallisieren.

Pikrinsäure-RL

Pikrinsäure: etwa 49 mmol/l
Mit Wasser angefeuchtete, besonders gereinigte Pikrinsäure, die 18 g wasserfreier Pikrinsäure entspricht, wird in 1,000 l Wasser unter Erhitzen im Wasserbad gelöst. Anschließend wird die Lösung zum Abscheiden der überschüssigen Pikrinsäure mindestens 1 d stehengelassen. Der Überstand wird über einen Glasfiltertrichter abgetrennt und als Reagenzlösung verwendet.
Die Reagenzlösung ist vor Licht geschützt aufzubewahren. Der Rückstand muß ständig von Flüssigkeit bedeckt sein und darf erst nach vollständigem Lösen in Wasser vernichtet werden.

Pikrinsäure-RL*

Stammlösung:
Pikrinsäure: etwa 49 mmol/l
Reagenzlösung:
Pikrinsäure: etwa 41 mmol/l
Stammlösung: Mit Wasser angefeuchtete Pikrinsäure, die 27 g wasserfreier Pikrinsäure entspricht, wird in 1,500 l Wasser unter Erhitzen im Wasserbad gelöst. Anschließend wird die Lösung zum Abscheiden der überschüssigen Pikrinsäure mindestens 1 d stehengelassen. Der Überstand wird über einen Glasfiltertrichter abgetrennt. Der Rückstand muß ständig von Flüssigkeit bedeckt sein und darf erst nach vollständigem Lösen in Wasser vernichtet werden.
Reagenzlösung: 1,400 l Stammlösung werden mit 300,0 ml Wasser gemischt. Diese Mischung ist als Reagenzlösung zu verwenden.
Die Reagenzlösung ist vor Licht geschützt aufzubewahren.

Pikrinsäure-RL**

Pikrinsäure: etwa 49 mmol/l
Mit Wasser angefeuchtete Pikrinsäure, die 18 g wasserfreier Pikrinsäure entspricht, wird in 1,000 l Wasser unter Erhitzen im Wasserbad gelöst. Anschließend wird die

Lösung zum Abscheiden der überschüssigen Pikrinsäure mindestens 1 d stehengelassen. Der Überstand wird über einen Glasfiltertrichter abgetrennt und als Reagenzlösung verwendet.
Die Reagenzlösung ist vor Licht geschützt aufzubewahren. Der Rückstand muß ständig von Flüssigkeit bedeckt sein und darf erst nach vollständigem Lösen in Wasser vernichtet werden.

Pikrinsäure-RL***

Pikrinsäure: 44,1 mmol/l
900,0 ml filtrierte Pikrinsäure-RL** werden mit Wasser zu 1,000 l aufgefüllt.
Die Reagenzlösung ist in einer Polyethylenflasche aufzubewahren. Sie ist 1 d verwendbar.

Pilocarpin-hydrochlorid AB — DDR

3-Ethyl-4-(1-methyl-5-imidazolylmethyl)tetrahydrofuran-2-on-hydrochlorid
$(C_{11}H_{16}N_2O_2) \cdot HCl$ (244,7)

Pilocarpinlösung (20 mmol/l)

4,894 g Pilocarpin-hydrochlorid werden in Wasser zu 1,000 l gelöst.
Die Lösung ist bei 2 bis 8 °C aufzubewahren.

Polyanetholsulfonat-Natrium

Als Polyanetholsulfonat-Natrium ist zu verwenden:
Liquoid Hoffmann-La Roche AG

Polyethylenglycol 6000 depur.

Polyoxyethylenlaurylether

Als Polyoxyethylenlaurylether ist zu verwenden:
Brij 35 p. a.

Polystyren-Granulat

Polyvinylalkohol 55/03

Polyvinylalkohol-Quecksilber(II)-chlorid-RL

Lösung 1:
4,50 g Quecksilber(II)-chlorid werden in 31,00 ml Ethanol gelöst. Die Lösung wird mit 5,00 ml konzentrierter Essigsäure versetzt.

Lösung 2:
5,00 g Polyvinylalkohol 55/03 werden mit 1,50 ml Glycerol angerieben. Die Mischung wird mit 62,50 ml Wasser versetzt, unter wiederholtem Schütteln mindestens 3 h stehengelassen und anschließend in einem Wasserbad von 70 bis 75 °C unter wiederholtem Schütteln bis zur vollständigen Lösung erwärmt.

Lösung 1 und Lösung 2 werden gemischt und die Mischung in einem Wasserbad von 70 bis 75 °C unter wiederholtem Schütteln 3 min erwärmt. Nach dem Abkühlen auf 20 °C ± 5 K wird die klare Lösung als Reagenzlösung verwendet.

Polyvinylpyrrolidon K 30 pur.

Polyvinylpyrrolidon-RL

Natriumazid: 15,4 mmol/l
Polyvinylpyrrolidon: 30,00 g/l
Triton X-100: 100 mg/l
30,00 g Polyvinylpyrrolidon K 30, 1,00 ml Triton-X-100-Lösung (100 g/1,000 l) und 1,00 g Natriumazid werden in Wasser zu 1,000 l gelöst.

Prednisolut

Als Prednisolut sind zu verwenden:

Prednisolut-Ampullen 100 mg VEB Jenapharm

Progesteron-EIA SSW

VEB Sächsisches
Serumwerk Dresden

Die Lösungen sind mit Ausnahme der Fällungs-RL (T) aus den Inhalten der Flaschen unmittelbar vor der Verwendung wie folgt zu bereiten:

Phosphat-Puffer (T)

pH-Wert: 6,5 ± 0,2

Der Phosphat-Puffer (T) enthält:
Dikalium-hydrogen-phosphat: 26,3 mmol/l
Kalium-dihydrogen-phosphat: 73,7 mmol/l
Humanserumalbumin.
Der Inhalt einer Flasche Phosphat-Puffer wird in 30,00 ml Wasser gelöst.

Anti-Progesteron-Antiserum-RL (T)
Der Inhalt einer Flasche Anti-Progesteron-Antiserum wird in 5,50 ml Phosphat-Puffer (T) gelöst.

Progesteron-POD-RL (T)
Der Inhalt einer Flasche Progesteron-Peroxidase-Konjugat wird in 5,50 ml Phosphat-Puffer (T) gelöst.

Progesteron-VL (T)
Progesteron: 12,8 nmol/l
Der Inhalt einer Flasche Progesteron wird in 3,00 ml Phosphat-Puffer (T) gelöst.

Fällungs-RL (T)
Der Inhalt einer Flasche Anti-Kaninchen-IgG-Antiserum (2. Antikörper) wird in 5,00 ml Phosphat-Puffer (T) gelöst. Der Inhalt eines Beutels PEG (Polyethylenglycol 3000) wird in Wasser zu 50,0 ml gelöst.
Die Lösungen werden auf 2 bis 8 °C abgekühlt, sie sind bei dieser Temperatur 1 d verwendbar.
Beide Lösungen werden unmittelbar vor der Verwendung gemischt. Diese Mischung wird als Fällungs-RL (T) verwendet.

Farb-RL (T)
Die Inhalte je einer Flasche Citrat-Puffer (pH-Wert: 5,1 ± 0,2) und o-Phenylendiamin werden gemeinsam in 55,0 ml Wasser gelöst. Zu dieser Lösung wird 1,00 ml Wasserstoffperoxid 0,3% gegeben.
Die Lösung ist unter möglichst geringer Lichteinwirkung herzustellen und zu verarbeiten.

Progesteron-RIA

AdW der DDR
Zentralinstitut für Isotopen- und Strahlenforschung

Die Lösungen sind aus den Inhalten der Flaschen wie folgt zu bereiten, und sie sind 1 d verwendbar.

^{125}I-Progesteron-RL (T) Radioaktivität: 200 kBq

Die ^{125}I-Progesteron-RL (T) enthält den ^{125}I-Progesteron-Tracer und Anti-Kaninchen-Globulin-Serum (2. Antikörper).
Der Inhalt der Flasche Lösung A-Konzentrat wird mit 50,0 ml Phosphat-Puffer (T) gemischt.

Anti-Progesteron-Antiserum-RL (T)

Die Anti-Progesteron-Antiserum-RL (T) enthält Anti-Progesteron-Antiserum (1. Antikörper) und Normalkaninchenserum.
Der Inhalt der Flasche Lösung B-Konzentrat wird mit 50,0 ml Phosphat-Puffer (T) gemischt.

Phosphat-Puffer (T) pH-Wert: 7,4 ± 0,1

Der Phosphat-Puffer (T) enthält:
Dinatrium-hydrogen-phosphat: 49 mmol/l
Kalium-dihydrogen-phosphat: 1 mmol/l
sowie
Humanserumalbumin
EDTA
Natriumazid
Die Inhalte der beiden Flaschen Pufferkonzentrat werden mit je 90,00 ml Wasser gemischt.
Die beiden Lösungen werden gemischt und als Phosphat-Puffer (T) verwendet.

Normal-Kaninchenserum-RL (T)

Die Flasche NSB enthält 2,00 ml gebrauchsfertige Lösung.

Progesteron-VL (T) 1 bis 5

Die Progesteron-VL (T) 1 bis 5 enthalten Progesteron-Vergleichssubstanzen in abgestuften Konzentrationen.
Progesteron-VL (T) 1: 1 nmol/l
2: 3 nmol/l
3: 8 nmol/l
4: 20 nmol/l
5: 60 nmol/l

Die Inhalte der Flaschen Progesteron-VL 1 bis 5 werden unter mehrfachem kräftigen Schwenken (die Substanz ist im unteren Teil der Flasche an der Wandung adsorbiert) in je 500 µl Phosphat-Puffer (T) gelöst.

L-Prolin für die Chromatografie

L-Pyrrolidin-2-carbonsäure
$C_5H_9NO_2$ (115,1)

Promethazin-hydrochlorid

10-(2-Dimethylamino-propyl)phenothiazin-hydrochlorid
$(C_{17}H_{20}N_2S) \cdot HCl$ (320,9)

Propanol puriss.

C_3H_8O (60,10)

Propanol (40 Vol.-%)

400 ml Propanol werden mit Wasser zu 1,000 l aufgefüllt.

Propanol (10 Vol.-%)

100 ml Propanol werden mit Wasser zu 1,000 l aufgefüllt.

Propan-2-ol p. a.

Isopropanol
C_3H_8O (60,10)

Propan-2-ol (10 Vol.-%)

100 ml Propan-2-ol werden mit Wasser zu 1,000 l aufgefüllt.

Propanol-Salpetersäure-RL

100,0 ml Propanol und 10,0 ml Salpetersäure (1 mol/l) werden mit Wasser zu 1,000 l aufgefüllt.

PSP-Plasma-Test E. Merck

Phenolsulfonphthalein: 17 mmol/l
Ampullen mit 60 mg Phenolsulfonphthalein je 10 ml.

PTT-Kaolin-RL

Als PTT-Kaolin-RL ist zu verwenden:

Pathromtin z. Labordiagnostik Behringwerke AG

Der Inhalt einer Flasche Kaolin-Suspension wird in eine Flasche PTT-Reagenz gegeben.
Die Mischung wird mindestens 15 min unter gelegentlichem Schütteln stehengelassen.
Danach ist die Mischung als PTT-Kaolin-RL zu verwenden.
Die Reagenzlösung ist 8 h, bei 2 bis 8 °C aufbewahrt, 14 d verwendbar.

PTT-Reagenz z. Labordiagnostik Boehringer Mannheim GmbH

PTT-RL (T)
Die Reagenzlösung ist entsprechend der Anwendungsvorschrift aus dem PTT-Reagenz herzustellen.
Die Reagenzlösung ist 2 d, bei 2 bis 8 °C aufbewahrt, 6 d verwendbar.

Pyrazinamid

Pyrazincarbonsäureamid
$C_5H_5N_3O$ (123,1)

Pyrazinamid-RL

Pyrazinamid: 1,62 mmol/l
200 mg ± 50 mg Pyrazinamid werden in Phosphat-Puffer IX zu 1,000 l gelöst.

Pyridin puriss.

C_5H_5N (79,10)
Gelb gefärbtes Pyridin ist vor der Verwendung fraktioniert zu destillieren. Das im Bereich von 114 bis 116 °C übergehende Destillat wird verwendet.

Pyridoxal-monohydrochlorid f. biochemische Zwecke

$C_8H_{10}ClNO_3$ (203,6)

Pyrithyldion AB — DDR

3,3-Diethyl-1,2,3,4-tetrahydropyridin-2,4-dion
$C_9H_{13}NO_2$ (167,2)

Quecksilber puriss.

Hg (200,6)

Quecksilber-VL

Quecksilber(II)-chlorid: 5 mmol/l
1,3570 g getrocknetes Quecksilber(II)-chlorid werden in Kaliumdichromat-Salpetersäure-RL zu 1,0000 l gelöst.

Quecksilber-VL*

Quecksilber(II)-chlorid: 500 nmol/l
100 µl Quecksilber-VL werden mit Kaliumdichromat-Salpetersäure-RL zu 1,0000 l aufgefüllt.

Quecksilber(II)-chlorid puriss.

$HgCl_2$ (271,5)

Quecksilber(II)-chlorid, getrocknetes

Quecksilber(II)-chlorid wird bei 105 °C bis zur Massekonstanz getrocknet.

Quecksilber(II)-chloridlösung (221 mmol/l)

60 g/1,000 l

Quecksilber(II)-chloridlösung (3,68 mmol/l)

1,00 g/1,000 l

Quecksilber(II)-chlorid-RL

2 Volumenteile Quecksilber(II)-chloridlösung (221 mmol/l) und 1 Volumenteil Ethanol werden gemischt.

Quecksilber(II)-chlorid-RL*

25 Volumenteile Quecksilber(II)-chloridlösung (221 mmol/l) und 1 Volumenteil konzentrierte Essigsäure werden gemischt.

Quecksilber(II)-chlorid-RL**

30,0 g Quecksilber(II)-chlorid werden in 40,0 ml konzentrierter Salzsäure gelöst und danach mit 130,0 ml Wasser versetzt.

Quecksilber(II)-iodid puriss.

HgI_2 (454,4)

Quecksilber(I)-nitrat-2-Wasser pur.

$Hg_2(NO_3)_2 \cdot 2\,H_2O$ (561,2)

Quecksilber(I)-nitrat-RL

Quecksilber(I)-nitrat: etwa 17,8 mmol/l
10,0 g Quecksilber(I)-nitrat-2-Wasser werden mit 1,000 l Wasser versetzt. Die Mischung wird im Wasserbad unter ständigem Schwenken auf 40 °C erwärmt und nach dem Abkühlen auf 20 °C ± 5 K filtriert. Das Filtrat wird als Reagenzlösung verwendet. Die Reagenzlösung ist vor Licht geschützt aufzubewahren. Sie ist 14 d verwendbar.

Quecksilber(II)-nitrat-RL

Quecksilber(II)-nitrat: 1,50 mol/l
300 g Quecksilber werden in 300 ml konzentrierter Salpetersäure gelöst. Die Lösung wird mit Wasser zu 1,000 l aufgefüllt.
Beim Arbeiten mit Quecksilber sind die erforderlichen Sicherheitsmaßnahmen zu beachten.

Quecksilber(II)-oxid Quecksilberoxid, rotes p. a.

HgO (216,6)

Reagnost Aceton z. Labordiagnostik

Reinigungslösung

2,0 ml F 905 werden mit Wasser zu 1,000 l aufgefüllt.

Reisstärke f. Kulturmedien

Reiterspirochäten-Antigen

Als Reiterspirochäten-Antigen ist zu verwenden:
Spirochäten-Antigen
für die Komplementbindungsreaktion

Staatliches Institut
für Immunpräparate
und Nährmedien

Resorcinol puriss.

1,3-Dihydroxy-benzen
$C_6H_6O_2$ (110,1)

Resorcinol-RL

Resorcinol: 9,08 mmol/l
1,00 g Resorcinol wird in Ethanol zu 1,000 l gelöst.

Resorcinol-RL*

Eisen(III)-chlorid: 2,47 mmol/l
Resorcinol: 18,2 mmol/l
2,00 g Resorcinol werden in 800 ml konzentrierter Salzsäure gelöst. Nach Zusatz von 40,0 ml Eisen(III)-chloridlösung (61,8 mmol/l) wird die Lösung mit Wasser zu 1,000 l aufgefüllt.
Die Reagenzlösung ist frühestens 1 d nach der Herstellung zu verwenden und bei 2 bis 8 °C aufzubewahren. Sie ist 10 d verwendbar.

Rifampicin

3-(4-Methyl-piperazinyl-iminomethyl)rifamycin SV
$C_{43}H_{58}N_4O_{12}$ (822,9)

Rifampicin-RL f. Kulturmedien

Rifampicin: 2,43 mmol/l
2,00 g Rifampicin werden in 1,000 l sterilisiertem Ethylenglycol gelöst.
Die Reagenzlösung ist bei 2 bis 8 °C aufzubewahren. Sie ist 14 d verwendbar.

Rifampicin-RL* f. Kulturmedien

Rifampicin: 486 μmol/l
400 mg Rifampicin werden in 1,000 l sterilisiertem Ethylenglycol gelöst.
Die Reagenzlösung ist bei 2 bis 8 °C aufzubewahren. Sie ist 14 d verwendbar.

Ringer-RL pH-Wert: 7,2 ± 0,1

Calciumchlorid: 456 μmol/l
Dikalium-hydrogen-phosphat: 13,1 mmol/l
Kaliumchlorid: 1,34 mmol/l
Magnesiumsulfat: 203 μmol/l
Natriumchlorid: 103 mmol/l
6,000 g Natriumchlorid, 100 mg Calciumchlorid-6-Wasser, 50,0 mg Magnesiumsulfat-7-Wasser und 100 mg Kaliumchlorid werden in Wasser zu 1,000 l gelöst. Die Lösung wird im Dampfsterilisator bei 121 bis 124 °C 90 min erhitzt. Nach dem Erkalten wird die Lösung mit 3,00 g Dikalium-hydrogen-phosphat-3-Wasser versetzt und diese Lösung mit Natronlauge (100 mmol/l) oder Salzsäure (1 mol/l) auf den pH-Wert eingestellt.
Die Reagenzlösung ist bei 2 bis 8 °C aufzubewahren.

ROTOP-Radioimmuntest „Insulin" Zentralinstitut für Kernforschung

Die Testpackung ist, bei 2 bis 8 °C aufbewahrt, bis höchstens 1 Monat nach dem auf der Packung angegebenen Meßdatum verwendbar. Die Lösungen sind aus den Inhalten der Ampullen wie folgt zu bereiten:

Phosphat-Puffer (T) pH-Wert: 7,4 ± 0,1
Der Phosphat-Puffer (T) enthält:
Dinatrium-hydrogen-phosphat: 34,5 mmol/l
Natrium-dihydrogen-phosphat: 5,79 mmol/l
sowie
Humanserumalbumin,
Natriumchlorid,
Natriumazid.
Der Inhalt einer Ampulle mit Phosphat-Puffersubstanz wird in Wasser zu 75,00 ml gelöst.

^{125}I-Insulin-RL (T) Radioaktivität: 500 kBq
Der Inhalt einer Ampulle ^{125}I-Insulin wird in Phosphat-Puffer (T) zu 25,0 ml gelöst.

Anti-Insulin-Antiserum (T)
vom Meerschweinchen
Der Inhalt einer Ampulle mit lyophilisiertem Anti-Insulin-Antiserum wird in Phosphat-Puffer (T) zu 25,0 ml gelöst.

Humaninsulin-VL (T)
Insulin: 1,0 nmol/l
Der Inhalt einer Ampulle mit lyophilisiertem Humaninsulin wird in 3,00 ml Phosphat-Puffer (T) gelöst.

Humanmischplasma, insulinfrei (T)
Der Inhalt einer Ampulle mit lyophilisiertem Humanmischplasma wird in 2,00 ml Phosphat-Puffer (T) gelöst.

Alle vorstehend genannten Lösungen sind 3 d verwendbar. Ist eine längere Aufbewahrungszeit erforderlich, so sind die Lösungen in Einzelportionen bei —18 °C oder einer Temperatur darunter aufzubewahren.

Saccharose puriss.

β-D-Fructofuranosyl-α-D-glucopyranosid
$C_{12}H_{22}O_{11}$ (342,3)

Saccharose-RL pH-Wert: 6,1 ± 0,1

Saccharose: 270 mmol/l
92,40 g Saccharose werden in 100,0 ml Phosphat-Puffer V gelöst. Die Lösung wird mit Wasser zu 800 ml aufgefüllt. Anschließend wird der pH-Wert mit konzentrierter Salzsäure oder Natronlauge (12 mol/l) eingestellt. Die Lösung wird mit Wasser zu 1,000 l aufgefüllt.
Die Reagenzlösung ist bei 2 bis 8 °C aufzubewahren. Sie ist 14 d verwendbar.

Safranin C. I. Nr. 50 240
für die Mikroskopie

Gemisch aus 3,6-Diamino-2,7-dimethyl-10-phenyl-phenazinium-chlorid und 3,6-Diamino-2,7-dimethyl-10-o-tolyl-phenazinium-chlorid

Safraninlösung

10 g/1,000 l

Safranin-RL
5,00 g Safranin werden in Wasser zu 1,000 l gelöst. Anschließend wird diese Lösung mit 350 ml Glycerol versetzt.

D(—)Salicin für die Mikrobiologie

2-O-(β-D-Glucopyranosido)benzylalkohol
$C_{13}H_{18}O_7$ (286,3)

Salicylamid AB — DDR

2-Hydroxy-benzamid
$C_7H_7NO_2$ (137,1)

Salmonella-Testantigene O 1, 4, 5, 12, O 9, 12, Hb, Hd, Hi

Als Salmonella-Testantige O 1, 4, 5, 12, O 9, 12, Hb, Hd, Hi sind zu verwenden:

Testantigene zur Widal-Reaktion — Staatliches Institut für Immunpräparate und Nährmedien

„Salmonella-O-Testantigen (1, 4, 5, 12)“
„Salmonella-O-Testantigen (9, 12)“
„Salmonella-H-Testantigen (b)“
„Salmonella-H-Testantigen (d)“
„Salmonella-H-Testantigen (i)“

Salpetersäure, konzentrierte — puriss. TGL 34714

HNO_3 (63,01)
Gehalt etwa 65% HNO_3
Gehalt etwa 14,4 mol HNO_3/l

Salpetersäure (10 mol/l)

700 ml konzentrierte Salpetersäure werden in 250 ml Wasser gegeben. Nach dem Abkühlen auf 20 °C ± 5 K wird die Mischung mit Wasser zu 1,000 l aufgefüllt.

Salpetersäure (4 mol/l)

280 ml konzentrierte Salpetersäure werden in 500 ml Wasser gegeben. Nach dem Abkühlen auf 20 °C ± 5 K wird die Mischung mit Wasser zu 1,000 l aufgefüllt.

Salpetersäure (2 mol/l)

140 ml konzentrierte Salpetersäure werden in 500 ml Wasser gegeben. Nach dem Abkühlen auf 20 °C ± 5 K wird die Mischung mit Wasser zu 1,000 l aufgefüllt.

Salpetersäure (1 mol/l)

70,0 ml konzentrierte Salpetersäure werden mit Wasser zu 1,000 l aufgefüllt.

Salpetersäure (10 mmol/l)

10,0 ml Salpetersäure (1 mol/l) werden mit Wasser zu 1,000 l aufgefüllt.

Salzmischung nach HANKS

Staatliches Institut
für Immunpräparate
und Nährmedien

Salzsäure, konzentrierte

puriss.
TGL 28131

HCl (36,46)
Gehalt mindestens 37 % HCl
Gehalt mindestens 12 mol HCl/l

Salzsäure (10 mol/l)

835 ml konzentrierte Salzsäure werden mit Wasser zu 1,000 l aufgefüllt.
Salzsäure (10 mol/l) ist 12 Monate verwendbar.

Salzsäure (8 mol/l)

667 ml konzentrierte Salzsäure bzw. 800 ml Salzsäure (10 mol/l) werden mit Wasser zu 1,000 l aufgefüllt.
Salzsäure (8 mol/l) ist 12 Monate verwendbar.

Salzsäure (7,7 mol/l)

640 ml konzentrierte Salzsäure bzw. 770 ml Salzsäure (10 mol/l) werden mit Wasser zu 1,000 l aufgefüllt.
Salzsäure (7,7 mol/l) ist 12 Monate verwendbar.

Salzsäure (7 mol/l)

583 ml konzentrierte Salzsäure bzw. 700 ml Salzsäure (10 mol/l) werden mit Wasser zu 1,000 l aufgefüllt.
Salzsäure (7 mol/l) ist 12 Monate verwendbar.

Salzsäure (6 mol/l)

500 ml konzentrierte Salzsäure werden mit Wasser zu 1,000 l aufgefüllt.
Salzsäure (6 mol/l) ist 12 Monate verwendbar.

Salzsäure (5 mol/l)

417 ml konzentrierte Salzsäure bzw. 500 ml Salzsäure (10 mol/l) werden mit Wasser zu 1,000 l aufgefüllt.
Salzsäure (5 mol/l) ist 12 Monate verwendbar.

Salzsäure (4 mol/l)

334 ml konzentrierte Salzsäure bzw. 400 ml Salzsäure (10 mol/l) werden mit Wasser zu 1,000 l aufgefüllt.
Salzsäure (4 mol/l) ist 12 Monate verwendbar.

Salzsäure (3,6 mol/l)

300 ml konzentrierte Salzsäure werden mit Wasser zu 1,000 l aufgefüllt.
Salzsäure (3,6 mol/l) ist 12 Monate verwendbar.

Salzsäure (3 mol/l)

250 ml konzentrierte Salzsäure werden mit Wasser zu 1,000 l aufgefüllt.
Salzsäure (3 mol/l) ist 12 Monate verwendbar.

Salzsäure (2 mol/l)

167 ml konzentrierte Salzsäure bzw. 200 ml Salzsäure (10 mol/l) werden mit Wasser zu 1,000 l aufgefüllt.
Salzsäure (2 mol/l) ist 12 Monate verwendbar.

Salzsäure (1,5 mol/l)

125 ml konzentrierte Salzsäure bzw. 150 ml Salzsäure (10 mol/l) werden mit Wasser zu 1,000 l aufgefüllt.
Salzsäure (1,5 mol/l) ist 12 Monate verwendbar.

Salzsäure (1 mol/l)

83,5 ml konzentrierte Salzsäure bzw. 100,0 ml Salzsäure (10 mol/l) werden mit Wasser zu 1,000 l aufgefüllt.

Salzsäure (500 mmol/l)

41,7 ml konzentrierte Salzsäure bzw. 50,00 ml Salzsäure (10 mol/l) werden mit Wasser zu 1,0000 l aufgefüllt.

Salzsäure (200 mmol/l)

16,7 ml konzentrierte Salzsäure bzw. 20,0 ml Salzsäure (10 mol/l) werden mit Wasser zu 1,000 l aufgefüllt.

Salzsäure (100 mmol/l)

Salzsäure (100 mmol/l) ist unter Verwendung einer entsprechenden Testalampulle herzustellen.

Salzsäure (50 mmol/l)

500 ml Salzsäure (100 mmol/l) werden mit Wasser zu 1,000 l aufgefüllt.

Salzsäure (10 mmol/l)

Salzsäure (10 mmol/l) ist unter Verwendung einer entsprechenden Testalampulle herzustellen.

Salzsäure (5 mmol/l)

500 ml Salzsäure (10 mmol/l) werden mit Wasser zu 1,000 l aufgefüllt.
Salzsäure (5 mmol/l) ist frisch zu bereiten.

Salzsäure (1 mmol/l)

100 ml Salzsäure (10 mmol/l) werden mit Wasser zu 1,000 l aufgefüllt.
Salzsäure (1 mmol/l) ist frisch zu bereiten.

Saponin E. Merck

Saponin-Ascorbinsäure-RL

10,0 g Saponin werden in 1,000 l Natriumchloridlösung (154 mmol/l) gelöst. Die Lösung wird mit 2 ml Ascorbinsäurelösung (284 mmol/l) gemischt. Anschließend wird die Mischung durch einen Glasfiltertrichter POR 16 (G 4) filtriert.
Die Reagenzlösung ist 3 d, bei 2 bis 8 °C aufbewahrt, 21 d verwendbar.

Säurefuchsin C. I. Nr. 42685

3-Methyl-4,4′-diamino-5,5′-disulfofuchsonimmonium-5″-sulfonsäure, Dinatrium-Salz
$C_{20}H_{17}N_3Na_2O_9S_3$ (585,6)

Schafblut, defibriniertes s. Kulturmedien

Schwefelsäure, konzentrierte puriss.
TGL 28129

H_2SO_4 (98,08)
Gehalt mindestens 95% H_2SO_4
Gehalt mindestens 17,8 mol H_2SO_4/l

Schwefelsäure (8 mol/l)

450 ml konzentrierte Schwefelsäure werden zu 500 ml Wasser gegeben. Nach dem Abkühlen auf 20 °C ± 5 K wird die Mischung mit Wasser zu 1,000 l aufgefüllt.
Schwefelsäure (8 mol/l) ist 12 Monate verwendbar.

Schwefelsäure (5 mol/l)

281 ml konzentrierte Schwefelsäure werden zu 500 ml Wasser gegeben. Nach dem Abkühlen auf 20 °C ± 5 K wird die Mischung mit Wasser zu 1,000 l aufgefüllt. Schwefelsäure (5 mol/l) ist 12 Monate verwendbar.

Schwefelsäure (3,28 mol/l)

184 ml konzentrierte Schwefelsäure werden zu 800 ml Wasser gegeben. Nach dem Abkühlen auf 20 °C ± 5 K wird die Mischung mit Wasser zu 1,000 l aufgefüllt. Schwefelsäure (3,28 mol/l) ist 12 Monate verwendbar.

Schwefelsäure (2 mol/l)

112,5 ml konzentrierte Schwefelsäure werden zu 800 ml Wasser gegeben. Nach dem Abkühlen auf 20 °C ± 5 K wird die Mischung mit Wasser zu 1,000 l aufgefüllt. Schwefelsäure (2 mol/l) ist 12 Monate verwendbar.

Schwefelsäure (1,5 mol/l)

84,0 ml konzentrierte Schwefelsäure werden zu 800 ml Wasser gegeben. Nach dem Abkühlen auf 20 °C ± 5 K wird die Mischung mit Wasser zu 1,000 l aufgefüllt. Schwefelsäure (1,5 mol/l) ist 12 Monate verwendbar.

Schwefelsäure (1 mol/l)

56,0 ml konzentrierte Schwefelsäure werden zu 800 ml Wasser gegeben. Nach dem Abkühlen auf 20 °C ± 5 K wird die Mischung mit Wasser zu 1,000 l aufgefüllt. Schwefelsäure (1 mol/l) ist 12 Monate verwendbar.

Schwefelsäure (750 mmol/l)

42,15 ml konzentrierte Schwefelsäure werden zu 800 ml Wasser gegeben. Nach dem Abkühlen auf 20 °C ± 5 K wird die Mischung mit Wasser zu 1,000 l aufgefüllt. Schwefelsäure (750 mmol/l) ist 12 Monate verwendbar.

Schwefelsäure (500 mmol/l)

28,1 ml konzentrierte Schwefelsäure werden zu 800 ml Wasser gegeben. Nach dem Abkühlen auf 20 °C ± 5 K wird die Mischung mit Wasser zu 1,000 l aufgefüllt. Schwefelsäure (500 mmol/l) ist 12 Monate verwendbar.

Schwefelsäure (375 mmol/l)

21,05 ml konzentrierte Schwefelsäure werden zu 800 ml Wasser gegeben. Nach dem Abkühlen auf 20 °C ± 5 K wird die Mischung mit Wasser zu 1,000 l aufgefüllt. Schwefelsäure (375 mmol/l) ist 12 Monate verwendbar.

Schwefelsäure (180 mmol/l)

10,1 ml konzentrierte Schwefelsäure werden zu 800 ml Wasser gegeben. Nach dem Abkühlen auf 20 °C ± 5 K wird die Mischung mit Wasser zu 1,000 l aufgefüllt. Schwefelsäure (180 mmol/l) ist 12 Monate verwendbar.

Schwefelsäure (100 mmol/l)

Schwefelsäure (100 mmol/l) ist unter Verwendung einer entsprechenden Testalampulle herzustellen, oder
5,60 ml konzentrierte Schwefelsäure werden zu 800 ml Wasser gegeben. Nach dem Abkühlen auf 20 °C ± 5 K wird die Mischung mit Wasser zu 1,000 l aufgefüllt. Schwefelsäure (100 mmol/l) ist 12 Monate verwendbar.

Schwefelsäure (40 mmol/l)

2,25 ml konzentrierte Schwefelsäure werden zu 800 ml Wasser gegeben. Nach dem Abkühlen auf 20 °C ± 5 K wird die Mischung mit Wasser zu 1,000 l aufgefüllt.

Schwefelsäure (5 mmol/l)

50,0 ml Schwefelsäure (100 mmol/l) werden mit Wasser zu 1,000 l aufgefüllt.

Seesand p. a.

Separationslösung

6,0 g sprühgetrocknetes Dextran werden mit Wasser zu 100,0 ml gelöst und danach mit 16,0 ml Visotrast 370 gemischt. Die relative Dichte der Lösung beträgt 1,076.

DL-Serin für die Chromatografie

DL-2-Amino-3-hydroxy-propionsäure
$C_3H_7NO_3$ (105,1)

SERO-TEST SSW HBsAg z. Labordiagnostik
VEB Sächsisches
Serumwerk Dresden

Die Testpackung enthält:

HBsAg-HA-Reagens (T)
Das lyophilisierte Reagens ist bei 2 bis 8 °C aufzubewahren. Vor Gebrauch werden die lyophilisierten, mit anti-HBs beladenen Erythrozyten mit 10,0 ml Wasser zur Injektion suspendiert. Die Suspendierung der Erythrozyten ist durch rotierende Bewegung zu beschleunigen; kräftiges Schütteln ist zu vermeiden. Nach 15 bis 20 min ist die Suspension verwendbar. Sie enthält 0,5 Vol.-% Erythrozyten und ist bei 2 bis 8 °C aufzubewahren.
Die Reagenzsuspension ist 5 d verwendbar. Sie kann in Einzelportionen einmalig eingefroren und bei —18 °C oder einer Temperatur darunter aufbewahrt werden.

Adsorbens zur Spezifitätsprüfung (T)
Das lyophilisierte Adsorbens ist bei 2 bis 8 °C aufzubewahren. Vor Gebrauch werden die lyophilisierten Erythrozyten mit 10,0 ml Wasser zur Injektion suspendiert. Kräftiges Schütteln ist zu vermeiden.
Die Suspension ist frisch zu bereiten.

Anti-HBs-Serum (T)
Das lyophilisierte Anti-HBs-Serum ist bei 2 bis 8 °C aufzubewahren. Vor Gebrauch wird es in 500 µl Wasser zur Injektion gelöst.
Die Lösung ist bei 2 bis 8 °C aufzubewahren. Sie ist 5 d verwendbar. Sie kann in Einzelportionen eingefroren und bei —18 °C oder einer Temperatur darunter aufbewahrt werden. Wiederholtes Einfrieren ist unzulässig.

Positiv reagierendes Kontrollserum (T)
Das lyophilisierte, positiv reagierende Kontrollserum ist bei 2 bis 8 °C aufzubewahren. Vor Gebrauch wird es in 500 µl Wasser zur Injektion gelöst.

Die Lösung ist bei 2 bis 8 °C aufzubewahren. Sie ist 5 d verwendbar. Sie kann in Einzelportionen eingefroren und bei —18 °C oder einer Temperatur darunter aufbewahrt werden. Wiederholtes Einfrieren ist unzulässig.

Negativ reagierendes Kontrollserum (T)
Das lyophilisierte, negativ reagierende Kontrollserum ist bei 2 bis 8 °C aufzubewahren. Vor Gebrauch wird es in 500 µl Wasser zur Injektion gelöst.
Die Lösung ist bei 2 bis 8 °C aufzubewahren. Sie ist 5 d verwendbar. Sie kann in Einzelportionen eingefroren und bei —18 °C oder einer Temperatur darunter aufbewahrt werden. Wiederholtes Einfrieren ist unzulässig.

Puffer (T) pH-Wert: 7,1 ± 0,3
Der Puffer (T) ist gebrauchsfertig. Er ist bei 2 bis 8 °C aufzubewahren.
Nach erstmaligem Öffnen der Flasche ist der Puffer bei 2 bis 8 °C aufzubewahren und 5 d verwendbar.
Die Testpackung enthält außerdem:

Reaktionsgefäße

Serulat Chol-Cal z. Labordiagnostik VEB Sächsisches Serumwerk Dresden

Silberchlorid

AgCl (143,3)
500 µl Kaliumchlorid-RL, 10,0 ml Wasser und 500 µl konzentrierte Salpetersäure werden gemischt. Zu dieser Mischung werden 200 µl Silbernitratlösung (100 mmol/l) gegeben. Das ausgefällte Silberchlorid wird über einen Glasfiltertiegel POR 16 (G 4) abgesaugt und mit Wasser gewaschen, bis das Filtrat frei von Chlorid-Ionen ist und neutral reagiert.
Silberchlorid ist frisch zu bereiten.

Silber-diethyldithiocarbamat p. a.

$C_5H_{10}AgNS_2$ (256,1)

Silberdiethyldithiocarbamat-RL

Silber-diethyldithiocarbamat: etwa 19 mmol/l
5,0 g Silber-diethyldithiocarbamat werden in 1,000 l Pyridin gelöst.
Die Reagenzlösung ist vor Licht geschützt aufzubewahren.

Silbernitrat puriss.

$AgNO_3$ (169,9)

Silbernitratlösung (100 mmol/l)

17,0 g/1,000 l
Silbernitratlösung (100 mmol/l) ist vor Licht geschützt aufzubewahren.

Silberwolle z. Elementaranalyse
VEB Bergbau- und
Hüttenkombinat
Freiberg

Silicagel

Als Silicagel ist zu verwenden:
Kieselgel mit Feuchtigkeitsindikator

Silikonölemulsion NE 4 VEB Chemiewerk
Nünchritz

Silufol Folien für die Dünnschichtchromatografie

Silufol UV 254 Folien für die Dünnschichtchromatografie

Spiritus Iodi dilutus SR

Standard-Human-Plasma Behringwerke AG

Standard-Human-Serum stabilisiert Behringwerke AG

Stärke, lösliche p. a.;
E. Merck

Der Wassergehalt der löslichen Stärke wird wie folgt bestimmt:
500,0 mg lösliche Stärke werden in einem bis zur Massekonstanz getrockneten Wäge-

glas in dünner Schicht ausgebreitet und bei 130 °C bis zur Massekonstanz getrocknet. Nach dem Erkalten im Exsikkator über Kieselgel mit Feuchtigkeitsindikator wird die getrocknete Substanz gewogen und aus dem Trocknungsverlust der Wassergehalt berechnet. Die zur Bestimmung des Wassergehalts eingesetzte Stärke darf nicht zur Herstellung von Stärke-RL verwendet werden.

Stärke-I

2,00 g lösliche Stärke werden mit 20 mg Quecksilber(II)-iodid sowie 10 ml Wasser versetzt und angerieben. Die Mischung wird anschließend unter Rühren mit 900 ml siedendem Wasser versetzt, nach dem Lösen der Stärke auf 20 °C ± 5 K abgekühlt und mit Wasser zu 1,000 l aufgefüllt.

Stärke-RL

Natriumhydroxid: 100 mmol/l
Stärke: 5,000 g/l
Eine 5,000 g wasserfreier löslicher Stärke entsprechende Menge lösliche Stärke wird mit 50 ml Wasser angerieben und nach Zusatz von 50,0 ml Natronlauge (2 mol/l) unter Rühren gelöst. Die Lösung wird mit Wasser zu 1,000 l aufgefüllt.
Die Reagenzlösung ist bei 2 bis 8 °C aufzubewahren. Sie ist 2 Monate verwendbar.

Stärke-RL*

Chlorid: 10 mmol/l
Phosphat: 79,8 mmol/l
Stärke: 500 mg/l
100,0 ml Stärke-RL, 100,0 ml Salzsäure (100 mmol/l) und 2,00 ml Natriumazidlösung (769 mmol/l) werden mit Phosphat-Puffer III zu 1,000 l aufgefüllt.
Die Reagenzlösung ist bei 2 bis 8 °C aufzubewahren. Sie ist 14 d verwendbar.
Die Lösung ist zu verwerfen, wenn die Extinktion des Leeransatzes 2 gegenüber der Extinktion des mit frisch bereiteter Stärke-RL* hergestellten Leeransatzes 2 („Bestimmung der Aktivität der α-Amylase im Serum oder im Urin") um mehr als 15% abgenommen hat.

Stickstoff

VEB Technische Gase
Leipzig

N_2 (28,01)

Streptokinase

Als Streptokinase ist zu verwenden:
Test-Streptokinase z. Labordiagnostik

Streptokinase-RL

$2 \cdot 10^3$ IE Streptokinase werden in 1,00 ml Natriumchloridlösung (154 mmol/l) gelöst.
Die Reagenzlösung ist bei 2 bis 8 °C aufzubewahren. Sie ist 12 h verwendbar.

Streptolysin O AB — DDR
z. Labordiagnostik

Streptolysin-O-RL

Der Inhalt einer Ampulle Streptolysin O wird in dem vom Hersteller vorgeschriebenen Volumen Natriumchlorid-Phosphat-Puffer IV, der zuvor auf 2 bis 8 °C abgekühlt wurde, gelöst.
Die Reagenzlösung ist unmittelbar vor der Verwendung zu bereiten.

Streptomycin-sulfat AB — DDR

$(C_{21}H_{39}N_7O_{12})_2 \cdot 3\ H_2SO_4$ (1457,4)

Sulfacetamid

N-(4-Amino-benzensulfonyl)acetamid
$C_8H_{10}N_2O_3S$ (214,2)

Sulfaclomid AB — DDR

6-(4-Amino-benzensulfonamido)-5-chlor-2,4-dimethyl-pyrimidin
$C_{12}H_{13}ClN_4O_2S$ (312,8)

Sulfadimethoxin puriss.

4-(4-Amino-benzensulfonamido)-2,6-dimethoxy-pyrimidin
$C_{12}H_{14}N_4O_4S$ (310,2)

Sulfaguanidin AB — DDR

N-(4-Amino-benzensulfonyl)guanidin
$C_7H_{10}N_4O_2S$ (214,2)

Sulfamerazin AB — DDR

2-(4-Amino-benzensulfonamido)-4-methyl-pyrimidin
$C_{11}H_{12}N_4O_2S$ (264,3)

Sulfamethoxypyridazin

6-(4-Amino-benzensulfonamido)-3-methoxy-pyridazin
$C_{11}H_{12}N_4O_3S$ (280,3)

Sulfanilamid AB — DDR

4-Amino-benzensulfonamid
$C_6H_8N_2O_2S$ (172,2)

Sulfanilsäure puriss.

$C_6H_7NO_3S$ (173,2)

Sulfanilsäure-RL

Salzsäure: 180 mmol/l
Sulfanilsäure: 28,9 mmol/l
5,00 g Sulfanilsäure werden in 600 ml auf 25 bis 40 °C erwärmtem Wasser gelöst.

Nach dem Abkühlen auf 20 °C ± 5 K wird die Lösung mit 15,0 ml konzentrierter Salzsäure versetzt und mit Wasser zu 1,000 l aufgefüllt.

Sulfanilsäure-RL*

Essigsäure: 3,48 mol/l
Sulfanilsäure: 19,2 mmol/l
3,33 g Sulfanilsäure werden in 600 ml auf 25 bis 40 °C erwärmtem Wasser gelöst. Nach dem Abkühlen auf 20 °C ± 5 K wird die Lösung mit 200 ml konzentrierter Essigsäure versetzt und mit Wasser zu 1,000 l aufgefüllt.
Die Reagenzlösung ist bei 2 bis 8 °C und vor Licht geschützt aufzubewahren.

Sulfanilsäure-RL**

Essigsäure: 4,97 mol/l
Sulfanilsäure: 45,9 mmol/l
8,0 g Sulfanilsäure werden in 1,000 l Essigsäure (5 mol/l) gelöst.

Sulfisomidin AB — DDR

6-(4-Amino-benzensulfonamido)-2,4-dimethyl-pyrimidin
$C_{12}H_{14}N_4O_2S$ (278,3)

Sulfit-Tetraborat-RL

Dinatriumtetraborat: 52,4 mmol/l
Natriumsulfit: 19,8 mmol/l
20,00 g Dinatriumtetraborat-10-Wasser und 5,00 g Natriumsulfit-7-Wasser werden in Wasser zu 1,000 l gelöst.
Die Reagenzlösung ist frisch zu bereiten.

Sulfosalicylsäure-2-Wasser puriss.

2-Hydroxy-5-sulfo-benzoesäure
$C_7H_6O_6S \cdot 2\,H_2O$ (254,2)

Sulfosalicylsäurelösung (787 mmol/l)

200 g/1,000 l

Supplement-RL

Als Supplement-RL sind, soweit den nicht-salinen Testseren kein Supplement beigepackt ist, zu verwenden:

Dextran-Gelatine oder Gelatine-RL

Testblättchen — z. Labordiagnostik

zur Resistenzbestimmung

Testgranulate — z. Labordiagnostik

zur Resistenzbestimmung
Herstellung und Eigenschaften entsprechen dem DDR-Patent 110053

Testkombination Monotest Ammoniak — z. Labordiagnostik, Boehringer Mannheim GmbH

NADPH-Oxoglutarat-ADP-RL (T)
ADP: 1,52 mmol/l
NADPH: 122 µmol/l
2-Oxo-glutarat: 15,2 mmol/l
Triethanolamin: 152 mmol/l
Der Inhalt der Flasche 1 wird in 2,00 ml des Inhalts der Flasche 2 gelöst.
Die Reagenzlösung ist 1 d verwendbar.

NADPH-Oxoglutarat-ADP-RL (T)*
ADP: 1,58 mmol/l
NADPH: 97,3 µmol/l
2-Oxo-glutarat: 15,8 mmol/l
Triethanolamin: 158 mmol/l
Der Inhalt der Flasche 1 wird in 2,50 ml des Inhalts der Flasche 2 gelöst.
Die Reagenzlösung ist 1 d verwendbar.

Glutamatdehydrogenase-RL (T)
GLDH: $\geqq$ 6,3 mmol/(s · l)
Der Inhalt der Flasche 3 ist als Glutamatdehydrogenase-RL (T) zu verwenden.

Testkombination Monotest CK NAC aktiviert — z. Labordiagnostik, Boehringer Mannheim GmbH

Creatinkinase-RL (T)
Der Inhalt der Flasche 1 wird in 2,50 ml des Inhalts der Flasche 2 gelöst.
Die Reagenzlösung ist 12 h, bei 2 bis 8 °C aufbewahrt, 7 d verwendbar.

Testosteron-RIA SSW VEB Sächsisches Serumwerk Dresden

Die Reagenzlösungen sind aus den Inhalten der Flaschen wie folgt zu bereiten und am Tag der Herstellung zu verbrauchen:

Phosphat-Puffer (T) pH-Wert: 7,4 ± 0,2
Der Phosphat-Puffer (T) enthält:
Dinatrium-hydrogen-phosphat: 9,70 mmol/l
Kalium-hydrogen-phosphat: 300 µmol/l
sowie
EDTA
Natriumchlorid
Gelatine
Natriumazid.
Der Inhalt einer Flasche Phosphat-Puffer (T) wird in Wasser unter Erwärmen auf höchstens 40 °C zu 200,00 ml gelöst.

^{125}I-Testosteron-RL (T) Radioaktivität: 18,5 bis 37 kBq
Der Inhalt einer Flasche ^{125}I-Testosteron wird mit 50,0 ml Phosphat-Puffer (T) gemischt.

Anti-Testosteron-Antiserum (T)
vom Kaninchen
Der Inhalt einer Flasche Anti-Testosteron-Antiserum wird in 51,0 ml Phosphat-Puffer (T) gelöst.

Testosteron-VL (T)
Testosteron: 1,40 nmol/l
Die Flasche mit alkoholischer Testosteronlösung wird auf 20 °C ± 5 K erwärmt. 1 Volumenteil der Lösung wird mit 99 Volumenteilen Phosphat-Puffer (T) gemischt.
Die Testpackung enthält außerdem:

100 Adsorptionsstreifen
Nach Öffnen der Originalpackung sind die Adsorptionsstreifen in Natriumchloridlösung (154 mmol/l), die 1,00 g Natriumazid je Liter enthält, aufzubewahren.

Testpackung γ-Glutamyltransferase LACHEMA

Die Reagenz- und Vergleichslösungen sind aus den Inhalten der Flaschen sowie aus den Substrattabletten wie folgt zu bereiten:

Glutamyl-4-nitranilid-Glycylglycin-RL (T)
Glutamyl-4-nitranilid: 4,70 mmol/l
Glycylglycin: 111 mmol/l
1 Substrattablette wird in einem 50-ml-Schlifferlenmeyerkolben mit Hilfe eines Glasstabs zerkleinert. Das Pulver wird mit 7,00 ml Natriumchloridlösung (154 mmol/l) und 10,80 ml Wasser versetzt. Die Mischung wird 1 min in einem Wasserbad erhitzt und dabei durch Schwenken vollständig gelöst.
Nach dem Abkühlen auf 20 °C ± 5 K wird die Lösung mit 4,50 ml Glycylglycin-Puffer (T) gemischt.
Die Reagenzlösung ist in entsprechende Portionen abzufüllen. Bei 2 bis 8 °C ist sie 2 d, bei —18 °C oder einer Temperatur darunter aufbewahrt, 7 d verwendbar. Die jeweilige Tagesportion ist vor der Verwendung 1 min im Wasserbad zu erhitzen, um das auskristallisierte Glutamyl-4-nitranilid zu lösen, und danach sofort auf 20 °C ± 5 K abzukühlen.
Die Reagenzlösung darf nicht mehrfach erhitzt werden.

Glycylglycin-Puffer (T)
Glycylglycin: 550 mmol/l
Der Inhalt der Flasche Pufferlösung ist als Glycylglycin-Puffer (T) zu verwenden.

4-Nitroanilin-VL (T)
4-Nitro-anilin: 600 µmol/l
5,00 ml des Inhalts der Flasche 4-Nitroanilinlösung werden mit Wasser zu 50,00 ml aufgefüllt.
Die Vergleichslösung ist bei 2 bis 8 °C und vor Licht geschützt aufzubewahren. Sie ist 14 d verwendbar.

4-Nitroanilin-VL (T)*
4-Nitro-anilin: 150 µmol/l
2,50 ml 4-Nitroanilin-VL (T) werden mit Wasser zu 10,00 ml aufgefüllt.
Die Vergleichslösung ist bei 2 bis 8 °C und vor Licht geschützt aufzubewahren. Sie ist 14 d verwendbar.

Testseren „Anti-HLA"	Serumbank für HLA-Testseren am Bezirksinstitut für Blutspende- und Transfusionswesen Rostock
Testseren „Anti-Koli"	z. Labordiagnostik

Testseren „Anti-Listeria monocytogenes OI, II und OV" z. Labordiagnostik

Als Testseren „Anti-Listeria monocytogenes OI, II und OV" sind zu verwenden:

Listeria-Serum „Dessau" für die Diagnostik a) Listeria-O-Serum OI, II und OV, polyvalent b) Listeria-O-Serum OI, II c) Listeria-O-Serum OV	VEB Kombinat Veterinärimpfstoffe Dessau

Testseren „Anti-Salmonella" z. Labordiagnostik

Testseren „Anti-Shigella" z. Labordiagnostik

Testserum „Anti-Brucella abortus" z. Labordiagnostik

Als Testserum „Anti-Brucella abortus" ist zu verwenden:

Brucella abortus-Serum	Staatliches Veterinär- medizinisches Prüfungs- institut Berlin

Testserum Anti-HBs „Dessau"
vom Pferd z. Labordiagnostik
VEB Kombinat
Veterinärimpfstoffe Dessau

Testserum „Anti-Humanglobulin"
markiert mit Fluoresceinisothiocyanat z. Labordiagnostik
Staatliches Institut für
Immunpräparate und
Nährmedien

Tetrachlorkohlenstoff puriss.

Tetrachlormethan
CCl_4 (153,8)

Tetrachlorkohlenstoff, besonders gereinigter

1,000 l Tetrachlorkohlenstoff wird nach Zusatz von 20 g Natriumhydroxid über eine Kolonne destilliert.

3-(2-Thienyl)-DL-alanin puriss.

$C_7H_9NO_2S$ (171,2)

3-(2-Thienyl)-DL-alaninlösung (2,51 mmol/l)

430 mg/1,000 l
Die Lösung ist bei 2 bis 8 °C aufzubewahren. Sie ist 1 Monat verwendbar.

Thioglycolsäure 80 % VEB Pharmazeutisches Kombinat GERMED Dresden Arzneimittelwerk Dresden

$C_2H_4O_2S$ (92,12)

Thioglycolsäure-RL

Thioglycolsäure: 115 mmol/l
10,0 ml Thioglycolsäure 80 % werden mit Wasser zu 1,000 l aufgefüllt.
Die Reagenzlösung ist bei 2 bis 8 °C aufzubewahren. Sie ist 21 d verwendbar.

Thioharnstoff puriss.

Thiokohlensäurediamid
CH_4N_2S (76,12)

Thiomersal pharm.

2-(Ethylmercuriothio)benzoesäure, Natrium-Salz
$C_9H_9HgNaO_2S$ (404,8)

Thiomersallösung (24,7 mmol/l)

10,0 g/1,000 l

Thiophen-2-carbonsäurehydrazid

$C_5H_6N_2OS$ (142,2)

Thiophencarbonsäurehydrazidlösung (7,03 mmol/l) f. Kulturmedien

1,00 g/1,000 l

Thiophencarbonsäurehydrazidlösung (1,4 mmol/l) f. Kulturmedien

200 mg ± 50 mg/1,000 l

DL-Threonin für die Chromatografie

DL-2-Amino-3-hydroxy-buttersäure
$C_4H_9NO_3$ (119,1)

Thrombin für Testzwecke z. Labordiagnostik

Thrombin-RL

Thrombin für Testzwecke wird mit so viel Natriumchloridlösung (154 mmol/l) versetzt, daß die Lösung, bezogen auf den deklarierten Gehalt des Thrombins für Testzwecke, nicht weniger als 10 NIH-E Thrombin je Milliliter enthält.
Die Reagenzlösung wird portioniert und in Polyethylengefäßen bei —20 °C aufbewahrt. Die Reagenzlösung darf nur 1mal aufgetaut werden und ist unmittelbar danach zu verwenden.

Thrombin-RL*

Thrombin-RL wird mit so viel Natriumchloridlösung (154 mmol/l) versetzt, daß die Aktivität des Thrombins in der Lösung ein Normalplasma bei 17,5 s ± 0,5 s zur Gerinnung bringt.

Das Normalplasma wird dazu, wie unter „Bestimmung der Thrombinzeit des Plasmas" angegeben, geprüft.
Die Reagenzlösung ist in Polyethylengefäßen aufzubewahren. Sie ist, bei 37,0 °C aufbewahrt, 1 h verwendbar.

Thrombin-RL**

Der Inhalt einer Flasche Thrombin für Testzwecke wird in so viel Barbital-Natrium-Puffer II gelöst, daß die Konzentration, bezogen auf den deklarierten Gehalt des Thrombins für Testzwecke, 100 NIH-E/ml beträgt.
Die Reagenzlösung ist in Polyethylengefäßen bei —18 °C oder einer Temperatur darunter aufzubewahren.
Die Reagenzlösung ist, bei 37,0 °C aufbewahrt, 2 h verwendbar.

Thrombin-RL***

100 NIH-E Thrombin für Testzwecke werden in 2,00 ml Natriumchloridlösung (154 mmol/l) gelöst.
Die Reagenzlösung ist in Polyethylengefäßen bei 2 bis 8 °C aufzubewahren. Sie ist 12 h verwendbar.

Thrombokinase AWD z. Labordiagnostik

Thrombokinase-RL

1,00 g Thrombokinase AWD wird mit 25,0 ml Natriumchloridlösung (154 mmol/l) versetzt. Die Mischung wird 30 min bei 37,0 °C stehengelassen. Während dieser Zeit wird die Mischung im Abstand von jeweils 5 min durch Rühren suspendiert. Anschließend wird die Suspension auf 20 °C ± 5 K abgekühlt und bei einer $\overline{RZB}$ von 1000 bis 1500 10 min zentrifugiert. Die überstehende Flüssigkeit wird durch ein weiches Filterpapier „Filtrak 389" filtriert. Das Filtrat wird als Reagenzlösung verwendet.
Thrombokinase-RL ist eine trübe, bisweilen opaleszierende Lösung, frei von groben Partikeln.
Die Reagenzlösung wird in Einzelportionen in gut verschließbaren Behältnissen eingefroren und bei —18 °C oder einer Temperatur darunter aufbewahrt.

Die Reagenzlösung ist bei 2 bis 8 °C 12 h, bei —18 °C oder einer Temperatur darunter aufbewahrt, 3 Monate verwendbar.

Thrombokinase-RL*

Gleiche Volumenteile Thrombokinase-RL und Barbital-Natrium-Puffer II werden gemischt.
Die Reagenzlösung ist bei 2 bis 8 °C 12 h, bei 37,0 °C aufbewahrt, 3 h verwendbar.

Thrombokinase-Calciumchlorid-RL

Als Thrombokinase-Calciumchlorid-RL ist zu verwenden:

Calcium-Thromboplastin z. Labordiagnostik Boehringer Mannheim GmbH

Die Reagenzlösung ist 4 d, bei 2 bis 8 °C aufbewahrt, 6 d verwendbar.

Thrombokinase-Calciumchlorid-RL*

Als Thrombokinase-Calciumchlorid-RL* ist zu verwenden:

Thromborel S z. Labordiagnostik Behringwerke AG

Der Inhalt einer Flasche wird in 2,00 ml Wasser gelöst. Die Lösung wird in ein Reagenzröhrchen übergeführt, aufgeschüttelt und mindestens 15 min bei 37,0 °C stehengelassen.
Thrombokinase-Calciumchlorid-RL* ist 2 d, bei 2 bis 8 °C 4 d und bei 37,0 °C aufbewahrt, 1 d verwendbar.

Thymol AB — DDR

2-Isopropyl-5-methyl-phenol
$C_{10}H_{14}O$ (150,2)

Thymol-RL

Thymol: 666 mmol/l
100 g Thymol werden in Propan-2-ol zu 1,000 l gelöst.

Thymolblau

5′,5″-Diisopropyl-2′,2″-dimethyl-phenolsulfonphthalein
$C_{27}H_{30}O_5S$ (466,6)
pH-Wert-Bereich der Umschlagsgebiete: 1,2 bis 2,8
rot ↔ gelb und
8,0 bis 9,6
gelb ↔ blau

Thymolblau-I

1,00 g Thymolblau wird in Ethanol zu 1,000 l gelöst.

Thymol-Trübungstest

z. Labordiagnostik
VEB Sächsisches
Serumwerk Dresden

Thymol-Tris-RL (T)

Maleinsäure: etwa 4,2 mmol/l
Thymol: 6,66 mmol/l
Tris(hydroxymethyl)aminomethan: 9,98 mmol/l
Thymol-Tris-RL (T) ist aus den Stammlösungen P und T wie folgt zu bereiten:
2,00 ml Stammlösung P und 1,00 ml Stammlösung T werden in einem 100-ml-Meßkolben mit 90 ml Wasser von 45 °C ± 1 K versetzt und geschüttelt, bis in der Mischung keine ölartigen Tropfen mehr erkennbar sind und die Lösung glatt von der Wand des Meßkolbens abläuft. Nach dem Abkühlen auf 20 °C ± 5 K wird die Lösung mit Wasser zu 100,00 ml aufgefüllt.
Die Reagenzlösung ist vor Licht geschützt aufzubewahren. Sie ist 20 d verwendbar.
Die Reagenzlösung ist, wie unter „Eiweiß, Prüfung der Serumlabilität, Methode I" angegeben, zu prüfen, und gegebenenfalls wie dort beschrieben, von der weiteren Verwendung auszuschließen.

Thyro-Cap

z. Labordiagnostik
VEB Laborchemie Apolda
Feinchemie Sebnitz

Die Testpackung enthält gebrauchsfertig:

^{125}I-T_3-RL (T) Radioaktivität: 3,7 kBq
Lösung von ^{125}I-T_3 in Tris-Pufferlösung (200 mmol/l, pH-Wert: 7,4).

36 Test-Fläschchen A zu je 4,00 ml.
Die Reagenzlösung ist bei 2 bis 8 °C aufzubewahren.

Die Vergleichslösung ist aus dem Inhalt der Flasche C wie folgt zu bereiten:

Serum-VL (T)
Der Inhalt der Flasche C wird in 2,00 ml Wasser gelöst.
Die Vergleichslösung ist, bei 2 bis 8 °C aufbewahrt, 3 d verwendbar. Ist eine längere Aufbewahrungszeit erforderlich, so ist die Vergleichslösung bei —18 °C oder einer Temperatur darunter zu lagern.

Die Testpackung enthält außerdem:

40 Adsorptionsstreifen

Thyro-Cap 120

z. Labordiagnostik
VEB Laborchemie Apolda
Feinchemie Sebnitz

Die Lösungen sind aus den Inhalten der Flaschen A, C und D wie folgt zu bereiten:

Tris-Pufferlösung (T) — pH-Wert: 7,4
Tris(hydroxymethyl)aminomethan: 200 mmol/l
Der Inhalt der 4 Flaschen D wird in Wasser zu 500,0 ml gelöst.

^{125}I-T_3-RL (T)* — Gesamtradioaktivität: 480 kBq
Der Inhalt der Flasche A wird nach Lösen in 5,0 ml Tris-Pufferlösung (T) mit 370 ml Tris-Pufferlösung (T) gemischt.
Die Reagenzlösung wird in Portionen zu je 3,00 ml in verschließbare Teströhrchen gegeben.
Die Abfüllgenauigkeit kann durch Radioaktivitätsmessung vor der Anwendung kontrolliert werden. Eine Abweichung von ±1,5% vom Mittelwert aller Abfüllungen ist zulässig.
Die Reagenzlösung ist bei 2 bis 8 °C aufzubewahren.

Serum-VL (T)

Der Inhalt der Flasche C wird in 2,00 ml Wasser gelöst.
Die Vergleichslösung ist, bei 2 bis 8 °C aufbewahrt, 3 d verwendbar. Ist eine längere

Aufbewahrungszeit erforderlich, so ist die Vergleichslösung bei —18 °C oder einer Temperatur darunter zu lagern.

Die Testpackung enthält außerdem:

130 Adsorptionsstreifen

Toluen puriss.

Methylbenzen
C_7H_8 (92,14)

Toluen-4-sulfonsäure-1-Wasser puriss.

$C_7H_8O_3S \cdot H_2O$ (190,2)

Toluidin-RL

Essigsäure: 16,4 mol/l
Thioharnstoff: 19,7 mmol/l
o-Toluidin: 660 mmol/l

Als Toluidin-RL ist zu verwenden:

Dextrogens z. Labordiagnostik
VEB Laborchemie Apolda
Feinchemie Sebnitz

Die Reagenzlösung ist vor Licht geschützt aufzubewahren.
Gelblich gefärbte Reagenzlösung ist, wie unter „Bestimmung der Glucose im Blut, Methode II" angegeben, zu prüfen und gegebenenfalls von der weiteren Verwendung auszuschließen.

Toluidinblau O C. I. Nr. 52040
für die Mikroskopie

Toluidinblaulösung (30,0 g/1,000 l) f. Kulturmedien

30,0 g Toluidinblau O werden in Wasser zu 1,000 l gelöst.

Toluidinblaulösung (10,0g/1,000 l)

10,0 g Toluidinblau O werden in Wasser zu 1,000 l gelöst.

Toluidinblau-Bleiacetat-RL

60,0 ml Toluidinblaulösung (10,0 g/1,000 l), 24,0 ml basische Bleiacetatlösung und 170 ml Essigsäure (500 mmol/l) werden gemischt. Die Mischung wird mit Wasser zu 1,000 l aufgefüllt und filtriert. Das Filtrat wird als Reagenzlösung verwendet.

Tonometriergas I

Gasgemisch aus 4 Volumenteilen Kohlendioxid und 96 Volumenteilen Sauerstoff bzw. Gasgemisch aus Kohlendioxid, Sauerstoff und Stickstoff, das 4 Vol.-% Kohlendioxid und mindestens 21 Vol.-% Sauerstoff enthält.
Der Kohlendioxidgehalt des jeweiligen Gasgemischs ist, wie unter „Bestimmung des Kohlendioxid- und Sauerstoffgehalts in Gasgemischen, Mikrogasanalyse nach SCHOLANDER“ angegeben, zu bestimmen, da das vom Hersteller angefertigte Eichzertifikat für die Verwendung des Gasgemischs als Tonometriergas I unzureichend ist.

Tonometriergas II

Gasgemisch aus 8 Volumenteilen Kohlendioxid und 92 Volumenteilen Sauerstoff bzw. Gasgemisch aus Kohlendioxid, Sauerstoff und Stickstoff, das 8 Vol.-% Kohlendioxid und mindestens 21 Vol.-% Sauerstoff enthält.
Der Kohlendioxidgehalt des jeweiligen Gasgemischs ist, wie unter „Bestimmung des Kohlendioxid- und Sauerstoffgehalts in Gasgemischen, Mikrogasanalyse nach SCHOLANDER“ angegeben, zu bestimmen, da das vom Hersteller angefertigte Eichzertifikat für die Verwendung des Gasgemischs als Tonometriergas II unzureichend ist.

Tonometriergas III

Gasgemisch aus 4,5 Volumenteilen Sauerstoff und 95,5 Volumenteilen Stickstoff. Der Sauerstoffgehalt des Gasgemischs ist, wie unter „Bestimmung des Kohlendioxid- und Sauerstoffgehalts in Gasgemischen, Mikrogasanalyse nach SCHOLANDER“ angegeben, zu bestimmen, da das vom Hersteller angefertigte Eichzertifikat für die Verwendung des Gasgemischs als Tonometriergas III unzureichend ist.

Tonometriergas IV

Gasgemisch aus 12,5 Volumenteilen Sauerstoff und 87,5 Volumenteilen Stickstoff. Der Sauerstoffgehalt des Gasgemischs ist, wie unter „Bestimmung des Kohlendioxid- und Sauerstoffgehalts in Gasgemischen, Mikrogasanalyse nach SCHOLANDER" angegeben, zu bestimmen, da das vom Hersteller angefertigte Eichzertifikat für die Verwendung des Gasgemischs als Tonometriergas IV unzureichend ist.

TPHA-Test

z. Labordiagnostik
Fujirebico Pharmaceutical Comp., Ltd.
Japan

Die Testpackung enthält:

Absorptionsmedium (T), flüssig

Das flüssige Absorptionsmedium (T) ist gebrauchsfertig.

Testerythrozyten-RL (T), beladen mit Treponema pallidum

Die lyophilisierten, mit Antigen beladenen Testerythrozyten werden in dem vom Hersteller vorgeschriebenen Volumen Wasser suspendiert.
Die Reagenzlösung enthält 2,5 Vol.-% Schaferythrozyten und ist bei 2 bis 8 °C aufzubewahren.

Kontrollerythrozyten-RL (T)

Die lyophilisierten Kontrollerythrozyten werden in dem vom Hersteller vorgeschriebenen Volumen Wasser suspendiert.
Die Reagenzlösung enthält 2,5 Vol.-% Schaferythrozyten und ist bei 2 bis 8 °C aufzubewahren.

Positiv reagierende Kontrollserumsuspension (T)

Das lyophilisierte positiv reagierende Kontrollserum wird in dem vom Hersteller vorgeschriebenen Volumen Wasser suspendiert. Die Verdünnung des Kontrollserums in der Suspension beträgt 1:80.
Die Suspension ist bei 2 bis 8 °C aufzubewahren.

Die Testpackung enthält außerdem:

Natriumchloridlösung, phosphatgepuffert — pH-Wert: 7,2
oder
Natriumchloridlösung
Wasser.

Transformations-RL

Dinatriumtetraborat: 5,11 mmol/l
Kaliumcyanid: 1,54 mmol/l
Kalium-hexacyanoferrat(III): 3,04 mmol/l
1,000 g Kalium-hexacyanoferrat(III), 100 mg Kaliumcyanid und 1,950 g Dinatriumtetraborat-10-Wasser werden in Wasser zu 1,000 l gelöst.
Die Reagenzlösung ist vor Licht geschützt aufzubewahren. Sie ist 14 d verwendbar.

T3-RIA

AdW der DDR
Zentralinstitut für
Isotopen- und
Strahlenforschung

Die Lösungen sind aus den Inhalten der Flaschen wie folgt zu bereiten:

^{125}I-Triiodthyronin-RL (T) Radioaktivität: < 180 kBq
Der Inhalt einer Flasche ^{125}I-Triiodthyronin wird mit 4,50 ml Tris-Puffer (T) gemischt.

^{125}I-Triiodthyronin-RL (T)*
22,00 ml Tris-Puffer (T), 5,00 ml Anilinonaphthalinsulfonsäure-RL (T), 1,00 ml Normal-Kaninchenserum (T) und 5,00 ml ^{125}I-Triiodthyronin-RL (T) werden gemischt.

Anti-Triiodthyronin-Antiserum (T)
Der Inhalt einer Flasche Anti-Triiodthyronin-Antiserum wird in 11,00 ml Tris-Puffer (T) gelöst.

Normal-Kaninchenserum (T)
Der Inhalt einer Flasche Normal-Kaninchenserum wird in 1,00 ml Wasser gelöst.

Präzipitierendes Antiserum (T)
Der Inhalt einer Flasche präzipitierendes Antiserum wird in 1,00 ml Wasser gelöst und mit 10,00 ml Tris-Puffer (T) gemischt.

Tris-Puffer (T) pH-Wert: 7,4
Tris(hydroxymethyl)aminomethan: 100 mmol/l
Der Inhalt einer Flasche Pufferkonzentrat wird mit 50,00 ml Wasser gemischt.

Anilinonaphthalinsulfonsäure-RL (T)
1-Anilino-8-naphthalin-sulfonsäure: 13,9 mmol/l
Der Inhalt einer Flasche 1-Anilino-8-naphthalin-sulfonsäure wird in 5,00 ml Tris-Puffer (T) gelöst.

Triiodthyronin-VL (T)
Triiodthyronin: 19,35 nmol/l
Der Inhalt einer Flasche Triiodthyronin wird in 500 µl Wasser gelöst.

Triiodthyronin-VL (T)*
Triiodthyronin: 80 pmol/l
Der Inhalt einer Flasche Triiodthyronin* wird in 2,00 ml Wasser gelöst.

Die Lösungen sind am Tag der Herstellung zu verbrauchen.

T4-RIA

AdW der DDR
Zentralinstitut für
Isotopen- und
Strahlenforschung

Die Lösungen sind aus den Inhalten der Flaschen wie folgt zu bereiten:

^{125}I-Thyroxin-RL (T) Radioaktivität: <180 kBq
Der Inhalt einer Flasche ^{125}I-Thyroxin wird mit 4,50 ml Tris-Puffer (T) gemischt.

^{125}I-Thyroxin-RL (T)*
5,00 ml ^{125}I-Thyroxin-RL (T), 11,00 ml Tris-Puffer (T), 1,00 ml Normal-Kaninchenserum (T) und 5,00 ml Anilinonaphthalinsulfonsäure-RL (T) werden gemischt.

Anti-Thyroxin-Antiserum (T)
Der Inhalt einer Flasche Anti-Thyroxin-Antiserum wird in 11,00 ml Tris-Puffer (T) gelöst.

Normal-Kaninchenserum (T)
Der Inhalt einer Flasche Normal-Kaninchenserum wird in 1,00 ml Wasser gelöst.

Präzipitierendes Antiserum (T)
Der Inhalt einer Flasche präzipitierendes Antiserum wird in 11,00 ml Tris-Puffer (T) gelöst.

Antiserum-RL (T)
11,00 ml Anti-Thyroxin-Antiserum (T) und 11,00 ml präzipitierendes Antiserum (T) werden gemischt.

Tris-Puffer (T) pH-Wert: 7,4
Tris(hydroxymethyl)aminomethan: 100 mmol/l
Der Inhalt einer Flasche Pufferkonzentrat wird mit 40,00 ml Wasser gemischt.

Anilinonaphthalinsulfonsäure-RL (T)
1-Anilino-8-naphthalin-sulfonsäure: 13,9 mmol/l

Der Inhalt einer Flasche 1-Anilino-8-naphthalin-sulfonsäure wird in 5,00 ml Tris-Puffer (T) gelöst.

Thyroxin-VL (T)
Thyroxin: 412 nmol/l
Der Inhalt einer Flasche Thyroxin wird in 500 µl Wasser gelöst.

Thyroxin-VL (T)*
Thyroxin: 1,0 nmol/l
Der Inhalt einer Flasche Thyroxin* wird in 1,00 ml Wasser gelöst.

Die Lösungen sind am Tag der Herstellung zu verbrauchen.

Trichloressigsäure puriss.

$C_2HCl_3O_2$ (163,4)

Trichloressigsäurelösung (1,22 mol/l)

200 g/1,000 l

Trichloressigsäurelösung (979 mmol/l)

160 g/1,000 l

Trichloressigsäurelösung (600 mmol/l)

98,0 g/1,000 l

Trichloressigsäurelösung (300 mmol/l)

49,0 g/1,000 l

Trichloressigsäurelösung (184 mmol/l)

30,0 g/1,000 l

Trikaliumphosphat-3-Wasser pur.

$K_3PO_4 \cdot 3\ H_2O$ (266,3)

Trikaliumphosphatlösung (300 mmol/l)

80 g/1,000 l

Trinatriumphosphat-12-Wasser puriss.

$Na_3PO_4 \cdot 12\ H_2O$ (380,1)

Trinatriumphosphat-RL

Dinatrium-dihydrogen-ethylendiamintetraacetat: 10 mmol/l
Trinatriumphosphat: 100 mmol/l
38,02 g Trinatriumphosphat-12-Wasser und 3,722 g Dinatrium-dihydrogen-ethylendiamintetraacetat-2-Wasser werden in Wasser zu 1,000 l gelöst.

Tripalmitin p. a.

Glyceroltripalmitat
$C_{51}H_{98}O_6$ (807,4)
Gehalt mindestens 99 % Tripalmitin

Tripalmitin-VL

Triglyceride: 250 µmol/l
202,0 mg Tripalmitin werden in Nonan-Propanol-RL zu 1,0000 l gelöst.

Tripalmitin-VL*

Triglyceride: 100 µmol/l
400,00 ml Tripalmitin-VL werden mit Nonan-Propanol-RL zu 1,0000 l aufgefüllt.

Tris(hydroxymethyl)aminomethan p. a.

2-Amino-2-(hydroxymethyl)propan-1,3-diol
$C_4H_{11}NO_3$ (121,1)

Trislösung (200 mmol/l)

24,23 g Tris(hydroxymethyl)aminomethan werden in kohlendioxidfreiem Wasser zu 1,000 l gelöst.

Triton X-100 puriss.

Polyethylenglycol-mono[4-(1,1,3,3-tetramethyl-butyl)phenyl]ether

Triton-X-100-Lösung (100 g/1,000 l)

100 g Triton X-100 werden mit Wasser zu 1,000 l aufgefüllt und unter Vermeidung von Schaumbildung vorsichtig gemischt.
Die Lösung ist 2 Jahre verwendbar.

Triton-X-100-Lösung (50,0 ml/1,000 l)

50,0 ml Triton X-100 werden mit Wasser zu 1,000 l aufgefüllt und unter Vermeidung von Schaumbildung vorsichtig gemischt.
Die Lösung ist 2 Jahre verwendbar.

Trübungsstandard

Standardhalter: Staatliches Kontrollinstitut für Seren und Impfstoffe

3. Internationales Vergleichspräparat 1965:

Suspension von Pyrex-Glasteilchen in Wasser
($10 \cdot 10^3$ Internationale Einheiten je Liter)

DL-Tryptophan für die Chromatografie oder puriss.

$C_{11}H_{12}N_2O_2$ (204,2)

L-Tryptophan für die Chromatografie

$C_{11}H_{12}N_2O_2$ (204,2)

TSH-RIA AdW der DDR
Zentralinstitut für
Isotopen- und Strahlen-
forschung

Die Lösungen sind aus den Inhalten der Flaschen am Verwendungstag wie folgt zu bereiten:

Phosphat-Puffer (T) pH-Wert: 7,4 ± 0,2

Der Phosphat-Puffer (T) enthält:

Dinatrium-hydrogen-phosphat: 49 mmol/l
Kalium-dihydrogen-phosphat: 1 mmol/l
sowie
Humanserumalbumin
EDTA
Natriumazid.
Der Inhalt der Flasche Pufferkonzentrat wird mit 90,00 ml Wasser gemischt.

TSH-freie-Serum-RL (T)
Der Inhalt der Flasche TSH-freies Serum wird in 5,00 ml Wasser gelöst.

TSH-VL (T)
TSH: 25 mE/l
Der Inhalt der Flasche TSH-Standard wird in 1,00 ml Wasser gelöst.

Anti-TSH-Antiserum-RL (T)
Der Inhalt der Flasche Anti-TSH-Antiserum wird in 1,00 ml Wasser gelöst. Die Lösung wird mit 20,00 ml Phosphat-Puffer (T) gemischt.

Anti-TSH-Antiserum-RL (T)*
Der Inhalt der Flasche Anti-TSH-Antiserum wird in 1,00 ml Wasser gelöst. Die Lösung wird mit 30,00 ml Phosphat-Puffer (T) gemischt.

^{125}*I-TSH-RL (T)*
Der Inhalt der Flasche ^{125}I-TSH-Tracer wird mit 20,00 ml Phosphat-Puffer (T) gemischt.

^{125}*I-TSH-RL* (T)*
1,00 ml ^{125}I-TSH-Tracer wird mit 30,00 ml Phosphat-Puffer (T) gemischt.

Präzipitations-RL (T)
Der Inhalt der Flasche präzipitierendes Antiserum wird in 2,00 ml Wasser gelöst. Die Lösung wird mit 20,00 ml Phosphat-Puffer (T) gemischt.

Präzipitations-RL (T)*
Der Inhalt der Flasche präzipitierendes Antiserum wird in 2,00 ml Wasser gelöst. Die Lösung wird mit 30,00 ml Phosphat-Puffer (T) gemischt.

Präzipitatverfestiger
3 Tropfen Präzipitatverfestiger-Suspension werden zu 100,0 ml Wasser gegeben und gemischt.

Tween 20 pur.

Tween-20-Lösung I

100 ml Tween 20 werden mit Wasser zu 1,000 l aufgefüllt.

Tween-20-Lösung II

1,000 l Wasser wird mit 500 µl Tween-20-Lösung I versetzt.

Tween 80 pur.

Polyoxyethylensorbitanmonooleat

Tween-80-Lösung (100 g/1,000 l)

Die Lösung ist 10 d verwendbar.

Tween-80-Lösung (50,0 g/1,000 l)

Die Lösung ist 10 d verwendbar.

Tween-80-Lösung (10,0 g/1,000 l)

Die Lösung ist 10 d verwendbar.

L-Tyrosin für die Chromatografie

$C_9H_{11}NO_3$ (181,2)

Ujoviridin

Indocyaningrün
$C_{43}H_{47}IN_2Na_2O_6S_2$ (924,9)
Indocyaningrün: 27 mmol/l
Ampullen mit 25 mg Indocyaningrün je Milliliter Propylenglycol.

Urease z. Labordiagnostik

Urease-RL

400 mg Urease werden unter Rühren mit einem Glasstab in 1,000 l EDTA-Puffer gelöst. Die gegebenenfalls zentrifugierte Lösung darf höchstens schwach opaleszierend getrübt sein.
Die Reagenzlösung ist bei 2 bis 8 °C aufzubewahren. Sie ist 1 d verwendbar.

Urogens z. Labordiagnostik
VEB Laborchemie Apolda
Feinchemie Sebnitz

Die Reagenz- und Vergleichslösungen sind aus den Inhalten der Flasche und Ampullen der Testpackung wie folgt zu bereiten:

Harnstoff-VL (T)
Harnstoff: 200 mmol/l
Der Inhalt der Harnstoff-Ampulle wird in Benzoesäure-RL zu 100,00 ml gelöst.

Harnstoff-VL (T)*
Harnstoff: 8 mmol/l
4,00 ml Harnstoff-VL (T) werden mit Benzoesäure-RL zu 100,00 ml aufgefüllt.

Natriumhypochlorit-RL (T)
Natriumhypochlorit: 33,6 mmol/l
Die Inhalte der Natriumhypochlorit-Ampulle und der Natronlauge-Ampulle werden in einen 100-ml-Meßkolben gespült und mit Wasser zu 100,00 ml aufgefüllt.

Phenollösung (226 mmol/l) (T)
Die Ampulle mit verflüssigtem Phenol ist im Testal-Zertrümmerungstrichter vorsichtig zu öffnen und der Inhalt mit Wasser zu 1,0000 l aufzufüllen.

Urease-RL (T) pH-Wert: 6,0

Ethylendiamintetraessigsäure: 25,8 mmol/l
Dinatrium-pentacyanonitrosylferrat: 8,39 mmol/l
Urease: mindestens 25 µmol/(s · kg)
Der Inhalt der Flasche Urease-Gemisch wird in 50,00 ml Wasser gelöst. Es können auch 130 mg des Inhalts der Flasche Urease-Gemisch in 10,00 ml Wasser gelöst werden.
Der pH-Wert der Lösung ist mit Natronlauge (1 mol/l) potentiometrisch einzustellen.
Die Reagenzlösung ist bei 2 bis 8 °C aufzubewahren. Sie ist 1 d verwendbar.

Vaccigon-Mixtum — VEB Sächsisches Serumwerk Dresden

DL-Valin — für die Chromatografie

DL-2-Amino-3-methyl-buttersäure
$C_5H_{11}NO_2$ (117,2)

Vanadium(V)-oxid — p. a.

V_2O_5 (181,9)

Vanadium-Schwefelsäure-RL

Vanadium(V)-oxid: 11 mmol/l
2,00 g Vanadium(V)-oxid werden in 40 ml konzentrierter Schwefelsäure gelöst. Die Lösung wird zu 800 ml Wasser gegeben, auf 20 °C ± 5 K abgekühlt und mit Wasser zu 1,000 l aufgefüllt.

Vaseline, säurefrei — Vaselinum album oder Vaselinum flavum AB-DDR

Verschlußpaste — Forschungsinstitut Meinsberg Waldheim

Visotrast 370 — VEB Fahlberg-List

Waschmittel E 30 VEB Leuna-Werke „Walter Ulbricht“

Waschmittellösung

500 g Waschmittel E 30 werden in Wasser zu 1,000 l gelöst.

Wasser

H_2O (18,02)
Herstellung:
Wasser wird aus Trinkwasser oder vorbehandeltem Trinkwasser durch Destillation in Glas- bzw. geeigneten Metallapparaturen (z. B. Edelstahl) oder durch Demineralisation mit Kunstharzaustauschern bereitet. Bei der Destillation ist das während der ersten 5 min übergehende Wasser und bei der Demineralisierung mit Kunstharzaustauschern das eine spezifische Leitfähigkeit von mehr als 1 mSm^{-1} zeigende Wasser zu verwerfen.

Wasser, kohlendioxidfreies

Bei Bedarf wird eine entsprechende Menge Wasser 10 min im Sieden gehalten und anschließend vor Kohlendioxid geschützt auf 20 °C ± 5 K abgekühlt.

Wasser, sterilisiertes

Wasser zur Injektion AB-DDR

Wasserstoffperoxid 30 % puriss.

H_2O_2 (34,01)
Gehaltsbestimmung: 1,0000 g Substanz wird mit Wasser zu 100,00 ml aufgefüllt. 10,00 ml der Mischung werden nach Zusatz von 50 ml Wasser und 1,0 ml konzentrierter Schwefelsäure mit Kaliumpermanganat-ML (20,9 mmol/l) bis zur Rosafärbung titriert.
1 ml Kaliumpermanganat-ML (20,9 mmol/l) ist 1,701 mg Wasserstoffperoxid äquivalent.

Wasserstoffperoxid 3%

Wasserstoffperoxid 30% wird mit so viel Wasser verdünnt, daß der Gehalt an Wasserstoffperoxid 3% beträgt.

Wasserstoffperoxid 0,3%

Wasserstoffperoxid 30% wird mit so viel Wasser verdünnt, daß der Gehalt an Wasserstoffperoxid 0,3% beträgt.

Wasserstoffperoxid-Detergens-RL

Lösung 1:
1 Volumenteil Wasserstoffperoxid 30% wird mit 5 Volumenteilen Wasser gemischt.

Lösung 2:
1 Volumenteil Fit wird mit 9 Volumenteilen Wasser gemischt.

Bei Bedarf werden gleiche Volumenteile Lösung 1 und Lösung 2 gemischt und als Reagenzlösung verwendet.

Wasserstoffperoxid-Detergens-RL*

250 ml Wasserstoffperoxid 30% werden mit 250 ml Tween-80-Lösung (100 g/1,000 l) gemischt und mit Phosphat-Puffer XII zu 1,000 l aufgefüllt.
Die Reagenzlösung ist frisch zu bereiten.

Wofasteril (0,5 Vol.-%)

Wolframatophosphorsäure-RL

Dodekawolframatophosphorsäure: 19,1 mmol/l
Natriumhydroxid: 200 mmol/l
55,0 g Dodekawolframatophosphorsäure und 1,0 g Natriumazid werden in 500 ml Wasser gelöst. Nach Zusatz von 200 ml Natronlauge (1 mol/l) wird die Lösung mit Wasser zu 1,000 l aufgefüllt.

Xylen p. a.

Gemisch aus 1,2-, 1,3- und 1,4-Dimethyl-benzen
C_8H_{10} (106,2)

Xylenolorange Ind.

N,N'-[3H-2,1-Benzoxathiol-3-ylidenbis[(6-hydroxy-5-methyl-phen-3,1-ylen)methylen]]
bis[N-(carboxymethyl)glycin]-S,S-dioxid
$C_{31}H_{32}N_2O_{13}S$ (672,7)

Xylenolorange-I

1,00 g Xylenolorange wird mit 99,0 g Kaliumnitrat anteilweise versetzt und verrieben.

D-Xylose puriss.

D-Xylopyranose
$C_5H_{10}O_5$ (150,1)

D-Xylose, getrocknete

D-Xylose wird bei 105 °C bis zur Massekonstanz getrocknet.

Xylose-VL

Xylose: 5 mmol/l
750,7 mg getrocknete D-Xylose werden in Benzoesäure-RL zu 1,0000 l gelöst.
Die Vergleichslösung ist bei 2 bis 8 °C aufzubewahren.

Zephirol-Konzentrat — Farbenfabrik Bayer AG

Gehalt etwa 90 % Benzalkoniumchlorid

Zink, gekörntes — p. a.
z. Arsenbestimmung

Zn (65,38)

Zink-VL

Stammlösung: Zink: 100 mmol/l
Vergleichslösung: Zink: 10 mmol/l

Stammlösung: Der Inhalt einer Testalampulle
Zinksulfat (100 mmol/l) — VEB Pharmazeutisches Kombinat GERMED Arzneimittelwerk Dresden Betriebsteil Li-iL Werk

wird mit frisch destilliertem Wasser zu 1,0000 l aufgefüllt.
Vergleichslösung: 100,00 ml Stammlösung werden mit frisch destilliertem Wasser zu 1,0000 l aufgefüllt.
Die Stammlösung und die Vergleichslösung sind in Flaschen aus geeignetem Plast (Polyethylen oder Polypropylen) aufzubewahren. Sie sind 12 Monate verwendbar.

Zink-VL*

Zink: 2 mmol/l
200,00 ml Zink-VL werden mit frisch destilliertem Wasser zu 1,0000 l aufgefüllt.
Die Vergleichslösung ist in einer Flasche aus geeignetem Plast (Polyethylen oder Polypropylen) aufzubewahren. Sie ist 6 Monate verwendbar.

Zink-dibenzyldithiocarbamat — puriss.

N,N-Dibenzyl-dithiocarbamidsäure, Zink-Salz
$C_{30}H_{28}N_2S_4Zn$ (610,2)

Zinkdibenzyldithiocarbamat-RL

Zink-dibenzyldithiocarbamat: 262 µmol/l
160 mg Zink-dibenzyldithiocarbamat werden in Tetrachlorkohlenstoff zu 1,000 l gelöst.
Die Reagenzlösung ist vor Licht geschützt aufzubewahren.

Zinksulfat-7-Wasser puriss.

$ZnSO_4 \cdot 7\ H_2O$ (287,5)

Zinksulfatlösung (348 mmol/l)

100,0 g/1,000 l

Zinn(II)-chlorid-2-Wasser puriss.

$SnCl_2 \cdot 2\ H_2O$ (225,6)

Zinn(II)-chlorid-RL

Zinn(II)-chlorid: 175 mmol/l
40,0 g Zinn(II)-chlorid-2-Wasser werden in 1,000 l konzentrierter Salzsäure gelöst.
Die Reagenzlösung ist frisch zu bereiten.

Zinn(II)-chlorid-RL*

Zinn(II)-chlorid: 887 mmol/l
200,0 g Zinn(II)-chlorid-2-Wasser werden in Schwefelsäure (1 mol/l) zu 1,000 l gelöst.

Kaliumhexacyanoferrat(III)-ML (5 mmol/l)

$K_3Fe(CN)_6$ (329,3)

Herstellung: 1,6463 g Kalium-hexacyanoferrat(III) werden in Wasser zu 1,0000 l gelöst.

Aufbewahrung: Vor Licht geschützt.

Kaliumiodat-ML (16,7 mmol/l)

KIO_3 (214,0)

Herstellung: Kaliumiodat wird bei 130 °C 2 h getrocknet. 3,5668 g getrocknetes Kaliumiodat werden in Wasser zu 1,0000 l gelöst.

Kaliumpermanganat-ML (20,9 mmol/l)

$KMnO_4$ (158,0)

Herstellung: 3,30 g Kaliumpermanganat werden in Wasser zu 1,0000 l gelöst. Die Lösung wird zum Sieden erhitzt und nach dem Abkühlen auf 20 °C ± 5 K durch einen Glasfiltertrichter POR 16 (G 4) filtriert.

Bestimmung des Faktors: 25,00 ml Kaliumpermanganat-ML (20,9 mmol/l) werden mit 1,00 g Kaliumiodid und 10,0 ml Schwefelsäure (1,5 mol/l) versetzt. Das ausgeschiedene Iod wird mit Natriumthiosulfat-ML (100 mmol/l) titriert. Sobald die Lösung nur noch schwach gelb gefärbt ist, werden 2,0 ml Stärke-I hinzugefügt.

Berechnung:

$$F_{KMnO_4} = \frac{a \cdot F_{Na_2S_2O_3}}{25}$$

a = Anzahl Milliliter verbrauchter Natriumthiosulfat-ML (100 mmol/l).

Aufbewahrung: Vor Licht geschützt.

Citrat-Puffer

Citronensäure-Phosphat-Puffer

1. Puffersubstanzen

Barbital-Natrium

Puffersubstanz;
VEB Laborchemie Apolda
Feinchemie Sebnitz

5,5-Diethyl-barbitursäure, Natrium-Salz
$C_8H_{11}N_2NaO_3$ (206,2)

Citronensäure-1-Wasser

puriss.

$C_6H_8O_7 \cdot H_2O$ (210,1)

Dinatrium-hydrogen-phosphat-2-Wasser

$Na_2HPO_4 \cdot 2\,H_2O$ (178,0)

Puffersubstanz
n. Sörensen oder
puriss.

Natriumacetat-3-Wasser

puriss.

$C_2H_3NaO_2 \cdot 3\,H_2O$ (136,1)

Natriumchlorid

puriss.

NaCl (58,44)

Natriumcitrat-2-Wasser

AB — DDR

$C_6H_5Na_3O_7 \cdot 2\,H_2O$ (294,1)

Thiomersal pharm.

2-(Ethylmercuriothio)benzoesäure, Natrium-Salz
$C_9H_9HgNaO_2S$ (404,8)

2. Puffer

Citrat-Puffer pH-Wert: 7,35

Barbital-Natrium: 25,7 mmol/l
Natriumacetat: 25,7 mmol/l
Natriumchlorid: 105 mmol/l
Natriumcitrat: 4,4 mmol/l
Thiomersal: 243 µmol/l
5,539 g Barbital-Natrium, 3,657 g Natriumacetat-3-Wasser, 6,400 g Natriumchlorid und 103,0 mg Thiomersal werden in 900 ml Wasser gelöst.
Der pH-Wert ist potentiometrisch zu bestimmen und mit Salzsäure (1 mol/l) einzustellen. Anschließend wird die Lösung mit Wasser zu 1,000 l aufgefüllt.
956,0 ml dieser Lösung werden mit 44,0 ml Natriumcitratlösung (100 mmol/l) gemischt.

Citronensäure-Phosphat-Puffer pH-Wert: 3,2

Citronensäure: 75,3 mmol/l
Dinatrium-hydrogen-phosphat: 49,4 mmol/l
247,0 ml Dinatriumhydrogenphosphatlösung (200 mmol/l) werden mit Citronensäurelösung (100 mmol/l) zu 1,0000 l aufgefüllt.

Lactat-Puffer

1. Puffersubstanzen

Barbital-Natrium — Puffersubstanz; VEB Laborchemie Apolda Feinchemie Sebnitz

5,5-Diethyl-barbitursäure, Natrium-Salz
$C_8H_{11}N_2NaO_3$ (206,2)

Barbitursäure — p. a.

2,4,6-Trihydroxy-pyrimidin
$C_4H_4N_2O_3$ (128,1)

Calciumlactat-5-Wasser — puriss.

$C_6H_{10}CaO_6 \cdot 5\ H_2O$ (308,3)

Thiomersal — pharm.

2-(Ethylmercuriothio)benzoesäure, Natrium-Salz
$C_9H_9HgNaO_2S$ (404,8)

2. Puffer

Lactat-Puffer — pH-Wert: 8,2 bis 8,4

Barbital-Natrium: 61,1 mmol/l
Barbitursäure: 15,6 mmol/l
Calciumlactat: 1,56 mmol/l
Thiomersal: 247 µmol/l
2,00 g Barbitursäure und 480 mg Calciumlactat-5-Wasser werden in 200 ml siedendem Wasser gelöst. Anschließend wird die Lösung mit Wasser zu 900 ml aufgefüllt. Danach werden 12,60 g Barbital-Natrium und 100 mg Thiomersal in der Mischung gelöst. Die Lösung wird mit Wasser zu 1,0000 l aufgefüllt.

Natriumacetat-Puffer VI pH-Wert: 5,8

Acetat: 160 mmol/l
Essigsäure: 16 mmol/l
Natriumacetat: 144 mmol/l
Propan-2-ol: 2,61 mol/l
19,600 g Natriumacetat-3-Wasser werden in 200 ml Wasser gelöst. Nach Zusatz von 80,00 ml Essigsäure (200 mmol/l) und 200,0 ml Propan-2-ol wird die Lösung mit Wasser zu 1,0000 l aufgefüllt.

Verzeichnis der ab 1. Dezember 1987 nicht mehr verbindlichen Teile der Bände „Diagnostische Laboratoriumsmethoden“ des Arzneibuchs der Deutschen Demokratischen Republik

Titelblatt der ab 1. 1. 1985 verbindlichen Fassung

2. Bei der Wellenlänge von 365 nm sind die Extinktionen des Prüfansatzes sowie des Leeransatzes 1 im Abstand von jeweils 2 min 4mal in einer Schichtdicke von 10 mm zu messen. Anstelle des Leeransatzes 2 ist Wasser zu verwenden.
   Bei der Berechnung ist $\Delta E_{korr.}/2$ min mit dem Faktor 18,38 zu multiplizieren.
   $\Delta E_{korr.}/2 \text{ min} = \overline{\Delta E}/2 \text{ min} - \overline{\Delta E_{L1}}/2 \text{ min}$.
   $\overline{\Delta E}/2$ min und $\overline{\Delta E_{L1}}/2$ min werden wie folgt ermittelt:
   Von den 5 Extinktionen wird jeweils aus 2 aufeinanderfolgenden Werten die Differenz und aus diesen 4 Differenzen der Mittelwert $\overline{\Delta E}/2$ min bzw. $\overline{\Delta E_{L1}}/2$ min gebildet.
3. Bei den gegen den jeweiligen Leeransatz 2 zu messenden Prüfansätzen muß die Extinktion der 1. Messung zwischen 0,500 und 0,700 liegen. Liegt in bestimmten Fällen, insbesondere bei getrübten oder stark ikterischen Seren, die Extinktion der 1. Messung nicht in diesem Bereich, so ist als Leeransatz 2 die Nitrophenol-VL so mit Natronlauge (20 mmol/l) zu verdünnen, daß die Extinktion der 1. Messung zwischen 0,500 und 0,700 liegt.
4. Liegt $\overline{\Delta E_{L1}}$/min oberhalb 0,0045 (bei 365 nm: $\overline{\Delta E_{L1}}/2$ min oberhalb 0,005), so ist die LDH-RL (T) von der weiteren Verwendung auszuschließen.
5. Testpackung: Fermognost ALAT-UV-Test.
6. *Referenzbereiche*

	S-Alaninaminotransferase		
Referenzgruppen	*Normalbereich $\mu mol/(s \cdot l)$*	*Grenzbereich $\mu mol/(s \cdot l)$*	*erhöhter Bereich $\mu mol/(s \cdot l)$*
Kinder und Jugendliche			
Kinder (bis 6 Monate)	*0,205 bis 0,480*	*0,485 bis 0,685*	*≧0,690*
Kinder (7 Monate bis 12 Jahre) und Jugendliche (13 bis 17 Jahre)	*0,160 bis 0,385*	*0,390 bis 0,555*	*≧0,560*
Erwachsene			
Frauen	*0,180 bis 0,400*	*0,410 bis 0,550*	*≧0,560*
Männer	*0,220 bis 0,570*	*0,580 bis 0,800*	*≧0,810*

Hinweise

1. Liegt die ermittelte Enzymaktivität bei registrierenden Fotometern oberhalb 5,000 µmol/(s · l) bzw. bei Reaktionsgeschwindigkeitsanalysatoren oberhalb 7,500 µmol/(s · l), so ist 1 Volumenteil Serum mit 10 Volumenteilen Natriumchloridlösung (154 mmol/l) zu mischen, die Bestimmung mit 200 bzw. 100 µl dieser Mischung zu wiederholen und das Ergebnis mit 11 zu multiplizieren.
2. Liegt $\overline{\Delta E_L}$/min bei registrierenden Fotometern oberhalb 0,0045 (334 nm, 340 nm) bzw. 0,0025 (365 nm), bei Reaktionsgeschwindigkeitsanalysatoren oberhalb 0,004 (334 nm, 340 nm) bzw. 0,002 (365 nm), so ist die Alanin-Tris-NADH-LDH-RL (TA) bzw. -RL* (TA) von der weiteren Verwendung auszuschließen.
3. Erreicht bei Reaktionsgeschwindigkeitsanalysatoren die Hintergrund-Aufzeichnung den Vollausschlag, so ist 1 Volumenteil Serum mit 1 Volumenteil Natriumchloridlösung (154 mmol/l) zu mischen, die Bestimmung mit 100 µl dieser Mischung zu wiederholen und das Ergebnis mit 2 zu multiplizieren.
4. Erfolgt bei stark ikterischen oder lipämischen Seren bei Reaktionsgeschwindigkeitsanalysatoren keine Hintergrund-Aufzeichnung, ist die Bestimmung bei erhöhter Lampenspannung zu wiederholen.
5. Testpackung: Fermognost ALAT-UV-Test (Automatenpackung).
6. *Referenzbereiche*

Referenzgruppen	*S-Alaninaminotransferase Normalbereich µmol/(s · l)*	*Grenzbereich µmol/(s · l)*	*erhöhter Bereich µmol/(s · l)*
Kinder und Jugendliche			
Kinder (bis 6 Monate)	*0,205 bis 0,480*	*0,485 bis 0,685*	*≧0,690*
Kinder (7 Monate bis 12 Jahre) und Jugendliche (13 bis 17 Jahre)	*0,160 bis 0,385*	*0,390 bis 0,555*	*≧0,560*
Erwachsene			
Frauen	*0,180 bis 0,400*	*0,410 bis 0,550*	*≧0,560*
Männer	*0,220 bis 0,570*	*0,580 bis 0,800*	*≧0,810*

Bestimmung der Ammonium-Ionen im Plasma

Prinzip

Glutamat-Dehydrogenase (EC 1.4.1.3) katalysiert die Reaktion

$$\text{2-Oxo-glutarat} + NH_4^+ + \text{NADPH} \xrightleftharpoons{\text{GLDH}} \text{L-Glutamat} + \text{NADP}^+ + H_2O$$

Die Konzentrationsabnahme des reduzierten Nicotinamid-adenin-dinucleotidphosphats wird über einen bestimmten Zeitraum verfolgt und dient als Maß für die Konzentration der Ammonium-Ionen.

Untersuchungs- und Prüfmaterial

Untersuchungsmaterial: EDTA-Blut.
Zur Gewinnung des EDTA-Bluts ist das Blut aus der ungestauten Vene zu entnehmen und unverzüglich im verschlossenen Zentrifugenglas zu zentrifugieren.

Prüfmaterial: Plasma.
Nach der Abtrennung der korpuskulären Bestandteile ist das Plasma unverzüglich zur Bestimmung einzusetzen.
Die Bestimmung ist spätestens 20 min nach der Blutentnahme durchzuführen.

Ausführung

a) Messung bei 365 nm
Prüfansatz: 1,00 ml NADPH-Oxoglutarat-ADP-RL (T) und 500 µl Plasma werden in einer Küvette gemischt. Die Küvette ist mit einem Deckel zu verschließen.
Die Extinktion dieser Mischung wird 10 min nach dem Mischen in einer Schichtdicke von 10 mm bei der Wellenlänge von 365 nm gegen Wasser gemessen (= E_1). Anschließend werden 20,0 µl Glutamatdehydrogenase-RL (T) hinzugefügt und die Küvette wieder mit dem Deckel verschlossen. Die Extinktion dieser Mischung wird, wie vorstehend angegeben, nach 10 min gemessen (= E_2).

Leeransatz: 1,00 ml NADPH-Oxoglutarat-ADP-RL (T) wird in eine Küvette gegeben und die Extinktion dieser Lösung bei der Wellenlänge von 365 nm gegen Wasser gemessen (= E_3).
Anschließend werden 20,0 µl Glutamatdehydrogenase-RL (T) hinzugefügt und die Küvette mit einem Deckel verschlossen. Die Extinktion dieser Mischung wird, wie vorstehend angegeben, nach 10 min gemessen (= E_4).

b) Messung bei 334 oder 340 nm

Prüfansatz: 2,50 ml NADPH-Oxoglutarat-ADP-RL* (T) und 500 µl Plasma werden in einer Küvette gemischt. Die Küvette ist mit einem Deckel zu verschließen.
Die Extinktion dieser Mischung wird 10 min nach dem Mischen in einer Schichtdicke von 10 mm bei der Wellenlänge von 334 oder 340 nm gegen Wasser gemessen (= E_1). Anschließend werden 40,0 µl Glutamatdehydrogenase-RL (T) hinzugefügt und, wie unter a) angegeben, weiter verfahren.

Leeransatz: 2,50 ml NADPH-Oxoglutarat-ADP-RL* (T) werden in eine Küvette gegeben und die Extinktion dieser Lösung bei der Wellenlänge von 334 oder 340 nm gegen Wasser gemessen (= E_3). Anschließend werden 40,0 µl Glutamatdehydrogenase-RL(T) hinzugefügt und, wie unter a) angegeben, weiter verfahren.

Zusammensetzung

Prüfansatz

Messung bei:	334/340 nm	365 nm
NADPH:	80 µmol/l	80 µmol/l
Triethanolamin:	130 mmol/l	100 mmol/l
2-Oxo-glutarat:	13 mmol/l	10 mmol/l
ADP:	1,30 mmol/l	1 mmol/l
Glutamat-Dehydrogenase:	≧83 µmol/(s · l)	≧83 µmol/(s · l)
Plasmaverdünnung:	1:6,08	1:3,04

Berechnung

$$\text{P-Ammonium-Ionen} = (\Delta E - k_1\, \Delta E_L) \cdot k_2\ \mu\text{mol/l}$$

$$\Delta E = E_1 - E_2$$

$$\Delta E_L = E_3 - E_4$$

$\lambda = 334$ nm	$\lambda = 340$ nm	$\lambda = 365$ nm
$k_1 = 0{,}84$	$k_1 = 0{,}84$	$k_1 = 0{,}67$
$k_2 = 984$	$k_2 = 965$	$k_2 = 863$

Hinweise

1. Liegt die Konzentration der Ammonium-Ionen über 200 µmol/l, so ist 1 Volumenteil Plasma mit 5 Volumenteilen frisch destilliertem, ammoniakfreiem Wasser zu mischen und die Bestimmung mit 500 µl dieser Mischung zu wiederholen. Das Ergebnis ist mit 6 zu multiplizieren.
2. Sämtliche Gefäße mit Plasma und Reagenzlösungen sind stets sorgfältig zu verschließen, um die Aufnahme von Ammoniak aus der Luft zu vermeiden.
3. Bei getrübtem oder stark gefärbtem Plasma sind E_1 und E_2 gegen Kaliumdichromat-RL zu messen.
4. Testpackung: Testkombination Monotest Ammoniak.
5. *Referenzbereiche*
   Normalbereiche:
   Frauen: P-Ammonium-Ionen = 11,2 bis 48,2 µmol/l.
   Männer: P-Ammonium-Ionen = 14,7 bis 55,3 µmol/l.

Hinweise

1. Liegt $\Delta E_{korr.}$/min oberhalb 0,050, so ist 1 Volumenteil Serum mit 5 bzw. 10 Volumenteilen Natriumchloridlösung (154 mmol/l) zu mischen, die Bestimmung mit 200 µl dieser Mischung zu wiederholen und das daraus resultierende Ergebnis mit 6 bzw. 11 zu multiplizieren.
2. Bei der Wellenlänge von 365 nm sind die Extinktionen des Prüfansatzes sowie des Leeransatzes 1 im Abstand von jeweils 2 min 4mal in einer Schichtdicke von 10 mm zu messen. Anstelle des Leeransatzes 2 ist Wasser zu verwenden.
   Bei der Berechnung ist $\Delta E_{korr.}$/2 min mit dem Faktor 18,38 zu multiplizieren.
   $\Delta E_{korr.}/2\text{ min} = \overline{\Delta E}/2\text{ min} - \overline{\Delta E_{L1}}/2\text{ min}$.
   $\overline{\Delta E}$/2 min und $\overline{\Delta E_{L1}}$/2 min werden wie folgt ermittelt:
   Von den 5 Extinktionen wird jeweils aus 2 aufeinanderfolgenden Werten die Differenz und aus diesen 4 Differenzen der Mittelwert $\overline{\Delta E}$/2 min bzw. $\overline{\Delta E_{L1}}$/2 min gebildet.
3. Bei den gegen den jeweiligen Leeransatz 2 zu messenden Prüfansätzen muß die Extinktion der 1. Messung zwischen 0,500 und 0,700 liegen. Liegt in bestimmten Fällen, insbesondere bei getrübten oder stark ikterischen Seren, die Extinktion der 1. Messung nicht in diesem Bereich, ist als Leeransatz 2 die Nitrophenol-VL so mit Natronlauge (20 mmol/l) zu verdünnen, daß die Extinktion der 1. Messung zwischen 0,500 und 0,700 liegt.
4. Liegt $\overline{\Delta E_{L1}}$/min oberhalb 0,0045 (bei 365 nm: $\overline{\Delta E_{L1}}$/2 min oberhalb 0,005), so ist die MDH-RL (T) von der weiteren Verwendung auszuschließen.
5. Testpackung: Fermognost ASAT-UV-Test.
6. *Referenzbereiche*

Referenzgruppen	*S-Aspartataminotransferase* *Normalbereich* *µmol/(s · l)*	*Grenzbereich* *µmol/(s · l)*	*erhöhter Bereich* *µmol/(s · l)*
Kinder und Jugendliche			
Kinder (bis 7 Tage)	*0,360 bis 1,015*	*1,020 bis 1,270*	*≧1,275*
Kinder (8 Tage bis 3 Jahre)	*0,410 bis 0,785*	*0,790 bis 0,930*	*≧0,935*
Kinder (4 bis 12 Jahre)	*0,330 bis 0,660*	*0,665 bis 0,790*	*≧0,795*
Jugendliche (13 bis 17 Jahre)	*0,265 bis 0,540*	*0,545 bis 0,645*	*≧0,650*
Erwachsene			
Frauen (18 bis 44 Jahre)	*0,240 bis 0,440*	*0,450 bis 0,560*	*≧0,570*
Frauen (≧45 Jahre) und Männer (18 bis 65 Jahre)	*0,270 bis 0,490*	*0,500 bis 0,580*	*≧0,590*

Hinweise

1. Liegt die ermittelte Enzymaktivität bei registrierenden Fotometern oberhalb 5,000 µmol/(s · l) bzw. bei Reaktionsgeschwindigkeitsanalysatoren oberhalb 7,500 µmol/(s · l), so ist 1 Volumenteil Serum mit 10 Volumenteilen Natriumchloridlösung (154 mmol/l) zu mischen, die Bestimmung mit 200 bzw. 100 µl dieser Mischung zu wiederholen und das Ergebnis mit 11 zu multiplizieren.
2. Liegt ΔE_L/min bei registrierenden Fotometern oberhalb 0,0045 (334 nm, 340 nm) bzw. 0,0025 (365 nm), bei Reaktionsgeschwindigkeitsanalysatoren oberhalb 0,004 (334 nm, 340 nm) bzw. 0,002 (365 nm), so ist die Aspartat-Tris-NADH-MDH-RL (TA) bzw. -RL* (TA) von der weiteren Verwendung auszuschließen.
3. Erreicht bei Reaktionsgeschwindigkeitsanalysatoren die Hintergrund-Aufzeichnung den Vollausschlag, so ist 1 Volumenteil Serum mit 1 Volumenteil Natriumchloridlösung (154 mmol/l) zu mischen, die Bestimmung mit 100 µl dieser Mischung zu wiederholen und das Ergebnis mit 2 zu multiplizieren.
4. Erfolgt bei stark ikterischen oder lipämischen Seren bei Reaktionsgeschwindigkeitsanalysatoren keine Hintergrund-Aufzeichnung, so ist die Bestimmung bei erhöhter Lampenspannung zu wiederholen.
5. Testpackung: Fermognost ASAT-UV-Test (Automatenpackung).
6. *Referenzbereiche*

Referenzgruppen	*S-Aspartataminotransferase* Normalbereich µmol/(s · l)	*Grenzbereich* µmol/(s · l)	*erhöhter Bereich* µmol/(s · l)
Kinder und Jugendliche			
Kinder (bis 7 Tage)	*0,360 bis 1,015*	*1,020 bis 1,270*	*≧1,275*
Kinder (8 Tage bis 3 Jahre)	*0,410 bis 0,785*	*0,790 bis 0,930*	*≧0,935*
Kinder (4 bis 12 Jahre)	*0,330 bis 0,660*	*0,665 bis 0,790*	*≧0,795*
Jugendliche (13 bis 17 Jahre)	*0,265 bis 0,540*	*0,545 bis 0,645*	*≧0,650*
Erwachsene			
Frauen (18 bis 44 Jahre)	*0,240 bis 0,440*	*0,450 bis 0,560*	*≧0,570*
Frauen (≧45 Jahre) und Männer (18 bis 65 Jahre)	*0,270 bis 0,490*	*0,500 bis 0,580*	*≧0,590*

Bestimmung des Calciums im Urin

(Atomabsorptionsspektrofotometrie)

Methode III

Prinzip

Die Bestimmung erfolgt in salzsaurer Lösung durch Atomabsorption in der Flamme.

Untersuchungs- und Prüfmaterial

Untersuchungsmaterial: Sammelurin.
Die Sammelzeit beträgt 1 d. Zum ersten ausgeschiedenen Urin sind 2,00 ml Salzsäure (4 mol/l) zu geben. Zeigt der Sammelurin eine Trübung oder einen Bodensatz, so ist er vor der Entnahme der Probe bei einer RZB von 3000 10 min zu zentrifugieren. Der überstehenden, klaren Flüssigkeit ist die Probe zu entnehmen. Der Sammelurin darf in einem Polyethylengefäß bei 2 bis 8 °C 1 Monat und bei —20 °C 1 Jahr aufbewahrt werden.
Prüfmaterial: Urin.

Prüflösung

100 µl Urin und 4,00 ml Salzsäure (100 mmol/l) werden in einem 5-ml-Polyethylengefäß gemischt.
Urinverdünnung: 1:41

Ausführung

Die Bestimmung wird, bis auf die Angaben zur Brennerjustierung, wie unter „Prüfmethoden, AAS-Bestimmungen" beschrieben, durchgeführt.

Leeransatz: 100 µl Natriumchlorid-RL* und 4,00 ml Salzsäure (100 mmol/l) werden gemischt.

Geräteeinstellung

Die Geräteeinstellung wird, bis auf die Angaben unter „Brennerstellung" und „Meßbereich", wie unter „Bestimmung des Calciums im Serum, Methode III" angegeben, durchgeführt.
Brennerstellung: Mit der Bezugslösung 4 (4 mmol/l) ist die Brennerstellung vertikal und horizontal so einzustellen, daß das Calcium-Absorptionssignal ein Minimum anzeigt.
Höheneinstellung: 0
Seiteneinstellung: 9
Meßbereich: 80 bis 100 oder 90 bis 100

Auswertung

Die Peakhöhen werden aus der Schreiberaufzeichnung in Millimeter abgelesen. Die den mit der Peakhöhe des Leeransatzes korrigierten Peakhöhen entsprechenden Konzentrationen sind der Bezugskurve zu entnehmen. Bei der Verwendung des TEC 1 werden die Transmissionswerte mit denen des Leeransatzes korrigiert und die entsprechenden Konzentrationen der Bezugskurve entnommen.

Bezugskurve

2,00, 4,00, 8,00, 16,00, 24,00 und 32,00 ml Calcium-VL werden jeweils mit Natriumchlorid-RL* zu 100,00 ml aufgefüllt. Je 100 µl dieser Lösungen werden mit 4,00 ml Salzsäure (100 mmol/l) in einem 5-ml-Polyethylengefäß gemischt. Diese Lösungen werden direkt dem Zerstäuber zugeführt. Den mit dem Leeransatz korrigierten Peakhöhen der Schreiberaufzeichnung bzw. Transmissionswerten am TEC 1 entsprechen Konzentrationen von 0,5, 1, 2, 4, 6 und 8 Millimol Calcium je Liter Urin.
Kontrolle der Stabilität: Bezugslösung 3 (2 mmol/l)
Bezugslösung 4 (4 mmol/l)

Berechnung

$$\text{dU-Calcium} = \frac{a \cdot b}{1000}\,\text{mmol}$$

a = Millimol Calcium je Liter Urin.
b = Anzahl Milliliter des während 1 d ausgeschiedenen Urins.

Hinweise

1. Liegt der Schreiberausschlag oberhalb des Bereichs der Bezugskurve, so ist 1 Volumenteil des zu prüfenden Urins mit 1 Volumenteil Salzsäure (100 mmol/l) zu mischen. 100 µl dieser Mischung werden mit 4,00 ml Salzsäure (100 mmol/l) gemischt und als Prüflösung eingesetzt. Die Bestimmung ist mit dieser Prüflösung zu wiederholen und das daraus resultierende Ergebnis mit 2 zu multiplizieren.
2. Bei der in der Prüfmethode eingesetzten Salzsäure (100 mmol/l) darf die Calciumkonzentration 5 Mikromol Calcium je Liter nicht überschreiten. Die gleiche Forderung gilt für die zur Herstellung der Calcium-VL benötigte Mischung aus 55 Volumenteilen Salzsäure (1 mol/l) und etwa 950 Volumenteilen Wasser sowie für die Salzsäure (4 mol/l), die zum Sammelurin gegeben wird.
3. Zur Durchführung der Bestimmung, zur Herstellung der erforderlichen Lösungen und der Vergleichslösung sowie zum Spülen der für die Durchführung der Bestimmung erforderlichen Geräte ist Wasser zu verwenden, das durch Demineralisation oder durch Destillation aus einer Glasapparatur gewonnen wurde, bei der als Werkstoff für die Hauptbestandteile ein Glas eingesetzt wurde, das in die hydrolytische Klasse I gemäß der verbindlichen TGL eingestuft ist.
4. Die Ausscheidung beträgt:
   dU-Calcium = 1 bis 8 mmol.

Bestimmung des Cholesterols im Serum

Methode I

Prinzip

Bei der Einwirkung von Essigsäure, Essigsäureanhydrid und Schwefelsäure auf Cholesterol entstehen im wasserfreien Milieu ungesättigte Kohlenwasserstoffe, die die Lösung blaugrün färben (LIEBERMANN-BURCHARD-Reaktion).
Die Eiweiße des Serums werden durch Toluen-4-sulfonsäure emulgiert. Die Reagenzlösung wird durch Natriumsulfat stabilisiert.

Untersuchungs- und Prüfmaterial

Untersuchungsmaterial: Blut.
Vor der Entnahme darf der Patient 12 h keine Nahrung und 1 d keinen Alkohol zu sich nehmen.
Prüfmaterial: Serum.
Leicht hämolytisches (S-Hämoglobin < 60 μmol/l) und lipämisches Serum ist zur Durchführung der Bestimmung noch geeignet. Ikterisches Serum ist zur Durchführung der Bestimmung ungeeignet. Das Serum darf bei 2 bis 8 °C 2 d, bei —20 °C 2 Monate aufbewahrt werden.

Ausführung

Prüfansatz: 50,0 μl Serum werden in die Kuppe eines kurzen Reagenzglases (16 mm × 100 mm) gegeben. Anschließend werden 2,00 ml Essigsäureanhydrid-Schwefelsäure-RL mit einer Temperatur von 2 bis 8 °C zugegeben und kurz geschüttelt. Danach wird das Reagenzglas sofort in ein Wasserbad von 20 bis 25 °C gestellt. 30 min nach Zusatz der Essigsäureanhydrid-Schwefelsäure-RL wird das Reagenzglas aus dem Wasserbad herausgenommen.
Vor Überführung des Prüfansatzes in die Küvette wird das Reagenzglas nochmal kurz geschüttelt.
Die Extinktion des Prüfansatzes wird frühestens 5 min, spätestens jedoch 30 min nach der Herausnahme aus dem Wasserbad in einer Schichtdicke von 10 mm bei der Wellenlänge von 620 nm (615 bis 625 nm) gemessen.
Vergleichsansatz: 50,0 μl Cholesterol-VL* werden wie das Serum behandelt.

Der korrigierten Extinktion des Vergleichsansatzes entspricht eine Konzentration von 6,0 Millimol Cholesterol je Liter Serum.
Leeransatz 1: Als Leeransatz 1 ist Essigsäureanhydrid-Schwefelsäure-RL zu verwenden.

Zusammensetzung

Prüfansatz

Essigsäure:	5,07 mmol/l
Essigsäureanhydrid:	6,15 mmol/l
Natriumsulfat:	280 mmol/l
Toluen-4-sulfonsäure:	51,2 mmol/l
Schwefelsäure:	1,76 mol/l
Serumverdünnung:	1:41

Berechnung

$$\text{S-Cholesterol} = \frac{E' \cdot 6{,}0}{\overline{E'_v}} \text{ mmol/l}$$

E' = korrigierte Extinktion des Prüfansatzes.
$\overline{E'_v}$ = Mittelwert der korrigierten Extinktionen des Vergleichsansatzes.

Bezugskurve

2,50, 5,00 und 7,50 ml Cholesterol-VL werden jeweils mit konzentrierter Essigsäure zu 10,00 ml aufgefüllt.
Je 50,0 µl dieser Lösungen sowie 50,0 µl Cholesterol-VL werden, wie unter „Prüfansatz“ angegeben, behandelt. Den mit der Extinktion des Leeransatzes 2 korrigierten Extinktionen dieser Ansätze entsprechen Konzentrationen von 3,0, 6,0, 9,0 und 12,0 Millimol Cholesterol je Liter Serum.
Leeransatz 2: 50,0 µl konzentrierte Essigsäure werden, wie unter „Prüfansatz“ angegeben, behandelt.

Hinweise

1. Liegt die korrigierte Extinktion des Prüfansatzes oberhalb des Bereichs der Bezugskurve, so ist die Messung in einer Schichtdicke von 5 mm zu wiederholen und das dieser korrigierten Extinktion entsprechende Ergebnis mit 2 zu multiplizieren.
2. Reagenzgläser und Küvetten dürfen nur dann zur Durchführung der Bestimmung verwendet werden, wenn sie absolut trocken sind. Auch Spuren von Wasser beeinflussen die Reaktion.
3. Die zu pipettierenden Volumen des Prüfansatzes dürfen nicht vergrößert werden, da durch stärkere Wärmeentwicklung weniger zuverlässige Ergebnisse erhalten werden.
4. Bei größeren Serien ($n > 20$) muß der Zeitabstand zwischen der Zugabe der Essigsäureanhydrid-Schwefelsäure-RL und der Messung der einzelnen Prüfansätze gleich sein.
5. Für die Zugabe der Essigsäureanhydrid-Schwefelsäure-RL sind Flaschenaufsatzdosierer zu verwenden.
6. Absaugküvetten (VEB Carl Zeiss Jena) sind nicht einzusetzen.
7. Gelblich gefärbte Essigsäureanhydrid-Schwefelsäure-RL ist von der weiteren Verwendung auszuschließen, wenn die bei 400 nm gegen Wasser gemessene Extinktion des Leeransatzes 0,100 übersteigt.
8. *Referenzbereiche*

Kinder (1 bis 16 Jahre)

Normalbereich: *S-Cholesterol ≦ 5,1 mmol/l.*
Grenzbereich: *S-Cholesterol = 5,2 bis 5,7 mmol/l.*
Erhöhter Bereich: *S-Cholesterol ≧ 5,8 mmol/l.*

Erwachsene

Normalbereiche:
17 bis 24 Jahre: *S-Cholesterol ≦ 5,6 mmol/l.*
25 bis 44 Jahre: *S-Cholesterol ≦ 6,1 mmol/l.*
≧ 45 Jahre: *S-Cholesterol ≦ 6,6 mmol/l.*

Grenzbereiche:
17 bis 24 Jahre: *S-Cholesterol = 5,7 bis 6,5 mmol/l.*
25 bis 44 Jahre: *S-Cholesterol = 6,2 bis 7,1 mmol/l.*
≧ 45 Jahre: *S-Cholesterol = 6,7 bis 7,8 mmol/l.*

Erhöhte Bereiche:
17 bis 24 Jahre: *S-Cholesterol ≧ 6,6 mmol/l.*
25 bis 44 Jahre: *S-Cholesterol ≧ 7,2 mmol/l.*
≧ 45 Jahre: *S-Cholesterol ≧ 7,9 mmol/l.*

HDL-Cholesterol

Isolierung von HDL aus Plasma oder Serum

Prinzip

Bei der Einwirkung von Dodekawolframatophosphorsäure und Magnesium-Ionen auf die Proteine des Serums werden die VLDL (Very Low Density Lipoproteins) und die LDL (Low Density Lipoproteins) präzipitiert.
Nach Zentrifugation verbleiben im Überstand die HDL (High Density Lipoproteins), deren Cholesterolgehalt bestimmt wird.

Untersuchungs- und Prüfmaterial

Untersuchungsmaterial: Blut.
Vor der Entnahme darf der Patient 12 h keine Nahrung und 1 d keinen Alkohol zu sich nehmen.
Prüfmaterial: Plasma oder Serum.
Das Plasma oder Serum darf bei 2 bis 8 °C 5 d, nicht aber unterhalb 0 °C aufbewahrt werden.

Ausführung

500 µl Serum oder Plasma und 50,0 µl Magnesiumchlorid-Wolframatophosphorsäure-RL werden in einem Zentrifugenröhrchen aus Plast gemischt. Die Mischung wird 10 min stehengelassen und anschließend bei einer $\overline{\text{RZB}}$ von 11 000 2 min zentrifugiert. Spätestens nach 1 h wird die überstehende, klare Flüssigkeit abgetrennt. Unmittelbar danach wird die „Bestimmung des Cholesterols im Serum, Methode II" durchgeführt, wobei anstelle des Serums das gleiche Volumen der abgetrennten, klaren Flüssigkeit verwendet wird.

Berechnung

HDL-Cholesterol = Cholesterol im Überstand · 1,100 mmol/l

Hinweise

1. Ist das zu prüfende Serum bzw. Plasma lipämisch, so ist 1 Volumenteil Prüfmaterial mit 1 Volumenteil Natriumchloridlösung (154 mmol/l) zu mischen. Diese Mischung ist, wie unter „Ausführung“ angegeben, zu behandeln. Das daraus resultierende Ergebnis ist mit 2 zu multiplizieren.
   Hat sich trotz dieser Verdünnung eine Lipoprotein-Schicht an der Oberfläche gebildet, so ist diese Schicht vorsichtig zu durchstechen, um die darunter befindliche klare, überstehende Flüssigkeit zu gewinnen.
2. Ist trotz der unter „Hinweis 1“ beschriebenen Verdünnung die überstehende Flüssigkeit getrübt, so kann die Isolierung der HDL nur mit einer Ultrazentrifuge erfolgen.

3. *Referenzbereiche*

   Normalbereiche:
   Frauen: S-HDL-Cholesterol = 1,45 bis 1,95 mmol/l.
   Männer: S-HDL-Cholesterol = 1,35 bis 1,85 mmol/l.

   Grenzbereiche:
   Frauen: S-HDL-Cholesterol = 1,15 bis 1,44 mmol/l.
   Männer: S-HDL-Cholesterol = 1,05 bis 1,34 mmol/l.

   Erniedrigte Bereiche:
   Frauen: S-HDL-Cholesterol ≦ 1,14 mmol/l.
   Männer: S-HDL-Cholesterol ≦ 1,04 mmol/l.

Die Gültigkeit des Extinktionskoeffizienten ist bei Filterfotometern halbjährlich, bei Fotometern mit veränderlicher Wellenlängenskale vierteljährlich bzw. nach jeder Veränderung am Meßgerät wie folgt zu überprüfen:
193,2 mg DL-Cystein-monohydrochlorid-1-Wasser (100%) werden in Wasser zu 250,00 ml gelöst (= 4,4 mmol/l). 1,00 ml dieser Lösung wird mit Wasser zu 100,00 ml aufgefüllt und diese Verdünnung (= 44 µmol/l) zur Ermittlung des Extinktionskoeffizienten verwendet.
Beide Lösungen sind unmittelbar vor Gebrauch frisch zu bereiten.
1,00 ml DTNB-Phosphat-RL, 1,00 ml Cystein-Verdünnung (44 µmol/l) und 200 µl Butyrylthiocholin-RL werden gemischt. Die Extinktion dieser Mischung ist bei 37 °C ± 0,1 K in einer Schichtdicke von 10 mm bei der Wellenlänge von 405 nm (405 bis 415 nm) 5mal gegen den nachstehend beschriebenen Leeransatz zu messen.

Leeransatz: 1,00 ml DTNB-Phosphat-RL, 1,00 ml Wasser und 200 µl Butyrylthiocholin-RL werden gemischt.
Aus den 5 korrigierten Extinktionen wird der Mittelwert $\overline{E'}$ gebildet und der molare Extinktionskoeffizient wie folgt ermittelt:

$$\varepsilon_{\text{ermittelt}} = \frac{\overline{E'} \cdot 10^4}{2}\ \text{m}^2 \cdot \text{mol}^{-1}$$

Bei Abweichungen von weniger als 20 Prozent ist ein Korrekturfaktor

$$k = \frac{13{,}88 \cdot 10^2}{\varepsilon_{\text{ermittelt}}}$$

zu bilden.
Für die Berechnung gilt dann folgende Formel:

$$\text{S-Cholinesterase} = \Delta E_{\text{korr.}}/\text{min} \cdot 739{,}7 \cdot k\ \ \mu\text{mol}/(\text{s} \cdot \text{l})$$

Bei Abweichungen des ermittelten Extinktionskoeffizienten von mehr als 20 Prozent ist das verwendete Meßgerät zur Durchführung der Prüfung nicht geeignet.
Bei Fotometern mit veränderlicher Wellenlängenskale ist gleichzeitig mit der Bestimmung des Extinktionskoeffizienten von 2-Nitro-5-thiobenzoesäure folgende Maßnahme durchzuführen:
Die Extinktion einer Mischung aus 1 Volumenteil Nitrophenol-VL und 499 Volumenteilen Natronlauge (20 mmol/l) wird 3mal in einer Schichtdicke von 10 mm bei der Wellenlänge von 405 nm gegen Natronlauge (20 mmol/l) gemessen. Der Mittelwert dieser korrigierten Extinktionen wird auf ein Kontrollblatt eingetragen (= Ausgangswert).
Diese Extinktionsmessung ist bei jeder Serie zu wiederholen und der jeweilige Wert auf das Kontrollblatt einzutragen. Bei systematischen Abweichungen von dem Ausgangswert ist der Extinktionskoeffizient von 2-Nitro-5-thiobenzoesäure neu zu bestimmen.

3. Die Messung der Extinktion des Prüf- und Leeransatzes kann auch bei der Wellenlänge von 412 nm erfolgen. Für die Berechnung gilt dann:

S-Cholinesterase = $\Delta E_{korr.}$/min · 723,0 μmol/(s · l)

Der Berechnung wurde ein molarer Extinktionskoeffizient $\varepsilon_{412nm, 37\,°C} = 14{,}2 \cdot 10^2\ m^2 \cdot mol^{-1}$ für 2-Nitro-5-thiobenzoesäure zugrundegelegt. Werden der Prüf- und der Leeransatz bei einer anderen Wellenlänge als 405 bzw. 412 nm gemessen, so ist der molare Extinktionskoeffizient für diese Wellenlänge gemäß der unter „Hinweis 2" angegebenen Vorschrift zu bestimmen und der Korrekturfaktor danach zu ermitteln.

4. Referenzbereiche

Referenzgruppen	*S-Cholinesterase erniedrigter Bereich µmol/(s · l)*	*unterer Grenzbereich µmol/(s · l)*	*Normalbereich µmol/(s · l)*	*oberer Grenzbereich µmol/(s · l)*	*erhöhter Bereich µmol/(s · l)*
Kinder und Jugendliche					
Kinder (bis 7 Tage)	*≦32*	*33 bis 47*	*48 bis 115*	*116 bis 168*	*≧169*
Kinder (8 Tage bis 6 Monate)	*≦38*	*39 bis 60*	*61 bis 180*	*181 bis 280*	*≧281*
Kinder (7 Monate bis 12 Jahre) und Jugendliche, männlich (13 bis 17 Jahre)	*≦64*	*65 bis 86*	*87 bis 175*	*176 bis 235*	*≧236*
Jugendliche, weiblich (13 bis 17 Jahre)	*≦57*	*58 bis 77*	*78 bis 157*	*158 bis 210*	*≧211*
Erwachsene					
Frauen	*≦64*	*65 bis 85*	*86 bis 159*	*160 bis 189*	*≧190*
Männer	*≦74*	*75 bis 101*	*102 bis 174*	*175 bis 202*	*≧203*

teil Chinidinsulfatlösung (1,92 mmol/l) zu verdünnen. Die Extinktion dieses verdünnten Prüfansatzes ist gegen den verdünnten Leeransatz 1 zu messen und das daraus resultierende Ergebnis mit 2 zu multiplizieren.

2. Zur Kontrolle der Gültigkeit des Bezugsfaktors ist bei Aufstellung der Bezugskurve folgende Maßnahme durchzuführen: Die Extinktion einer Mischung aus 1 Volumenteil Nitrophenol-VL und 499 Volumenteilen Natronlauge (20 mmol/l) ist in einer Schichtdicke von 10 mm bei der Wellenlänge von 405 nm (405 bis 415 nm) gegen Natronlauge (20 mmol/l) als Leeransatz zu messen (Dreifachbestimmung). Der Mittelwert dieser korrigierten Extinktionen wird auf ein Kontrollblatt eingetragen (= Ausgangswert).
   Diese Extinktionsmessung ist bei jeder Serie zu wiederholen und der Wert auf das Kontrollblatt einzutragen. Bei systematischen Abweichungen vom Ausgangswert ist die Bezugskurve neu aufzustellen.
3. Bei klarem bzw. leicht getrübtem Serum oder ikterischem Serum mit einem Bilirubingehalt bis zu 170 Mikromol je Liter können die Extinktionen der Prüfansätze gegen einen gemeinsamen Leeransatz 1, zu dem Mischserum verwendet wird, gemessen werden. Dabei können Aktivitätsabweichungen bis zu ±2 Mikromol Cholinesterase je Sekunde und Liter Serum auftreten.
4. Zur Eliminierung des Einflusses der Eigenhydrolyse von 2-Butyrylthiocholiniodid ist die Zugabe der Butyrylthiocholin-RL zu den Prüf- und Leeransätzen zeitlich eng aufeinanderfolgend vorzunehmen. Der Zeitabstand soll 5 min nicht überschreiten. Bei größeren Serien sind erforderlichenfalls mehrere zeitlich gestaffelte Leeransätze, jeweils für eine Gruppe von Prüfansätzen, durchzuführen.

5. *Referenzbereiche*

Referenzgruppen	*S-Cholinesterase erniedrigter Bereich µmol/(s · l)*	*unterer Grenzbereich µmol/(s · l)*	*Normalbereich µmol/(s · l)*	*oberer Grenzbereich µmol/(s · l)*	*erhöhter Bereich µmol/(s · l)*
Kinder und Jugendliche					
Kinder (bis 7 Tage)	≦32	33 bis 47	48 bis 115	116 bis 168	≧169
Kinder (8 Tage bis 6 Monate)	≦38	39 bis 60	61 bis 180	181 bis 280	≧281
Kinder (7 Monate bis 12 Jahre) und Jugendliche, männlich (13 bis 17 Jahre)	≦64	65 bis 86	87 bis 175	176 bis 235	≧236
Jugendliche, weiblich (13 bis 17 Jahre)	≦57	58 bis 77	78 bis 157	158 bis 210	≧211
Erwachsene					
Frauen	≦64	65 bis 85	86 bis 159	160 bis 189	≧190
Männer	≦74	75 bis 101	102 bis 174	175 bis 202	≧203

Bestimmung des Cortisols im Plasma oder im Serum

Prinzip

Cortisol wird nach der Inaktivierung der Bindungsproteine im Plasma oder Serum fotometrisch nach dem enzymimmunologischen Verfahren bestimmt, wobei ein Cortisol-Peroxidase-Konjugat als Tracer, ein präzipitierendes Antiserum zur Abtrennung des nicht gebundenen Tracers (Doppelantikörper-Methode) und o-Phenylendiamin als Chromogen verwendet werden.

Untersuchungs- und Prüfmaterial

Prüfmaterial: Plasma oder Serum.
Das Prüfmaterial darf bei —18 °C oder einer Temperatur darunter aufbewahrt werden.
Hämolytisches Plasma oder Serum ist zur Durchführung der Bestimmung ungeeignet.

Prüflösung

20,0 µl Prüfmaterial werden mit 6,00 ml Phosphat-Puffer (T) gemischt. Die Mischung wird 30 min bei 60 °C ± 1 K erwärmt. Diese Lösung wird nach dem Abkühlen als Prüflösung verwendet.

Ausführung

Die Bezugsansätze sind als Dreifachbestimmung, der Prüfansatz ist als Zweifachbestimmung durchzuführen.
Prüfansatz: 100 µl Prüflösung werden in einem 10-ml-Zentrifugenglas mit 100 µl Anti-Cortisol-Antiserum-RL (T) versetzt. Die Mischung wird 30 min stehengelassen. Anschließend werden 100 µl Cortisol-POD-RL (T) zugegeben. Nach dem Mischen wird das Glas mit Folie bedeckt und über Nacht bei 2 bis 8 °C aufbewahrt.
Danach wird 1,00 ml Fällungs-RL (T) zugegeben, die Mischung wird bei 2 bis 8 °C 15 min stehengelassen und anschließend bei 0 bis 5 °C und einer $\overline{\text{RZB}}$ von mindestens 2000 20 min zentrifugiert. Die überstehende Lösung wird vorsichtig abgesaugt oder dekantiert. Zum Entfernen anhaftender Flüssigkeitsreste nach dem Dekantieren wird das Glas mit der Öffnung nach unten 20 bis maximal 40 min auf saugfähiges Material

gestellt, oder es wird der Rand des Glases trocken gewischt. Anschließend wird 1,00 ml Farb-RL (T) zugegeben und die Mischung bei 20 °C ± 5 K vor Licht geschützt 1 h stehengelassen.
Nach Zugabe von 100 µl Schwefelsäure (5 mol/l) wird die Extinktion der Lösung bei der Wellenlänge von 492 nm (489 bis 495 nm) in einer Schichtdicke von 10 mm gegen Wasser gemessen.

Berechnung und Auswertung

Für den Prüfansatz wird der Mittelwert der Extinktionen der Zweifachbestimmung und aus diesem der B/B_0-Wert, angegeben in Prozent, wie folgt berechnet:

$$\frac{B}{B_0}\,(\%) = \frac{\bar{E}_P - \bar{E}_{B_u}}{\bar{E}_{B_1} - \bar{E}_{B_u}} \cdot 100$$

Dabei ist
$\bar{E}_P$ = Mittelwert der Extinktionen der Zweifachbestimmung des Prüfansatzes.
$\bar{E}_{B_u}$ = Mittelwert der Extinktionen der Zweifachbestimmung des Kontrollversuchs 1.
$\bar{E}_{B_1}$ = Mittelwert der Extinktionen der Dreifachbestimmung des Bezugsansatzes 1.
Die dem B/B_0-Wert entsprechende Cortisolkonzentration wird der Bezugskurve entnommen.

Bezugskurve

Bezugslösungen: Die Bezugslösungen werden durch Mischen der nachfolgend angegebenen Volumen Cortisol-VL (T) oder Bezugslösung und Phosphat-Puffer (T) hergestellt:

Bezugslösung (BL)	Cortisol-VL (T) bzw. BL	Phosphat-Puffer (T) µl	fmol Cortisol/100 µl BL
BL 8	3,00 ml Cortisol-VL (T)	—	533,3
BL 7	500 µl BL 8	500	266,6
BL 6	500 µl BL 7	500	133,3
BL 5	500 µl BL 6	500	66,6
BL 4	500 µl BL 5	500	33,3
BL 3	500 µl BL 4	500	16,6
BL 2	500 µl BL 3	500	8,3
BL 1	—	Phosphat-Puffer (T)	0

Bezugsansätze: 100 µl BL 8, BL 7, BL 6, BL 5, BL 4, BL 3, BL 2 und BL 1 werden, wie unter „Prüfansatz“ angegeben, behandelt.
Für jeden Bezugsansatz wird der Mittelwert der Extinktionen der Dreifachbestimmung und aus diesem, wie unter „Berechnung und Auswertung“ angegeben, der B/B_0-Wert des Bezugsansatzes, angegeben in Prozent, berechnet.
Zur Aufstellung der Bezugskurve werden die B/B_0-Werte der Bezugsansätze (Ordinate) gegen die den Bezugsansätzen entsprechenden Cortisolkonzentrationen (Abszisse) aufgetragen. Den B/B_0-Werten der Bezugsansätze 1 bis 8 entsprechen 0, 25, 50, 100, 200, 400, 800 und 1600 Nanomol Cortisol je Liter Plasma oder Serum.

Kontrollversuche

Bei jeder Analysenserie sind folgende Kontrollversuche durchzuführen:
Kontrollversuch 1 (Ansatz zur Bestimmung der unspezifischen Bindung B_u): 200 µl Phosphat-Puffer (T) und 100 µl Cortisol-POD-RL (T) werden gemischt. Die Mischung wird, wie unter „Prüfansatz“ nach Zugabe von Cortisol-POD-RL (T) angegeben, weiterbehandelt.
Die ermittelte Extinktion darf höchstens 0,200 betragen.
Kontrollversuch 2 (Ansatz zur Kontrolle des Farb-RL-(T)-Leerwerts): 50 µl Phosphat-Puffer (T) und 1,00 ml Farb-RL (T) werden gemischt. Die Mischung wird, wie unter „Prüfansatz“ nach Zugabe von Farb-RL (T) angegeben, weiterbehandelt.
Die ermittelte Extinktion darf höchstens 0,100 betragen.
Kontrollversuch 3 (Ansatz zur Bestimmung des Totalwerts): 50 µl Cortisol-POD-RL (T) und 1,00 ml Farb-RL (T) werden gemischt. Die Mischung wird, wie unter „Prüfansatz“ nach Zugabe von Farb-RL (T) angegeben, weiterbehandelt.
Zur Berechnung wird vom Mittelwert der Extinktionen der Dreifachbestimmung der Mittelwert der Extinktionen der Zweifachbestimmung des Kontrollversuchs 2 subtrahiert und das erhaltene Ergebnis mit 2 multipliziert.
Der so erhaltene Totalwert muß zwischen 1,20 und 3,00 liegen.

Hinweise

1. Bei außergewöhnlich hoch zu erwartenden Cortisolkonzentrationen kann die Prüflösung mit dem gleichen Volumen Phosphat-Puffer (T) verdünnt werden.
   Das Prüfergebnis ist dann mit 2 zu multiplizieren.
2. Innerhalb einer Serie sind die Reagenzien für 50 Bestimmungen anzusetzen. Sollen mehr als 50 Bestimmungen in einer Serie durchgeführt werden, so sind die Reagenzlösungen gleicher Chargen vor der Verwendung zu vereinigen.
3. Testpackung: Cortisol-EIA SSW.
4. *Referenzbereiche*
   P- oder S-Cortisol = 140 bis 500 nmol/l (bei Blutentnahme zwischen 7.00 und 9.00 Uhr).

Bestimmung der Aktivität der Creatinkinase im Serum

Methode I

Prinzip

Das Enzym Creatinkinase (EC 2.7.3.2) katalysiert die Reaktion

Creatin + ATP ⇄ Creatinphosphat + ADP

Zur Bestimmung wird die Rückreaktion benutzt:

$$\text{Creatinphosphat} + \text{ADP} \xrightleftharpoons{\text{CK}} \text{Creatin} + \text{ATP}$$

Die Messung der Aktivität des Enzyms erfolgt mit Hilfe der nachfolgenden Reaktionen:

$$\text{ATP} + \text{Glucose} \xrightleftharpoons{\text{Hexokinase (EC 2.7.1.1)}} \text{ADP} + \text{Glucose-6-phosphat}$$

$$\text{Glucose-6-phosphat} + \text{NADP}^+ \xrightleftharpoons{\text{G6P-DH (EC 1.1.1.49)}} \text{Gluconat-6-phosphat} + \text{NADPH} + \text{H}^+$$

Die Konzentrationszunahme des reduzierten Nicotinamid-adenin-dinucleotidphosphats dient als Maß der Aktivität der Creatinkinase.
Adenylatkinase (EC 2.7.4.3), die die Bestimmung stört, wird durch den Zusatz von Adenosin-5′-monophosphat und Diadenosin-pentaphosphat gehemmt.
Zur Reaktivierung der Creatinkinase wird N-Acetyl-L-cystein (NAC) verwendet.

Untersuchungs- und Prüfmaterial

Prüfmaterial: Serum.
Das Serum darf 1 d, bei 2 bis 8 °C 7 d aufbewahrt werden.
Lipämisches und ikterisches Serum oder hämolytisches Serum mit einem Hämoglobingehalt bis zu 124 µmol/l ist zur Durchführung der Bestimmung noch geeignet.

Ausführung

Prüfansatz: 500 µl Creatinkinase-RL (T) (auf 37,0 °C vorgewärmt) werden mit 20,0 µl Serum gemischt. Die Mischung wird bei 37 °C ± 0,1 K 3 min stehengelassen. Anschließend wird die Änderung der Extinktion des Prüfansatzes bei 37 °C ± 0,1 K in einer Schichtdicke von 10 mm bei einer Wellenlänge von 340 nm oder 334 nm über maximal 3 min registriert.

Zusammensetzung

Prüfansatz
ADP: 2,0 mmol/l
AMP: 5,0 mmol/l
Diadenosin-pentaphosphat: 10 µmol/l
Glucose: 20 mmol/l
Glucose-6-phosphat-Dehydrogenase: $\geqq$25 µmol/(s · l)
Hexokinase: $\geqq$41,7 µmol/(s · l)
Imidazol/Essigsäure: 100 mmol/l (pH 6,7; 25 °C)
Creatinphosphat: 30 mmol/l
Magnesiumacetat: 10 mmol/l
NADP: 2 mmol/l
N-Acetyl-L-cystein: 20 mmol/l
Serumverdünnung: 1:26

Berechnung

S-Creatinkinase = $\Delta E/min \cdot k$ µmol/(s · l)

λ = 334 nm	λ = 340 nm
k = 70,12	k = 68,78

$\Delta E/min$ wird aus dem erhaltenen Kurvenzug ermittelt.
Zu Beginn der Messung eventuell auftretende Abweichungen von der Linearität sind nicht zu berücksichtigen.
$\Delta E/min$ = Extinktionsänderung des Prüfansatzes je Minute.

Hinweise

1. Liegt $\Delta E/min$ oberhalb 0,250 (λ = 334 oder 340 nm) bei 3 min Meßzeit, so ist 1 Volumenteil Serum mit 5 bzw. 10 Volumenteilen Natriumchloridlösung (154 mmol/l) zu mischen, die Bestimmung mit 20,0 µl dieser Mischung zu wiederholen und das daraus resultierende Ergebnis mit 6 bzw. 11 zu multiplizieren.
2. Testpackung: Testkombination Monotest CK NAC aktiviert.

3. *Referenzbereiche*

S-Creatinkinase

Referenzgruppen	*Normalbereich* µmol/(s · l)	*Grenzbereich* µmol/(s · l)	*erhöhter Bereich* µmol/(s · l)
Kinder und Jugendliche			
Kinder (1. Tag)	≦ 17,80	17,82 bis 29,00	≧ 29,02
Kinder (5 Tage)	≦ 12,50	12,52 bis 20,00	≧ 20,02
Kinder (8 Tage bis 12 Jahre)	≦ 2,95	2,97 bis 4,35	≧ 4,37
Jugendliche (13 bis 17 Jahre) weiblich	≦ 2,35	2,37 bis 3,85	≧ 3,87
Jugendliche (13 bis 17 Jahre) männlich	≦ 3,30	3,32 bis 5,00	≧ 5,02
Erwachsene			
Frauen	≦ 1,65	1,67 bis 2,00	≧ 2,02
Männer	≦ 2,65	2,67 bis 3,34	≧ 3,36

Bestimmung des Eisens im Lebergewebe

Prinzip

Durch Einwirken eines Gemisches aus Salpetersäure und Perchlorsäure auf das Lebergewebe werden unter Erhitzen die organischen Bestandteile des Prüfmaterials zerstört und die anorganischen Bestandteile in Ionen übergeführt. Die Bestimmung des Eisens erfolgt durch Atomabsorption in der Flamme.

Untersuchungs- und Prüfmaterial

Untersuchungsmaterial: Leber.
Die Leberbiopsie wird mit einer Biopsienadel nach MENGHINI aus einer Chrom-Nickel-Legierung mit einem Durchmesser von 1,60 mm durchgeführt. Der erhaltene, ca. 10 mm lange Punktionszylinder wird in 1,5 bis 2 mm lange Stücke geteilt. Autopsiematerial wird mit einem Schneidwerkzeug aus Nickel, rostfreiem Chrom-Nickel-Stahl oder Plast (Polyamid) durch Längs- und Querschnitte in Stücke von 1 bis 2 mm^3 geschnitten, wobei aus dem inneren Bereich eine für die Leber repräsentative Probe entnommen wird.
Prüfmaterial: Leberbioptat.
Das Prüfmaterial wird bis zur Durchführung der Bestimmung in Formaldehyd-RL* in geeigneten Gefäßen (Glas, Polyethylen oder Polypropylen), die mit den entsprechenden Stopfen fest zu verschließen sind, aufbewahrt. Das so aufbewahrte Prüfmaterial ist 1 Jahr haltbar.

Prüflösung

Trocknen der Leber: Die dem Prüfmaterial entnommene Probe wird in einem Mikrowägeschälchen von ca. 5 mm Durchmesser und 5 mm Höhe im Trockenschrank bei 110 °C bis zur Massekonstanz getrocknet und bis zur Wägung im Exsikkator über Calciumchlorid aufbewahrt.
Massebestimmung: Durch Differenzwägung auf einer Mikrowaage wird die Trockenmasse der Probe bestimmt. Die Lebereinwaage soll 0,100 bis 2,000 mg (Trockenmasse) betragen. Die Probe wird nach der Wägung in ein 10-ml-Glaszentrifugenröhrchen übergeführt.
Mineralisierung und Herstellung der Prüflösung: Der Aufschluß der Leber erfolgt im Zeitraum von 2,5 h (vom Beginn des Aufheizens bis zur Beendigung des Eindampfens) durch Einwirken eines Gemisches aus 150 µl konzentrierter Salpetersäure und 100 µl konzentrierter Perchlorsäure unter Erhitzen im Aluminium-Heizblock. Zur Minerali-

sierung wird ein mit Kontaktthermometer versehener Aluminium-Heizblock verwendet, in dessen Bohrungen 10-ml-Glaszentrifugenröhrchen passen.
Nach dem Einsetzen der Glaszentrifugenröhrchen wird die Temperatur innerhalb 1 h auf 100 bis 120 °C gebracht und anschließend auf 180 °C erhöht. Bei dieser Temperatur wird die Aufschlußlösung bis zur Trockne eingedampft. Der trockene Rückstand wird mit 2,00 ml Wasser aufgenommen und als Prüflösung verwendet.

Leeransatz: Ein Gemisch aus 150 µl konzentrierter Salpetersäure und 100 µl konzentrierter Perchlorsäure wird, wie unter „Prüflösung, Mineralisierung" angegeben, behandelt.

Ausführung

Die Bestimmung wird, wie unter „Prüfmethoden, Atomabsorptionsspektrofotometrische Bestimmungen" angegeben, durchgeführt. Die Einstellung des Nullpunkts erfolgt mit Wasser. Bei der Messung der Prüflösung, des Leeransatzes und der Bezugslösungen ist zwischen 2 Ansätzen jeweils Wasser zu versprühen.

Geräteeinstellung
Die Geräteeinstellung wird, wie unter „Bestimmung des Eisens im Serum, Methode I" beschrieben, durchgeführt.

Auswertung

Die Peakhöhen werden aus der Schreiberaufzeichnung in Millimeter abgelesen. Die den Peakhöhen entsprechenden Konzentrationen sind der Bezugskurve zu entnehmen.
Bei Verwendung des TEC 1 werden die Transmissionswerte ermittelt und die entsprechenden Konzentrationen der Bezugskurve entnommen.

Bezugskurve

0,250, 0,500, 1,00, 1,50, 2,00 und 2,50 ml Eisen-VL werden jeweils mit Salzsäure (100 mmol/l) zu 100,00 ml aufgefüllt. Diese Bezugslösungen werden direkt dem Zerstäuber zugeführt. Ihnen entsprechen Konzentrationen von 5, 10, 20, 30, 40 und 50 Mikromol Eisen je Liter.
Kontrolle der Stabilität: Bezugslösung 2 (10 µmol/l)
Bezugslösung 5 (40 µmol/l)

Berechnung

$$\text{Leber-Eisen} = \frac{(a - b)\,v}{m} \text{ mmol/kg Trockenmasse}$$

a = Eisengehalt der Prüflösung in Mikromol je Liter.
b = Eisengehalt des Leeransatzes in Mikromol je Liter.
v = Volumen der Prüflösung in Milliliter.
m = Lebereinwaage in Milligramm (Trockenmasse).

Hinweise

1. Zur Durchführung der Bestimmung, zur Herstellung der erforderlichen Lösungen sowie zum Spülen der für die Durchführung der Bestimmung erforderlichen Geräte ist Wasser zu verwenden, das durch Demineralisation oder durch Destillation aus einer Glasapparatur gewonnen wurde, bei der als Werkstoff für die Hauptbestandteile ein Glas eingesetzt wurde, das in die hydrolytische Klasse I gemäß der verbindlichen TGL eingestuft ist.
   Das Wasser für die Herstellung der Verdünnungen und zur Einstellung des Nullpunkts ist aus demselben Vorratsgefäß zu entnehmen.
2. Die Bestimmung ist als Dreifachbestimmung durchzuführen.
3. Liegt der Schreiberausschlag oberhalb des Bereichs der Bezugskurve, so ist der nach Mineralisierung gewonnene trockene Rückstand in einem entsprechend größeren Volumen Wasser, als unter „Prüflösung“ angegeben, aufzunehmen und dieses Volumen in die Berechnung einzusetzen.
   Der entsprechende Leeransatz ist analog zu verdünnen.
4. *Referenzbereiche*
   Normalbereiche:
   Frauen: Leber-Eisen = 9,2 bis 26,6 mmol/kg Trockenmasse.
   Männer: Leber-Eisen = 11,0 bis 30,2 mmol/kg Trockenmasse.

Nachweis des Eiweißes im Urin

Methode I

Prinzip

Nach Einstellung des Urins auf einen pH-Wert nahe dem isoelektrischen Punkt des Eiweißes wird das Eiweiß durch Erhitzen ausgefällt.

Ausführung

Prüfansatz: 5,0 ml klarer Urin werden in einem hohen Reagenzglas mit 500 µl Natriumacetat-Puffer I versetzt. Die Mischung wird 30 s im Sieden gehalten oder im Wasserbad 2 min erhitzt und anschließend beurteilt.

Auswertung

Der Nachweis ist als negativ (0) zu beurteilen, wenn der Prüfansatz keine Trübung zeigt.
Der Nachweis ist als positiv (1) zu beurteilen, wenn der Prüfansatz eine Trübung zeigt.
Dabei sind zu unterscheiden:
Opaleszenz bis schwache Trübung: 1
Deutliche Trübung, Flockung oder Niederschlag: 2

Hinweise

1. Urin mit einem pH-Wert über 7,5 ist vor der Prüfung mit Essigsäure (5 mol/l) bis zur schwach sauren Reaktion zu versetzen.
2. Zeigt der zu prüfende Urin eine auch durch Filtrieren nicht zu beseitigende Trübung, so wird der Prüfansatz gegen 5,0 ml dieses Urins, die ebenfalls in ein hohes Reagenzglas gegeben werden, beurteilt.
3. Der sehr empfindliche Nachweis des Eiweißes mit Sulfosalicylsäure ist nicht spezifisch. Er darf jedoch, besonders bei Serienuntersuchungen, als Vorprobe verwendet werden. Dazu werden 3,0 ml klarer Urin tropfenweise mit Bromthymolblau-Sulfosalicylsäure-RL versetzt, bis die Flüssigkeit eine gelbe Färbung zeigt. Anschließend wird die gelbgefärbte Flüssigkeit mit weiteren 5 Tropfen Bromthymolblau-Sulfosalicylsäure-RL versetzt. Entsteht dabei eine Trübung oder ein Niederschlag, so ist der Urin, wie unter „Ausführung" angegeben, zu prüfen.

Elektrophoretische Trennung und Bestimmung der Eiweißfraktionen des Liquor cerebrospinalis

(Folienelektrophorese)

Die Folienelektrophorese wird, wie unter „Prüfmethoden, Elektrophoretische Trennung und Bestimmung von Eiweißfraktionen, Folienelektrophorese" angegeben, durchgeführt.

Prüfmaterial

Der zu prüfende Liquor cerebrospinalis wird bei einer $\overline{RZB}$ von 1500 bis 2000 5 min zentrifugiert. Die klare Flüssigkeit wird abgegossen und als Prüfmaterial verwendet. Das Prüfmaterial darf bei 2 bis 8 °C 5 d aufbewahrt werden.
Vor der Einengung ist der Eiweißgehalt des Prüfmaterials, wie unter „Bestimmung des Eiweißes im Liquor cerebrospinalis" angegeben, zu bestimmen. Entsprechend dem Prüfergebnis dieser Bestimmung wird zur Einengung soviel Prüfmaterial verwendet, daß der Eiweißgehalt des eingeengten Prüfmaterials mindestens 60 Gramm je Liter beträgt.
Einengung: Eine Kollodiumhülse, die zuvor mindestens 30 min, höchstens aber 1 h in Wasser gelegen hat, wird in die Haltevorrichtung eingespannt. Dazu wird die Kollodiumhülse 10 mm auf die Kunststoffmanschette des Einsatzrohrs gezogen und in den Normschliff des Mantelrohrs eingepaßt. Anschließend wird die eingespannte Kollodiumhülse in das bis zur Höhe des Normschliffs des Mantelrohrs mit Natriumchloridlösung (154 mmol/l) gefüllte Auffanggefäß eingesetzt. Danach wird das Einsatzrohr in die Kollodiumhülse gegeben, die Haltevorrichtung über eine Woulffsche Flasche mit einer Pumpe verbunden und ein Druck eingestellt, der 6,7 kPa nicht unterschreiten sollte.
Sobald das Prüfmaterial auf 10 µl eingeengt ist, wird die Einengung beendet und das eingeengte Prüfmaterial aus der Spitze der Kollodiumhülse entnommen. Das eingeengte Prüfmaterial ist möglichst umgehend zu prüfen oder höchstens 6 h in einer feuchten Kammer aufzubewahren.

Hinweise

1. Wird das Prüfmaterial bis zur Trockne eingeengt, so ist der Rückstand nach der Einengung in 10,0 µl Barbital-Acetat-Puffer I aufzunehmen.
2. Werden die Kollodiumhülsen mehrfach benutzt, so werden sie nach jeder Benutzung zunächst gründlich mit einem Schwamm gereinigt, danach 1mal mit Formaldehyd-RL*** und mehrmals mit Wasser gespült. Bis zur nächsten Benutzung werden sie in Natriumchloridlösung (154 mmol/l) aufbewahrt.
3. Die Einengung darf auch mit anderen Apparaturen durchgeführt werden unter

der Voraussetzung, daß mit dem so eingeengten Prüfmaterial Elektropherogramme erhalten werden, die den unter „Auswertung" gestellten Forderungen entsprechen.

Elektrophoretische Trennung

Die elektrophoretische Trennung erfolgt, wie unter „Prüfmethoden, Elektrophorese, Folienelektrophorese" angegeben.

1. Vorbereiten der Trennkammer
   Die Pufferbecken des Kammereinsatzes werden mit Barbital-Acetat-Puffer I gefüllt.
   Dieser Puffer darf für 4 Trennungen, jedoch nicht länger als 7 d verwendet werden.
2. Beschicken der Trennkammer
3. Probenauftrag
   1 bis 1,5 µl des eingeengten Prüfmaterials werden mit einem geeigneten Auftragegerät aufgetragen.
4. Elektrophorese-Bedingungen
   Gleichspannung: 120 V
   Stromstärke: 8 bis 10 mA (bei völlig ausgenutzter Trennkammer).
   Laufzeit: 50 bis 60 min (bei möglichst konstanter Umgebungstemperatur).

Färbung

Als Färbebad ist Amidoschwarz-RL zu verwenden.
Die Färbezeit beträgt 5 min.

Auswertung

Die Gesamtlänge der elektrophoretischen Trennung soll mindestens 25 mm betragen.

Auswertung des Diagramms

Bei der Bestimmung der Eiweißfraktionen des Liquor cerebrospinalis werden Präalbumin, Albumin, α_1-, α_2-, β-, τ- und γ-Globulin ausgewertet.

Hinweis

Zur Registrierung sind die Objektträger so einzulegen, daß die Aufzeichnung mit der Präalbuminfraktion beginnt. Dabei ist als Bereich derjenige zu wählen, bei dem die Extinktion der Albuminfraktion etwa 1,0 erreicht. Der Nullpunkt ist auf dem Folienabschnitt vor der Präalbuminfraktion einzustellen.

Hinweise

1. Die elektrophoretische Auftrennung zwischen der β- und τ-Fraktion ist nicht immer scharf. Die γ-Globulinfraktion ist häufig in 2 Fraktionen aufgetrennt, die jedoch gemeinsam auszuwerten sind.
2. *Referenzbereiche*

Normalbereiche:	*Kinder (3 Monate bis 13 Jahre)*	*Kinder (> 13 Jahre) Erwachsene*
Präalbumin:	*0,05 bis 0,11*	*0,03 bis 0,09.*
Albumin:	*0,53 bis 0,69*	*0,53 bis 0,69.*
α_1-Globulin:	*0,02 bis 0,06*	*0,02 bis 0,06.*
α_2-Globulin:	*0,02 bis 0,07*	*0,03 bis 0,07.*
β-Globulin:	*0,06 bis 0,13*	*0,06 bis 0,12.*
τ-Globulin:	*0,02 bis 0,07*	*0,03 bis 0,09.*
γ-Globulin:	*0,05 bis 0,13*	*0,06 bis 0,13.*

Elektrophoretische Trennung und Bestimmung der Eiweißfraktionen des Serums

(Folienelektrophorese)

Die Folienelektrophorese wird, wie unter „Prüfmethoden, Elektrophoretische Trennung und Bestimmung von Eiweißfraktionen, Folienelektrophorese" angegeben, durchgeführt.

Untersuchungs- und Prüfmaterial

Prüfmaterial: Serum.
Hämolytisches oder lipämisches Serum ist zur Durchführung der Bestimmung ungeeignet.
Das zu prüfende Serum darf bei 2 bis 8 °C 3 d, mit Natriumazid oder Thiomersal stabilisiert bei 2 bis 8 °C 4 d, bei —20 °C 21 d aufbewahrt werden.

Elektrophoretische Trennung

Die elektrophoretische Trennung erfolgt, wie unter „Prüfmethoden, Elektrophorese, Folienelektrophorese" angegeben.

1. Vorbereiten der Trennkammer
   Die Pufferbecken des Kammereinsatzes werden mit einer Mischung aus 6 Volumenteilen Lactat-Puffer und 4 Volumenteilen Wasser gefüllt.
   Diese Puffermischung darf für 30 Trennungen, jedoch nicht länger als 1 Monat verwendet werden. Verdunstetes Wasser ist wöchentlich zu ergänzen.
2. Beschicken der Trennkammer
3. Probenauftrag
   Das Pufferbecken des Auftragegestells wird mit der Mischung aus 6 Volumenteilen Lactat-Puffer und 4 Volumenteilen Wasser gefüllt.
4. Elektrophorese-Bedingungen
   Gleichspannung: 240 V
   Stromstärke: 7 bis 8 mA (bei völlig ausgenutzter Trennkammer).
   Laufzeit: 30 bis 40 min (bei möglichst konstanter Umgebungstemperatur). Am Ende der Laufzeit steigt die Stromstärke auf 10 bis 14 mA in der völlig ausgenutzten Trennkammer an.

Färbung

Als Färbebad ist Amidoschwarz-RL zu verwenden.
Die Färbezeit beträgt 5 min.

Auswertung

Auswertung des Diagramms

Bei der Bestimmung der Eiweißfraktionen des Serums werden Albumin, α_1-, α_2-, β- und γ-Globulin ausgewertet.

Hinweis

Die β_2-Globulinfraktion zählt zu den β-Globulinen. Sie wird gegen γ-Globulin folgendermaßen abgegrenzt:
Die katodische Schulter wird gemäß einer Glockenkurve zur Basislinie hin verlängert. Wo diese Verlängerung die Hälfte der Höhe der darüber befindlichen Extinktionskurve erreicht, liegt die Grenze zwischen β- und γ-Globulin.

Hinweis

Referenzbereiche
Normalbereiche:

Albumin:	*0,54 bis 0,65.*
α_1-Globulin:	*0,03 bis 0,05.*
α_2-Globulin:	*0,07 bis 0,11.*
β-Globulin:	*0,10 bis 0,15.*
γ-Globulin:	*0,12 bis 0,18.*

Elektrophoretische Trennung der Lipoproteinfraktionen des Serums

(Folienelektrophorese)

Die Folienelektrophorese wird, wie unter „Prüfmethoden, Elektrophoretische Trennung und Bestimmung von Eiweißfraktionen, Folienelektrophorese“ angegeben, durchgeführt.

Untersuchungs- und Prüfmaterial

Untersuchungsmaterial: Blut.
Vor der Entnahme darf der Patient 12 h keine Nahrung und 1 d keinen Alkohol zu sich nehmen.
Prüfmaterial: Serum.
Das Serum darf bei 2 bis 8 °C 5 d, nicht aber unterhalb 0 °C aufbewahrt werden.

Elektrophoretische Trennung

Die elektrophoretische Trennung erfolgt, wie unter „Prüfmethoden, Elektrophorese, Folienelektrophorese“ angegeben.

1. Vorbereiten der Trennkammer
   Die Pufferbecken des Kammereinsatzes werden mit Barbital-Acetat-Puffer II gefüllt.
   Der Puffer darf nur für 1 Trennung verwendet werden.
2. Beschicken der Trennkammer
3. Probenauftrag
   Das Pufferbecken des Auftragegestells wird mit Barbital-Acetat-Puffer II gefüllt.
   Das Auftragen der zu prüfenden Seren auf die Folie wird 3mal durchgeführt. Anschließend werden nochmals jeweils 10 µl der zu prüfenden Seren auf die gleichen Dispokartenfelder gebracht und danach das Auftragen noch 2mal wiederholt.
4. Elektrophorese-Bedingungen
   Gleichspannung: 200 V
   Stromstärke: 2,0 bis 2,5 mA je Folie.
   Laufzeit: 55 bis 65 min (bei möglichst konstanter Umgebungstemperatur).

Färbung

Als Färbebad ist Fettrot-RL zu verwenden. Die Folien werden 1 h in dem Färbebad liegengelassen. Anschließend werden die Folien aus dem Färbebad herausgenommen und so lange mit Trinkwasser gespült, bis das Spülwasser nicht mehr alkalisch reagiert. Anhaftende Farbstoffpartikel sind zu entfernen.

Hinweis

100 ml Färbebad sind nur 1mal und für das Färben von höchstens 6 Folien zu verwenden.

Auswertung

Zur Auswertung der Elektropherogramme werden auf den noch nassen Folien die relativen Farbintensitäten der einzelnen rot angefärbten Lipoproteinfraktionen (s. Abb.) visuell beurteilt.

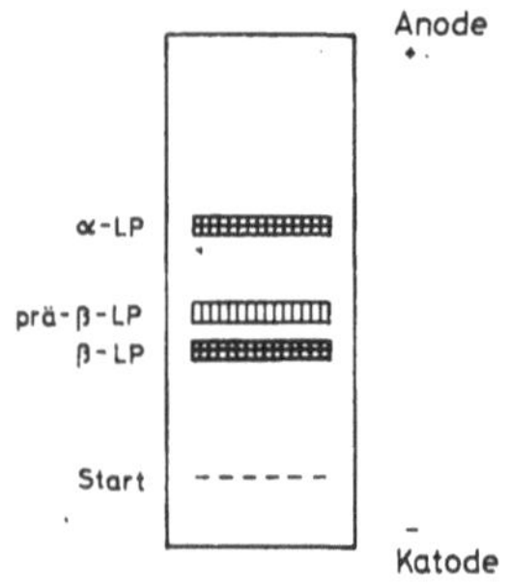

LP = Lipoproteine

Die normalerweise im Serum vorkommenden Lipoproteine zeigen folgende relative Farbintensitäten:
α-Lipoproteine: 2
prä-β-Lipoproteine: 1
β-Lipoproteine: 3
Chylomikronen, die an der Startlinie verbleiben, kommen unter den gegebenen Bedingungen normalerweise im Serum nicht vor.
Treten im Bereich der prä-β-Lipoproteinfraktionen 2 Fraktionen auf, so sind deren Farbintensitäten als die einer Fraktion zu beurteilen.

Ermittlung des Serumfarbwerts

Prinzip

Bilirubin bildet den größten Anteil der Serumfarbstoffe, so daß die Bewertung der Extinktion des Serums als orientierender Test für die Bewertung der Bilirubinkonzentration im Serum benutzt werden kann.

Untersuchungs- und Prüfmaterial

Prüfmaterial: Serum.
Trübes, lipämisches und hämolytisches Serum ist zur Ermittlung des Serumfarbwerts ungeeignet. Das Prüfmaterial ist bis zur Prüfung vor Licht geschützt aufzubewahren.

Ausführung

Prüfansatz: Klares Serum wird spätestens nach 12 h in einer Schichtdicke von 10 mm bei der Wellenlänge von 470 nm (465 bis 475 nm) gegen Wasser gemessen.

Auswertung

Die Extinktion $E = 1{,}0$ ist die Entscheidungsgrenze zur Erfassung von Seren mit einem Bilirubingehalt von $\geqq 17$ µmol/l. Daraus folgt:
$E < 1{,}0$: S-Bilirubin < 17 µmol/l.
$E \geqq 1{,}0$: S-Bilirubin $\geqq 17$ µmol/l.

Hinweise

1. Liegt die Extinktion des Prüfansatzes oberhalb 1,0, so ist der Bilirubingehalt, wie unter „Bestimmung des Bilirubins im Plasma oder im Serum“ angegeben, zu bestimmen.
2. Durch visuelle Beurteilung des Farbtons ist eine orientierende Einschätzung über das Vorliegen erhöhter Bilirubinkonzentrationen im Serum möglich. Zum Farbvergleich wird eine Kaliumdichromatlösung aus 1,000 g Kaliumdichromat in 1,000 l Schwefelsäure (5 mmol/l) verwendet. Ist das Serum klar und schwach gelblich gefärbt, und entspricht diese Färbung der der Kaliumdichromatlösung, dann liegt in

der Regel eine normale Bilirubinkonzentration vor. Stärker als die Kaliumdichromatlösung gefärbtes Serum hat in der Regel eine erhöhte Bilirubinkonzentration.

3. *Bei Gesunden liegt der Serumfarbwert bei einer Extinktion zwischen 0,5 und 1,0; bei 99% der Seren mit einem Bilirubingehalt von 17 μmol/l liegt der Serumfarbwert bei einer Extinktion über 1,0.*

Bestimmung der Glucose im Urin

Prinzip

Glucoselösungen drehen die Schwingungsebene eines durch sie hindurchgehenden linear polarisierten Lichtstrahls im Uhrzeigersinn. Aus dem am Polarimeter gemessenen Drehungswinkel wird die Glucosekonzentration berechnet.

Prüflösung

Eiweißfreier, klarer und nicht abnorm verfärbter Urin wird unmittelbar als Prüflösung eingesetzt.
Eiweißfreier Urin, der eine Trübung oder stärkere Färbung zeigt, wird über ein Kohlefilter 66 K filtriert. Das klare Filtrat wird als Prüflösung verwendet.
Eiweißhaltiger Urin: 25,0 ml Urin werden mit 100 bis 200 mg Sulfosalicylsäure-2-Wasser versetzt. Die Mischung wird zum Sieden erhitzt und nach dem Abkühlen auf 20 °C ± 5 K über ein Kohlefilter 66 K filtriert. Das klare Filtrat wird als Prüflösung verwendet.

Ausführung

Die Prüflösung wird auf 20 °C ± 1 K temperiert. Anschließend wird das Beobachtungsrohr luftblasenfrei mit dieser Lösung gefüllt und in das Polarimeter eingelegt.
An der Prüflösung sind ebenso wie bei der Festlegung des Nullpunkts mindestens 5 Messungen vorzunehmen. Der Mittelwert der Ergebnisse dieser Messungen wird als Drehungswinkel α_D^{20} in die Berechnung eingesetzt.

Berechnung

$$\text{U-Glucose} = \frac{\alpha_D^{20} \cdot 190{,}1 \cdot 55{,}51}{l}\ \text{mmol/l}$$

$$\text{dU-Glucose} = \frac{\alpha_D^{20} \cdot a \cdot 190{,}1 \cdot 24 \cdot 55{,}51}{b \cdot l \cdot 1000}\ \text{mmol}$$

α_D^{20} = Drehungswinkel in Grad, bezogen auf die Wellenlänge der D-Linie des Natriumspektrums und eine Temperatur von 20 °C ± 1 K.
a = Anzahl Milliliter des während der Sammelzeit ausgeschiedenen Urins.
b = Anzahl Stunden der Sammelzeit.
l = Länge des Beobachtungsrohrs in Millimeter.

Hinweise

1. Im Urin, der bei der Ausscheidung einen pH-Wert über 7,5 zeigt, kann bereits ein Teil der Glucose durch Mikroorganismen abgebaut sein.
2. Diese Methode darf nicht angewendet werden, wenn der zu prüfende Urin neben Glucose auch andere Zucker enthält bzw. wenn der Patient einer Infukoll-Therapie unterzogen wurde.

Bestimmung der Aktivität der γ-Glutamyltransferase im Serum

Methode I

Prinzip

γ-Glutamyltransferase (*EC 2.3.2.2*) katalysiert in Anwesenheit von Glycylglycin als Akzeptor die Übertragung eines L-γ-Glutamyl-Rests von L-γ-Glutamyl-4-nitranilid auf Glycylglycin. Die Extinktion des dabei freigesetzten 4-Nitro-anilins wird gemessen und dient als Maß der Aktivität der γ-Glutamyltransferase.

Untersuchungs- und Prüfmaterial

Prüfmaterial: Serum.
Das zu prüfende Serum darf 5 d aufbewahrt werden. Hämolytisches, lipämisches oder ikterisches Serum mit einem Bilirubingehalt <170 Mikromol je Liter ist zur Prüfung noch geeignet.

Ausführung

Prüfansatz: 200 µl Glutamyl-4-nitranilid-Glycylglycin-RL (T) werden in ein mit Glasstopfen verschließbares Reagenzglas gegeben. Das Reagenzglas wird bei 37 °C ± 0,1 K 5 min stehengelassen, und anschließend werden 20,0 µl Serum zugesetzt. Der Inhalt des Reagenzglases wird sofort gemischt und das Reagenzglas unverzüglich wieder bei 37 °C ± 0,1 K stehengelassen. 15 min ± 5 s nach Zusatz des Serums wird der Inhalt des Reagenzglases mit 1,20 ml Essigsäure (2 mol/l) gemischt. Die Extinktion des Prüfansatzes wird innerhalb 6 h in einer Schichtdicke von 10 mm bei der Wellenlänge von 405 nm (390 bis 420 nm) gemessen. Sie ist mit der Extinktion des Leeransatzes 1 zu korrigieren.

Leeransatz 1: 200 µl Glutamyl-4-nitranilid-Glycylglycin-RL (T) werden in ein mit Glasstopfen verschließbares Reagenzglas gegeben. Das Reagenzglas wird bei 37 °C ± 0,1 K 20 min stehengelassen. Danach wird der Inhalt des Reagenzglases mit 1,20 ml Essigsäure (2 mol/l) und 20,0 µl Serum gemischt.

Vergleichsansatz: 200 µl 4-Nitroanilin-VL* (T), 20,0 µl Wasser und 1,20 ml Essigsäure (2 mol/l) werden gemischt. Die Extinktion des Vergleichsansatzes wird innerhalb 6 h in einer Schichtdicke von 10 mm bei der Wellenlänge von 405 nm (390 bis 420 nm) gemessen. Sie ist mit der Extinktion des Leeransatzes 2 zu korrigieren.

Der korrigierten Extinktion des Vergleichsansatzes entsprechen 1,667 Mikromol γ-Glutamyltransferase je Sekunde und Liter Serum:

Leeransatz 2: 1,20 ml Essigsäure (2 mol/l) und 220 µl Wasser werden gemischt.

Zusammensetzung

	Inkubationsansatz	*Prüfansatz*
Essigsäure:	—	1,67 mol/l
L-γ-Glutamyl-4-nitranilid:	4,3 mmol/l	611 µmol/l
Glycylglycin:	101 mmol/l	15,4 mmol/l
Natriumchlorid:	101 mmol/l	15,4 mmol/l
Serumverdünnung:	1:11	1:72

Berechnung

$$\text{S-}\gamma\text{-Glutamyltransferase} = \frac{E' \cdot 1{,}667}{\overline{E'_v}} \ \mu\text{mol/(s} \cdot \text{l)}$$

E' = korrigierte Extinktion des Prüfansatzes.
$\overline{E'_v}$ = Mittelwert der korrigierten Extinktionen des Vergleichsansatzes.

Bezugskurve

0,250, 0,500, 1,00, 2,00 und 2,50 ml 4-Nitroanilin-VL (T) werden jeweils mit Wasser zu 4,00 ml aufgefüllt. Je 200 µl dieser Lösungen werden mit 20,0 µl Wasser und 1,20 ml Essigsäure (2 mol/l) gemischt und, wie unter „Vergleichsansatz" angegeben, behandelt. Den mit der Extinktion des Leeransatzes 2 korrigierten Extinktionen dieser Ansätze entsprechen Aktivitäten von 0,4167, 0,8333, 1,667, 3,333 und 4,167 Mikromol γ-Glutamyltransferase je Sekunde und Liter Serum.

Hinweise

1. Liegt die korrigierte Extinktion des Prüfansatzes oberhalb des Bereichs der Bezugskurve, so ist 1 Volumenteil Serum mit 5 bzw. 10 Volumenteilen Natriumchloridlösung (154 mmol/l) zu mischen, die Bestimmung mit 20,0 µl dieser Mischung zu wiederholen und das Ergebnis mit 6 bzw. 11 zu multiplizieren.

2. Bei der Herstellung des Vergleichsansatzes und der Bezugskurve kann auf die Zugabe der 20,0 µl Wasser verzichtet werden. Der Leeransatz 2 ist dann mit 200 µl Wasser herzustellen. Die so erhaltenen Prüfergebnisse liegen im Durchschnitt um 1,4% zu niedrig.
3. Testpackung: Testpackung γ-Glutamyltransferase.
4. *Referenzbereiche*

Referenzgruppen	*S-γ-Glutamyltransferase* Normalbereich µmol/(s · l)	*Grenzbereich* µmol/(s · l)	*erhöhter Bereich* µmol/(s · l)
Kinder und Jugendliche			
Kinder (bis 7 Tage)	*≦2,450*	*2,455 bis 4,200*	*≧4,205*
Kinder (8 Tage bis 3 Monate)	*≦2,250*	*2,255 bis 5,300*	*≧5,305*
Kinder (4 bis 6 Monate)	*≦1,200*	*1,205 bis 2,600*	*≧2,605*
Kinder (7 Monate bis 12 Jahre) und Jugendliche, weiblich (13 bis 17 Jahre)	*≦0,265*	*0,270 bis 0,410*	*≧0,415*
Jugendliche, männlich (13 bis 17 Jahre)	*≦0,285*	*0,290 bis 0,420*	*≧0,425*
Erwachsene			
Frauen	*≦0,400*	*0,410 bis 0,670*	*≧0,680*
Männer	*≦0,570*	*0,580 bis 1,000*	*≧1,010*

Bestimmung der Aktivität der γ-Glutamyltransferase im Serum

Methode II

Prinzip

γ-Glutamyltransferase (*EC 2.3.2.2*) katalysiert in Anwesenheit von Glycylglycin als Akzeptor die Übertragung eines L-γ-Glutamyl-Rests von L-γ-Glutamyl-4-nitranilid auf Glycylglycin. Die durch das freigesetzte 4-Nitro-anilin verursachte Extinktionsänderung je Zeiteinheit wird gemessen und dient als Maß der Aktivität der γ-Glutamyltransferase.

Untersuchungs- und Prüfmaterial

Prüfmaterial: Serum.
Das zu prüfende Serum darf 5 d aufbewahrt werden. Hämolytisches, lipämisches oder ikterisches Serum mit einem Bilirubingehalt < 170 Mikromol je Liter ist zur Prüfung noch geeignet.

Ausführung

Prüfansatz: 500 µl Glutamyl-4-nitranilid-Glycylglycin-RL (T) werden in ein Reagenzglas gegeben. Das Reagenzglas wird bei 37 °C ± 0,1 K 5 min stehengelassen, und anschließend werden 50,0 µl Serum zugesetzt. Der Inhalt des Reagenzglases wird gemischt und sofort in eine auf 37 °C vorgewärmte Küvette übergeführt.
Die Änderung der Extinktion des Prüfansatzes wird 2 min nach dem Serumzusatz bei 37 °C ± 0,1 K in einer Schichtdicke von 10 mm bei der Wellenlänge von 405 nm (390 bis 420 nm) über maximal 5 min registriert.

Zusammensetzung

Prüfansatz

L-γ-Glutamyl-4-nitranilid:	4,3 mmol/l
Glycylglycin:	101 mmol/l
Natriumchlorid:	101 mmol/l
Serumverdünnung:	1:11

Berechnung

S-γ-Glutamyltransferase = $\Delta E/min \cdot 18{,}52\ \mu mol/(s \cdot l)$
$\Delta E/min$ wird aus dem erhaltenen Kurvenzug ermittelt. Zu Beginn der Messung eventuell auftretende Abweichungen von der Linearität sind nicht zu berücksichtigen.

Hinweise

1. Liegt $\Delta E/min$ des Prüfansatzes oberhalb 0,300, so ist 1 Volumenteil Serum mit 5 bzw. 10 Volumenteilen Natriumchloridlösung (154 mmol/l) zu mischen, die Bestimmung mit 50,0 µl dieser Mischung zu wiederholen und das daraus resultierende Ergebnis mit 6 bzw. 11 zu multiplizieren.
2. Der Berechnung wurde ein molarer Extinktionskoeffizient $\varepsilon_{405\,nm} = 9{,}9 \cdot 10^2\ m^2 \cdot mol^{-1}$ für 4-Nitro-anilin zugrunde gelegt. Die Gültigkeit dieses Extinktionskoeffizienten ist bei Filterfotometern mindestens halbjährlich, bei Fotometern mit veränderlicher Wellenlängenskale täglich wie folgt zu überprüfen: 50,00 ml 4-Nitroanilin-VL (T) werden mit Wasser zu 1,0000 l aufgefüllt. Die Extinktion dieser Lösung ist in einer Schichtdicke von 10 mm und bei der Wellenlänge von 405 nm 5mal gegen Wasser zu messen. Aus diesen 5 Extinktionen wird der Mittelwert $\bar{E}$ gebildet und der molare Extinktionskoeffizient von 4-Nitro-anilin wie folgt ermittelt:

   $$\varepsilon_{ermittelt} = \frac{\bar{E} \cdot 10^2}{0{,}030} \quad m^2 \cdot mol^{-1}$$

   Bei Abweichungen von weniger als 20% vom angegebenen Wert ist ein Korrekturfaktor $k = \frac{9{,}9 \cdot 10^2}{\varepsilon_{ermittelt}}$ zu bilden. Die Berechnung ist dann wie folgt durchzuführen:
   S-γ-Glutamyltransferase = $\Delta E_{korr.}/min \cdot 18{,}52 \cdot k\ \mu mol/(s \cdot l)$
   Bei Abweichungen des experimentell ermittelten Extinktionskoeffizienten von mehr als 20% ist das verwendete Meßgerät zur Durchführung der Prüfung nicht geeignet.
3. Testpackung: Testpackung γ-Glutamyltransferase.

4. *Referenzbereiche*

Referenzgruppen	*S-γ-Glutamyltransferase* Normalbereich $\mu mol/(s \cdot l)$	*Grenzbereich* $\mu mol/(s \cdot l)$	*erhöhter Bereich* $\mu mol/(s \cdot l)$
Kinder und Jugendliche			
Kinder (bis 7 Tage)	≦2,450	2,455 bis 4,200	≧4,205
Kinder (8 Tage bis 3 Monate)	≦2,250	2,255 bis 5,300	≧5,305
Kinder (4 bis 6 Monate)	≦1,200	1,205 bis 2,600	≧2,605
Kinder (7 Monate bis 12 Jahre) und Jugendliche, weiblich (13 bis 17 Jahre)	≦0,265	0,270 bis 0,410	≧0,415
Jugendliche, männlich (13 bis 17 Jahre)	≦0,285	0,290 bis 0,420	≧0,425
Erwachsene			
Frauen	≦0,400	0,410 bis 0,670	≧0,680
Männer	≦0,570	0,580 bis 1,000	≧1,010

Bestimmung des Golds im Serum

(Atomabsorptionsspektrofotometrie)

Diese Prüfmethode ist nur zur Kontrolle der Therapie mit Goldsalzen geeignet.

Prinzip

Die Bestimmung des Golds erfolgt in salzsaurer Lösung durch Atomabsorption in der Flamme.

Untersuchungs- und Prüfmaterial

Untersuchungsmaterial: Blut.

Die Blutentnahme hat jeweils 1 h vor und 24 h nach der intramuskulären Injektion von Tauredon zu erfolgen. Das Blut ist dem liegenden Patienten aus der ungestauten Vene zu entnehmen und in einem Glas- oder Polyethylengefäß aufzufangen.
Zur Blutentnahme sind Straußkanülen, Einmalkanülen aus rostfreiem Chrom-Nickel-Stahl oder Venülen zu verwenden.
Die beiden Untersuchungsmaterialien werden in der Reihenfolge der Blutentnahme mit den Ziffern 1 und 2 gekennzeichnet. Nach dem Gerinnen des Bluts werden die in gleicher Weise zu kennzeichnenden Seren abgetrennt.

Prüfmaterial: Serum.

Hämolytisches Serum ist zur Durchführung der Bestimmung ungeeignet.
Serum 1 und Serum 2 dürfen in Glas- oder Polyethylengefäßen bei 2 bis 8 °C 1 Monat aufbewahrt werden.

Prüflösungen

Die Prüflösungen werden in gleicher Weise wie die Seren gekennzeichnet.
500 µl Serum 1 und 500 µl Serum 2 werden jeweils mit 1,50 ml Salzsäure (100 mmol/l) in einem 5-ml-Polyethylengefäß gemischt.
Serumverdünnung: 1:4

Leeransatz: 500 µl Wasser und 1,50 ml Salzsäure (100 mmol/l) werden gemischt.

Ausführung

Die Bestimmung wird, wie unter „Prüfmethoden, Atomabsorptionsspektrofotometrische Bestimmungen“ angegeben, durchgeführt. Die in dem Abschnitt „Geräteeinstellung“ angegebenen Hinweise bzw. Einstellgrößen haben bis auf die Angaben unter „Wellenlänge, Spaltbreite, Lampenstromstärke, Zeitkonstante, Strahlengang und Oxidans“ orientierenden Charakter. Ihre optimale Einstellung sowie die optimale Einstellung der gemäß den orientierenden Hinweisen zu ermittelnden Parameter erfolgt gemäß „Prüfmethoden, AAS-Bestimmungen“ bzw. entsprechend der Gebrauchsanleitung des Herstellers.

Geräteeinstellung

Wellenlänge:	242,8 nm
Spaltbreite:	80 μm
Lampenstromstärke:	7,5 mA
Zeitkonstante:	2
Strahlengang:	3fach
Verstärker und SEV:	Die Nullpunkteinstellung erfolgt gemäß den Hinweisen in der Gebrauchsanleitung. Sie ist von anderen Einstellgrößen (Spaltbreite, Lampenstrom) abhängig. In der Regel liegen SEV und Verstärkerstufen im Mittel um 2 Stufen auseinander.
Filter:	keine
Brennerart:	Dreischlitzbrenner 50 mm
Brennerstellung:	Justierung erfolgt, wie unter „Prüfmethoden, AAS-Bestimmungen“ angegeben.
Oxidans: AAS 1:	Einstellung des Luftdurchsatzes erfolgt gemäß Zerstäuberprüfschein.
AAS 1N:	Bei einem Druck von 102 kPa wird ein Luftdurchsatz von 500 l/h eingestellt.
Acetylen:	90 bis 100 l/h (Einstellung gemäß Gebrauchsanleitung).
Meßbereich:	80 bis 100 oder 90 bis 100

Auswertung

Die Peakhöhen werden aus der Schreiberaufzeichnung in Millimeter abgelesen. Die den mit der Peakhöhe des Leeransatzes korrigierten Peakhöhen entsprechenden Konzentrationen sind der Bezugskurve zu entnehmen. Bei Verwendung des TEC 1 werden

die Transmissionswerte mit denen des Leeransatzes korrigiert und die entsprechenden Konzentrationen der Bezugskurve entnommen.
Vor der Angabe der Goldkonzentration in Serum 1 ist zu vermerken: „S-Gold (1 h vor Tauredon-Injektion)“.
Vor der Angabe der Goldkonzentration in Serum 2 ist zu vermerken: „S-Gold (24 h nach Tauredon-Injektion)“.

Bezugskurve

0,200, 0,500, 1,00, 2,00 und 4,00 ml Gold-VL werden jeweils mit Salzsäure (100 mmol/l) zu 100,00 ml aufgefüllt. Je 500 µl dieser Lösungen werden mit 1,50 ml Salzsäure (100 mmol/l) gemischt. Diese Lösungen werden direkt dem Zerstäuber zugeführt.
Den mit dem Leeransatz korrigierten Peakhöhen der Schreiberaufzeichnung bzw. Transmissionswerten am TEC 1 entsprechen Konzentrationen von 4, 10, 20, 40 und 80 Mikromol Gold je Liter Serum.
Kontrolle der Stabilität: Bezugslösung 2 (10 µmol/l)
Bezugslösung 4 (40 µmol/l)

Hinweise

1. Liegt der Schreiberausschlag oberhalb des Bereichs der Bezugskurve, so ist 1 Volumenteil des zu prüfenden Serums mit 1 Volumenteil Wasser zu mischen. 500 µl dieser Mischung werden mit 1,50 ml Salzsäure (100 mmol/l) gemischt und als Prüflösung eingesetzt. Die Bestimmung ist mit dieser Prüflösung zu wiederholen und das daraus resultierende Ergebnis mit 2 zu multiplizieren.
2. Bei der in der Prüfmethode eingesetzten Salzsäure (100 mmol/l) darf die Goldkonzentration 500 Nanomol Gold je Liter nicht überschreiten.
   Die zur Herstellung der Gold-VL eingesetzte konzentrierte Salpetersäure, konzentrierte Salzsäure und Salzsäure (500 mmol/l) dürfen in der Gesamtheit nicht mehr als 500 Nanomol Gold je Liter Konzentrationsüberschreitung in der Gold-VL bewirken.
3. Die Gold-Hohlkatodenlampe (AuHk) ist über das Kombinat VEB Carl Zeiss Jena (Betriebsteil Eisfeld) entsprechend den gesetzlichen Bestimmungen zu beziehen.
   Es wird in diesem Zusammenhang auf die Anordnung über die Planung, Bereitstellung und Rückgewinnung von Edelmetallen vom 30. 10. 1981 — GBl. I Nr. 33 S. 386 — verwiesen.

Bestimmung des follikelstimulierenden Hormons im Serum

Prinzip

Das follikelstimulierende Hormon (FSH) wird radiometrisch nach dem radioimmunologischen Verfahren bestimmt, wobei Iod-125-FSH als Tracer und ein präzipitierendes Antiserum zur B/F-Trennung (Doppelantikörper-Methode) verwendet werden.

Untersuchungs- und Prüfmaterial

Prüfmaterial: Serum.
Das Prüfmaterial darf bei —18 °C oder einer Temperatur darunter aufbewahrt werden.

Prüflösung

Als Prüflösung wird das Prüfmaterial verwendet.

Ausführung

Der Prüfansatz, die Bezugsansätze und die Leeransätze sind als Dreifachbestimmung durchzuführen.

Prüfansatz: 100 µl Prüfmaterial und 200 µl Anti-FSH-Antiserum-RL (T) werden in ein Teströhrchen gegeben und gründlich gemischt. Die Mischung wird bei 20 °C ± 5 K 3 h (Variante I) bzw. 16 bis 24 h (Variante II) stehengelassen. Danach werden 100 µl ^{125}I-FSH-RL (T) zugegeben, die Mischung wird bei 20 °C ± 5 K 16 bis 24 h stehengelassen. Anschließend werden 200 µl Präzipitations-RL (T) zugegeben, die Mischung wird bei 20 °C ± 5 K 2 h stehengelassen.
Nach dieser Zeit wird 1,00 ml Präzipitatverfestiger (T) zugegeben, die Mischung wird bei einer $\overline{\text{RZB}}$ von mindestens 2500 mindestens 20 min zentrifugiert. Die überstehende Lösung wird sofort vorsichtig abgesaugt oder dekantiert. Zum Entfernen anhaftender Flüssigkeitsreste wird das Röhrchen mit der Öffnung nach unten auf saugfähiges Material gestellt, oder es wird der Rand des Röhrchens trockengewischt (nur nach Dekantieren erforderlich). Anschließend wird über eine Zeit von mindestens 2 min die Radioaktivität des Prüfansatzes gemessen und daraus nach Nulleffektkorrektur die Impulsrate errechnet.

Leeransatz 1 (Ansatz zur Bestimmung der unspezifischen Bindung des Serums): 100 µl Prüfmaterial (aus Serumpool des Labors) und 200 µl Phosphat-Puffer (T) werden gemischt. Die Mischung wird, wie unter „Prüfansatz“ nach Zugabe von Anti-FSH-Antiserum-RL (T) angegeben, weiterbehandelt.

Leeransatz 2 (Ansatz zur Bestimmung der unspezifischen Bindung der Bezugsansätze): 300 µl Phosphat-Puffer (T) werden, wie unter „Prüfansatz“ nach Zugabe von Anti-FSH-Antiserum-RL (T) angegeben, weiterbehandelt.

Berechnung und Auswertung

Für den Prüfansatz und den Leeransatz 1 werden die Mittelwerte der Impulsraten der Dreifachbestimmung errechnet. Vom Mittelwert des Prüfansatzes wird der Mittelwert des Leeransatzes 1 subtrahiert.
Aus dem erhaltenen Wert wird der B/B_0-Wert des Prüfansatzes, angegeben in Prozent, wie folgt berechnet:

$$\frac{B}{B_0}(\%) = \frac{\bar{A}_P - \bar{A}_{L_1}}{\bar{A}_{B_1} - \bar{A}_{L_2}} \cdot 100$$

Dabei ist

$\bar{A}_P$ = Mittelwert der Impulsraten der Dreifachbestimmung des Prüfansatzes.

$\bar{A}_{L_1}$; $\bar{A}_{L_2}$ = Mittelwert der Impulsraten der Dreifachbestimmung des Leeransatzes 1 bzw. des Leeransatzes 2.

$\bar{A}_{B_1}$ = Mittelwert der Impulsraten der Dreifachbestimmung des Bezugsansatzes 1.

Die dem B/B_0-Wert entsprechende FSH-Konzentration wird der Bezugskurve entnommen.

Bezugskurve

Bezugslösungen: Die Bezugslösungen werden durch Mischen der nachfolgend angegebenen Volumen FSH-VL (T) oder Bezugslösung und Phosphat-Puffer (T) hergestellt.

Bezugslösung (BL)	FSH-VL (T) bzw. BL ml	Phosphat-Puffer (T) ml	µg FSH/l
BL 9	2,00 FSH-VL (T)	—	16
BL 8	1,00 BL 9	1,00	8
BL 7	1,00 BL 8	1,00	4
BL 6	1,00 BL 7	1,00	2
BL 5	1,00 BL 6	1,00	1
BL 4	1,00 BL 5	1,00	0,5
BL 3	1,00 BL 4	1,00	0,25
BL 2	1,00 BL 3	1,00	0,125
BL 1	—	Phosphat-Puffer (T)	0

Bezugsansätze: 100 µl BL 9, BL 8, BL 7, BL 6, BL 5, BL 4, BL 3, BL 2 und BL 1 werden, wie unter „Prüfansatz" angegeben, behandelt. Für jeden Bezugsansatz wird der Mittelwert der Impulsraten der Dreifachbestimmung errechnet.
Von den Mittelwerten für die Bezugslösungen 1 bis 9 wird der Mittelwert der Impulsraten der Dreifachbestimmung des Leeransatzes 2 subtrahiert.
Aus den erhaltenen Werten wird der B/B_0-Wert des Bezugsansatzes, angegeben in Prozent, berechnet.
Zur Aufstellung der Bezugskurve werden die B/B_0-Werte der Bezugsansätze (Ordinate) gegen die den Bezugsansätzen entsprechenden FSH-Konzentrationen (Abszisse) aufgetragen.
Den B/B_0-Werten der Bezugsansätze 1 bis 9 entsprechen 0, 0,125, 0,25, 0,5, 1, 2, 4, 8 und 16 Mikrogramm FSH je Liter Serum.

Hinweise

1. Das Arbeiten nach Variante II erhöht die Empfindlichkeit der Bestimmung, verlängert aber die Dauer um 1 d.
2. Als Teströhrchen sind 4-ml-Polystyrenröhrchen oder Glasröhrchen mit gleichmäßiger Wand- und Bodenstärke geeignet.
3. Ein Verschließen der Teströhrchen beim mehrstündigen Stehenlassen ist nicht erforderlich, es genügt Abdecken mit Folie.
4. Die hergestellten Lösungen können, falls sie innerhalb einer Serie nicht verbraucht werden, bei —20 °C bis zur weiteren Verwendung aufbewahrt werden.
5. Bei sehr hoch erwarteten FSH-Konzentrationen kann das Prüfmaterial mit Phosphat-Puffer (T) verdünnt werden. Der Verdünnungsfaktor ist bei der Berechnung des Prüfergebnisses zu berücksichtigen.
6. Testpackung: FSH-RIA.
7. *Referenzbereiche*

Follikel- und Lutealphase:	*1,7 bis 3,5 µg/l.*
mittelzyklischer Gipfel: (Ovulation)	*5,0 µg/l.*
Menopause:	*16,0 µg/l.*

Bestimmung des Hydroxyprolins im Urin

Prinzip

Hydroxyprolin wird durch saure Hydrolyse aus dem im Urin enthaltenen Protein freigesetzt. Nach einer Erhöhung des pH-Werts im Hydrolysat durch Zusatz von Natronlauge wird das freie Hydroxyprolin mit Chloramin T oxidiert. Die Oxidation wird mit Perchlorsäure gestoppt und das Oxidationsprodukt in saurer Lösung mit 4-Dimethylamino-benzaldehyd zu einem rötlichen Farbkomplex umgesetzt, dessen Konzentration der des Hydroxyprolins direkt proportional ist.

Untersuchungs- und Prüfmaterial

Untersuchungsmaterial: Sammelurin.
Die Sammelzeit beträgt 1 d. Der Urin ist während des Sammelns vor Licht geschützt aufzubewahren. Zeigt der Sammelurin eine Trübung oder einen Bodensatz, ist er bei einer $\overline{\text{RZB}}$ von 3000 10 min zu zentrifugieren. Der überstehenden, klaren Flüssigkeit ist die Probe zu entnehmen. Der Sammelurin ist vor Licht geschützt aufzubewahren. Er ist 2 d, bei 2 bis 8 °C 7 d und bei —18 °C oder einer Temperatur darunter aufbewahrt, 1 Monat haltbar.
Eine Konservierung ist nicht erforderlich.

Prüfmaterial: Urin.

Prüflösung

1,00 ml Urin und 3,00 ml Salzsäure (7 mol/l) werden in einem mit Glasstopfen verschließbaren Zentrifugenglas gemischt. Der Stopfen wird in geeigneter Weise gegen Überdruck gesichert. Das verschlossene Zentrifugenglas wird in einen Wärmeschrank gestellt, der innerhalb von 1 h auf 100 °C ± 1 K aufzuheizen ist. Anschließend wird das Gemisch 6 h ± 10 min bei dieser Temperatur hydrolysiert und danach unter fließendem Wasser abgekühlt.
Das Hydrolysat darf in einem verschlossenen Gefäß bei 2 bis 8 °C und vor Licht geschützt 1 Monat aufbewahrt werden. Das Hydrolysat wird zur Neutralisierung in einen 10-ml-Meßkolben unter portioniertem Nachwaschen des Hydrolysiergefäßes mit 1,00, 1,00 und 0,50 ml Natronlauge (7 mol/l) übergeführt und mit Wasser zu 10,00 ml aufgefüllt.
Die Lösung wird mit 100 mg Aktivkohle versetzt, 3mal suspendiert und anschließend durch ein Filter „Filtrak 389" filtriert. Von dem Filtrat werden 7,00 ml in einem 10-ml-

Meßkolben mit 1 Tropfen Phenolphthalein-I versetzt, mit Natronlauge (1 mol/l) bis zur Rosafärbung titriert und mit Wasser zu 10,00 ml aufgefüllt.
Das neutrale Hydrolysat wird als Prüflösung verwendet.

Ausführung

Prüfansatz: 500 µl Prüflösung werden in einem mit Glasstopfen verschließbaren Reagenzglas mit 1,00 ml Propan-2-ol und 500 µl Chloramin-T-RL gemischt und 15 min stehengelassen. Anschließend wird 1,00 ml Dimethylaminobenzaldehyd-Propanol-RL zugegeben und das Gemisch im verschlossenen Reagenzglas 15 min bei 60 °C ± 1 K im Wasserbad erhitzt. Danach wird die Lösung innerhalb 5 min auf 20 °C ± 5 K abgekühlt und die Extinktion des Prüfansatzes frühestens 15 min, spätestens aber 1 h nach dem Abkühlen in einer Schichtdicke von 10 mm bei der Wellenlänge von 560 nm (540 bis 580 nm) gemessen. Sie ist mit der Extinktion des Leeransatzes 1 zu korrigieren.

Leeransatz 1: Der Leeransatz 1 ist wie der Prüfansatz mit Proben des gleichen Urinhydrolysats herzustellen. Die Zugabe der Chloramin-T-RL erfolgt jedoch nach der Zugabe der Dimethylaminobenzaldehyd-Propanol-RL.

Zusammensetzung

Prüfansatz
Acetat: etwa 26,7 mmol/l
Chloramin T: 8,28 mmol/l
4-Dimethylamino-benzaldehyd: 250 mmol/l
Essigsäure: etwa 2,67 mmol/l
Natriumacetat: etwa 24 mmol/l
Perchlorsäure: 1,00 mol/l
Propan-2-ol: etwa 7,54 mol/l
Urinverdünnung: 1:85,7

Berechnung

$$\text{dU-Hydroxyprolin}_{\text{korr.}} = \frac{E' \cdot \bar{f} \cdot a}{1000} \cdot F \ \mu\text{mol}$$

dU-Hydroxyprolin$_{\text{korr.}}$ = auf die durchschnittliche Körperoberfläche von 1,73 m^2 korrigiertes dU-Hydroxyprolin.

$$F = \frac{1{,}73\ m^2}{\text{Körperoberfläche des Patienten in } m^2}$$

a = Anzahl Milliliter des während 1 d ausgeschiedenen Urins.
E′ = korrigierte Extinktion des Prüfansatzes.
$\bar{f}$ = Bezugsfaktor.

Bezugskurve

1,00, 2,00, 3,00, 5,00, 7,00 und 10,00 ml Hydroxyprolin-VL* werden jeweils mit Propan-2-ol zu 100,00 ml aufgefüllt. Je 500 µl dieser Bezugslösungen werden wie die Prüflösung behandelt. Den mit der Extinktion des Leeransatzes 2 korrigierten Extinktionen dieser Ansätze entsprechen Konzentrationen von 100, 200, 300, 500, 700 und 1000 Mikromol Hydroxyprolin je Liter Urin.

Leeransatz 2: 500 µl Propan-2-ol werden wie die Prüflösung behandelt.

Hinweis

Die Ausscheidung beträgt:
normal: $dU\text{-}Hydroxyprolin_{korr.} = 80$ *bis 330 µmol.*
erhöht: $dU\text{-}Hydroxyprolin_{korr.} > 450$ *µmol.*

Bestimmung des Natriums im Schweiß

Methode I

(Flammenfotometer Modell III)

Ausführung

Die Bestimmung wird, wie unter „Prüfmethoden, Flammenfotometrische Bestimmungen, Bestimmungen mit dem ‚Flammenfotometer Modell III' " angegeben, durchgeführt.
Schaltung des Skalengalvanometers: 10 ×
Metallinterferenzfilter: Na 59 I

Hauptbezugslösung: 5,00 ml Natrium-VL*, 10,00 ml Propanol und 1,00 ml Salpetersäure (1 mol/l) werden mit Wasser zu 100,00 ml aufgefüllt.
Hauptbezugspunkt: 200 Skalenteile

Leerlösung: 1 trockenes Rundfilter der Sorte „Filtrak 388" (Durchmesser 55 mm) wird in ein hohes, mit Glasstopfen verschließbares Reagenzglas gegeben, mit 10,00 ml Propanol-Salpetersäure-RL bedeckt und ebensolange wie das schweißfeuchte Rundfilter eluiert. Anschließend wird die Flüssigkeit abgegossen und als Leerlösung verwendet.
Leerwert: 0 Skalenteile

Prüflösung: Das, wie unter „Prüfbestimmungen, Gewinnung des Prüfmaterials, Schweiß" angegeben, gewonnene schweißfeuchte Rundfilter wird in dem hohen, mit Glasstopfen verschließbaren Reagenzglas mit 10,00 ml Propanol-Salpetersäure-RL bedeckt. Das verschlossene Reagenzglas wird unter wiederholtem Schwenken mindestens 2 h, höchstens aber 1 d stehengelassen. Anschließend wird die Flüssigkeit abgegossen und ohne weitere Verdünnung für die Bestimmung als Prüflösung verwendet.

Berechnung

$$\text{Schweiß-Natrium} = \frac{a \cdot (10000 + b)}{b} \text{ mmol/l}$$

a = Millimol Natrium je Liter Prüflösung.
b = Milligramm Schweiß.
Bei der Berechnung wird die relative Dichte des Schweißes gleich 1,00 gesetzt.

Bezugskurve

Bezugslösungen: 1,00, 10,00, 15,00 und 20,00 ml Natrium-VL* werden nach Zusatz von je 10,00 ml Propanol und je 1,00 ml Salpetersäure (1 mol/l) jeweils mit Wasser zu 100,00 ml aufgefüllt.
Den bei der Messung dieser Lösungen abgelesenen Skalenteilen entsprechen Konzentrationen von 0,1, 1,0, 1,5 und 2,0 Millimol Natrium je Liter Prüflösung.
Dem mit der Hauptbezugslösung festgelegten Skalenwert entspricht eine Konzentration von 0,5 Millimol Natrium je Liter Prüflösung.
Koordinatenmaßstäbe: Abszisse: 10 mm ≙ 0,1 mmol;
Ordinate: 10 mm ≙ 10 Skalenteile.
Anzeigestabilität: ±3 Skalenteile.

Hinweise

1. Zeigt die Prüflösung einen Meßwert oberhalb des Bereichs der Bezugskurve, so ist 1 Volumenteil der Prüflösung mit 1 Volumenteil Propanol-Salpetersäure-RL zu mischen und die Bestimmung mit dieser Mischung zu wiederholen. Das Prüfergebnis ist dann mit 2 zu multiplizieren.
2. Es darf als Leerlösung Propanol-Salpetersäure-RL eingesetzt werden, wenn durch entsprechende Untersuchungen belegt wird, daß der Natriumgehalt der zum Einsatz kommenden Rundfilter in den, wie unter „Leerlösung" angegeben, herzustellenden Eluaten eine Konzentration von 50 Mikromol Natrium je Liter nicht überschreitet.
3. Im Rahmen der Mukoviszidosediagnostik gilt:
   Normalbereich: *Schweiß-Natrium ≦ 39 mmol/l.*
   Grenzbereich: *Schweiß-Natrium = 40 bis 60 mmol/l.*
   Pathologischer Bereich: *Schweiß-Natrium ≧ 61 mmol/l.*

Bestimmung des Natriums im Schweiß

Methode II

(Flapho 4)

Ausführung

Die Bestimmung wird, wie unter „Prüfmethoden, Flammenfotometrische Bestimmungen, Bestimmungen mit dem Flammenfotometer ‚Flapho 4' " angegeben, durchgeführt.
Verstärkerstellung: 4 (Orientierungswert)
Metallinterferenzfilter SIF: Na 59 (mit Ringblende)

Hauptbezugslösung: 5,00 ml Natrium-VL*, 10,00 ml Propanol und 1,00 ml Salpetersäure (1 mol/l) werden mit Wasser zu 100,00 ml aufgefüllt.
Hauptbezugspunkt: 50 Skalenteile

Leerlösung: 1 trockenes Rundfilter der Sorte „Filtrak 388" (Durchmesser 55 mm) wird in ein hohes, mit Glasstopfen verschließbares Reagenzglas gegeben, mit 10,00 ml Propanol-Salpetersäure-RL bedeckt und ebensolange wie das schweißfeuchte Rundfilter eluiert. Anschließend wird die Flüssigkeit abgegossen und als Leerlösung verwendet.
Leerwert: 0 Skalenteile

Prüflösung: Das, wie unter „Prüfbestimmungen, Gewinnung des Prüfmaterials, Schweiß" angegeben, gewonnene schweißfeuchte Rundfilter wird in dem hohen, mit Glasstopfen verschließbaren Reagenzglas mit 10,00 ml Propanol-Salpetersäure-RL bedeckt. Das verschlossene Reagenzglas wird unter wiederholtem Schwenken mindestens 2 h, höchstens aber 1 d stehengelassen. Anschließend wird die Flüssigkeit abgegossen und ohne weitere Verdünnung für die Bestimmung als Prüflösung verwendet.

Berechnung

$$\text{Schweiß-Natrium} = \frac{a \cdot (10000 + b)}{b} \text{ mmol/l}$$

a = Millimol Natrium je Liter Prüflösung.
b = Milligramm Schweiß.
Bei der Berechnung wird die relative Dichte des Schweißes gleich 1,00 gesetzt.

Bezugskurve

Bezugslösungen: 1,00, 10,00, 15,00 und 20,00 ml Natrium-VL* werden nach Zusatz von je 10,00 ml Propanol und je 1,00 ml Salpetersäure (1 mol/l) jeweils mit Wasser zu 100,00 ml aufgefüllt. Den bei der Messung dieser Lösungen abgelesenen Skalenteilen entsprechen Konzentrationen von 0,1, 1,0, 1,5 und 2,0 Millimol Natrium je Liter Prüflösung. Dem mit der Hauptbezugslösung festgelegten Skalenwert entspricht eine Konzentration von 0,5 Millimol Natrium je Liter Prüflösung.

Koordinatenmaßstäbe: Abszisse: 10 mm ≙ 0,1 mmol;
Ordinate: 10 mm ≙ 5 Skalenteile.

Anzeigestabilität: ±0,5 Skalenteile.

Hinweise

1. Zeigt die Prüflösung einen Meßwert oberhalb des Bereichs der Bezugskurve, so ist 1 Volumenteil der Prüflösung mit 1 Volumenteil Propanol-Salpetersäure-RL zu mischen und die Bestimmung mit dieser Mischung zu wiederholen. Das Prüfergebnis ist dann mit 2 zu multiplizieren.
2. Es darf als Leerlösung Propanol-Salpetersäure-RL eingesetzt werden, wenn durch entsprechende Untersuchungen belegt wird, daß der Natriumgehalt der zum Einsatz kommenden Rundfilter in den, wie unter „Leerlösung" angegeben, herzustellenden Eluaten eine Konzentration von 50 Mikromol Natrium je Liter nicht überschreitet.
3. Im Rahmen der Mukoviszidosediagnostik gilt:

Normalbereich: *Schweiß-Natrium ≦ 39 mmol/l.*
Grenzbereich: *Schweiß-Natrium = 40 bis 60 mmol/l.*
Pathologischer Bereich: *Schweiß-Natrium ≧ 61 mmol/l.*

Bestimmung der alkalischen Phosphatase im Serum

Methode IV

(Automatisierte Methode, ADM 300)

Prinzip

Alkalische Phosphatase (EC 3.1.3.1) katalysiert die Hydrolyse von 4-Nitro-phenylphosphat, wobei unter den Prüfbedingungen gleichzeitig eine Phosphattransferaseaktivität entfaltet wird. Der Diethanolamin-Puffer wirkt dabei als Phosphatakzeptor.

Untersuchungs- und Prüfmaterial

Prüfmaterial: Serum.
Das Prüfmaterial darf 8 h, bei 2 bis 8 °C höchstens 3 d, aufbewahrt werden.
Leicht hämolytisches, lipämisches und ikterisches Serum mit einem Bilirubingehalt bis zu 425 Mikromol je Liter sind zur Durchführung der Bestimmung noch geeignet.

Reagenzien

Vorratslösungen:	Diethanolamin-Puffer I
	Natriumchloridlösung (1,54 mol/l)
	Tween-20-Lösung I
Gebrauchslösungen:	Diethanolamin-Nitrophenylphosphat-RL
	Natriumchlorid-Tween-RL**
Spülflüssigkeit:	Natronlauge (50 mmol/l)

Bezugslösungen:
Zur Herstellung der Bezugslösungen ist Serum geeignet, bei dem die Aktivität der alkalischen Phosphatase mindestens 15 Mikromol je Sekunde und Liter beträgt.
Die Aktivität der alkalischen Phosphatase dieses Serums wird, wie unter „Bestimmung der Aktivität der alkalischen Phosphatase im Serum, Methode I oder Methode II" beschrieben, ermittelt. Das Serum wird portioniert und bei —18 °C oder einer Temperatur darunter aufbewahrt.
Zur Aufnahme der Bezugskurve am Analysenautomaten wird das Serum aufgetaut, 30 min stehengelassen und in folgenden Anteilen mit Diethanolamin-Puffer I verdünnt:

Bezugslösung	Serum (Volumenteile)	Diethanolamin-Puffer I (Volumenteile)
BL 1	1	3
BL 2	1	1
BL 3	4	0

Den gemessenen Peaks dieser Lösungen entsprechen 25, 50 und 100 Prozent der Aktivität der alkalischen Phosphatase im Serum.

Ausführung

Die Bestimmung wird, wie unter „Prüfmethoden, Automatisierte Bestimmungen" angegeben, durchgeführt.

Fließschema

Das Fließschema ist in der Abbildung dargestellt.

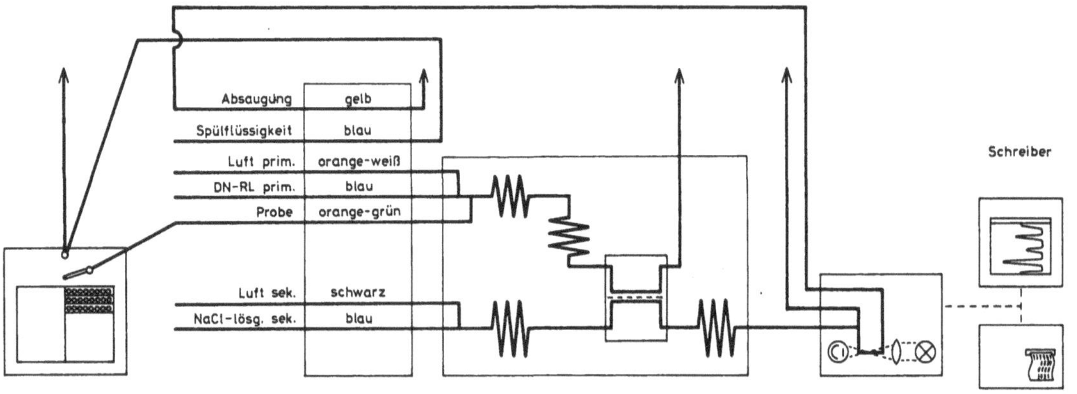

Technische Parameter

Probenrate: 80 Proben je 1 h
Probenvolumen für
Einzelbestimmung: 50 µl
Einstellparameter der Einzelgeräte:
Automatischer Probenspeicher
Probenahmezeit: 25 s
Spülzeit: 20 s
Kanüle: 500 µm Innendurchmesser
Dosierpumpe
Fördergang: 2
Temperiereinheit
Temperatureinstellung: 37 °C ± 0,1 K
Fotometer
Extinktionsmeßbereich: 1
Wellenlänge: 405 nm
Schichtdicke der
Küvette: 20 mm
Schreiber
range: 5 V
Papiervorschub: 100 µm/s

Bezugskurve

a) manuell

Die Peakhöhe für die Bezugslösung BL 3 ist auf etwa 210 mm einzustellen.
Koordinatenmaßstäbe: Abszisse: 50 mm ≙ 4,17 µmol/(s · l)
Ordinate: 50 mm ≙ 100 mm Peakhöhe

b) mittels Auswerteeinheit

Die Auswerteeinheit ist mit folgenden Richtwerten zu programmieren:

	ΔE = 0 – 1
Verfahrensnummer	1
Maximalspannung	3–4 V
Maßeinheitsnummer	8
Bezugskonzentration	8,0–8,5
erwartete Spannung	1,2–1,25 V
Überlappungsfaktor	0,02

Qualitätsvorgaben

Meßbereich:	S-alkalische Phosphatase = 0 bis 16 Mikromol je Sekunde und Liter Serum.
Bestimmungsgrenze:	S-alkalische Phosphatase ≦ 0,35 Mikromol je Sekunde und Liter Serum.
Überlappung:	S-alkalische Phosphatase ≦ 0,25 Mikromol je Sekunde und Liter Serum.
Serielle Präzision:	≦ 3% (Bereich S-alkalische Phosphatase = 1,9 bis 8,4 Mikromol je Sekunde und Liter Serum).
Annäherung an das Fließgleichgewicht:	≧85% (Bereich S-alkalische Phosphatase = 3 bis 13 Mikromol je Sekunde und Liter Serum).

Hinweise

1. Liegt die Peakhöhe einer Probe oberhalb des Bereichs der Bezugskurve, so ist 1 Volumenteil des Prüfmaterials mit 1 Volumenteil Diethanolamin-Puffer I zu mischen, die Bestimmung mit dieser Mischung zu wiederholen und das daraus resultierende Ergebnis mit 2 zu multiplizieren.
2. Das Glasleitungssystem des Automaten ist täglich nach Beendigung der Arbeit 20 min mit Wasser und 1mal wöchentlich 20 min mit einer Reinigungslösung (Zubereitung: 60 ml konzentrierte Salzsäure werden mit Wasser zu 1,0 l aufgefüllt) zu spülen. Vor Beginn dieser Spülung ist der Dialysator zu überbrücken. Nach der Spülung mit der Reinigungslösung ist 20 min mit Wasser zu spülen.
3. *Referenzbereiche*

Kinder

Normalbereiche:

Kinder bis 7. Tag:	*S-alkalische Phosphatase = 3,92 bis 8,67 μmol/(s · l).*
Kinder 8. Tag—6. Monat:	*S-alkalische Phosphatase = 5,50 bis 12,5 μmol/(s · l).*
Kinder 7. Monat—12. Jahr:	*S-alkalische Phosphatase = 5,17 bis 11,8 μmol/(s · l).*
Mädchen (13—17 Jahre):	*S-alkalische Phosphatase = 3,44 bis 10,3 μmol/(s · l).*
Jungen (13—17 Jahre):	*S-alkalische Phosphatase = 4,07 bis 12,2 μmol/(s · l).*

Grenzbereiche:

Kinder bis 7. Tag:	*S-alkalische Phosphatase = 8,68 bis 12,0 μmol/(s · l).*
Kinder 8. Tag—6. Monat:	*S-alkalische Phosphatase = 12,6 bis 15,5 μmol/(s · l).*
Kinder 7. Monat—12. Jahr:	*S-alkalische Phosphatase = 11,9 bis 15,8 μmol/(s · l).*
Mädchen (13—17 Jahre):	*S-alkalische Phosphatase = 10,4 bis 12,2 μmol/(s · l).*
Jungen (13—17 Jahre):	*S-alkalische Phosphatase = 12,3 bis 14,1 μmol/(s · l).*

Erhöhte Bereiche:

Kinder bis 7. Tag:	*S-alkalische Phosphatase ≧ 12,1 µmol/(s · l).*
Kinder 8. Tag—6. Monat:	*S-alkalische Phosphatase ≧ 15,6 µmol/(s · l).*
Kinder 7. Monat—12. Jahr:	*S-alkalische Phosphatase ≧ 15,9 µmol/(s · l).*
Mädchen (13—17 Jahre):	*S-alkalische Phosphatase ≧ 12,3 µmol/(s · l).*
Jungen (13—17 Jahre):	*S-alkalische Phosphatase ≧ 14,2 µmol/(s · l).*

Erwachsene
Normalbereiche:

Frauen (18—44 Jahre):	*S-alkalische Phosphatase = 1,45 bis 2,79 µmol/(s · l).*
Frauen (45—64 Jahre):	*S-alkalische Phosphatase = 1,95 bis 3,64 µmol/(s · l).*
Männer (18—64 Jahre):	*S-alkalische Phosphatase = 1,95 bis 3,64 µmol/(s · l).*

Grenzbereiche:

Frauen (18—44 Jahre):	*S-alkalische Phosphatase = 2,80 bis 3,64 µmol/(s · l).*
Frauen (45—64 Jahre):	*S-alkalische Phosphatase = 3,65 bis 4,84 µmol/(s · l).*
Männer (18—64 Jahre):	*S-alkalische Phosphatase = 3,65 bis 4,84 µmol/(s · l).*

Erhöhte Bereiche:

Frauen (18—44 Jahre):	*S-alkalische Phosphatase ≧ 3,65 µmol/(s · l).*
Frauen (45—64 Jahre):	*S-alkalische Phosphatase ≧ 4,85 µmol/(s · l).*
Männer (18—64 Jahre):	*S-alkalische Phosphatase ≧ 4,85 µmol/(s · l).*

Vergleichsansätze:
Nichtschwangere: 200 µl Estradiol-VL* werden in ein mit Glasstopfen verschließbares Zentrifugenglas gegeben, das 20,0 mg Hydrochinon enthält, und zur Trockne eingedampft. Der trockene Rückstand wird, wie unter „Prüfansatz“ angegeben, behandelt. Der Fluoreszenzintensität des Ansatzes entspricht eine Konzentration von 0,734 Nanomol Estradiol je Ansatz.
Schwangere: 500 µl Estratriol-VL* werden in ein mit Glasstopfen verschließbares Zentrifugenglas gegeben, das 20,0 mg Hydrochinon enthält, und zur Trockne eingedampft. Der trockene Rückstand wird, wie unter „Prüfansatz“ angegeben, behandelt. Der Fluoreszenzintensität des Ansatzes entspricht eine Konzentration von 1,73 Nanomol Estratriol je Ansatz.

Berechnung

1. Nichtschwangere
   dU-estrogene Hormone, berechnet als Estradiol $= \frac{I \cdot a \cdot 0,2 \cdot 3,67}{I_v \cdot b}$ nmol
2. Schwangere
   dU-estrogene Hormone, berechnet als Estratriol $= \frac{I \cdot a \cdot 0,5 \cdot 20 \cdot 3,47}{I_v \cdot c \cdot 1000}$ µmol

I = Fluoreszenzintensität des Prüfansatzes.
I_v = Fluoreszenzintensität des Vergleichsansatzes.
a = 1500 ml bzw. Anzahl Milliliter des während 1 d ausgeschiedenen Urins, falls mehr als 1500 ml Urin ausgeschieden wurden.
b = 2,5 ml bzw. Anzahl Milliliter Urin je Prüfansatz.
c = 0,4 ml.

Bezugskurve

0,250, 0,500 und 2,50 ml Estradiol-VL* bzw. Estratriol-VL* werden jeweils mit besonders gereinigtem Ethanol zu 5,00 ml aufgefüllt. Je 1,00 ml dieser Lösungen wird, wie unter „Vergleichsansatz“ angegeben, behandelt. Den Fluoreszenzintensitäten dieser Ansätze entsprechen Konzentrationen von 0,18, 0,37 und 1,83 Nanomol estrogener Hormone, berechnet als Estradiol je Ansatz bzw. Konzentrationen von 0,17, 0,35 und 1,73 Nanomol estrogener Hormone, berechnet als Estratriol je Ansatz.

Hinweise

1. Die zur Durchführung der Bestimmung zu verwendenden Glasgeräte dürfen nicht mit Chromschwefelsäure gereinigt werden.

2. Die Ausscheidung an estrogenen Hormonen ist bei Frauen starken individuellen Schwankungen unterworfen. Sie schwankt bei nichtschwangeren Frauen zwischen 36,7 und 367 Nanomol, berechnet als Estradiol je Tag und zeigt im Verlauf des normalen Menstruationszyklus eine 2gipflige Kurve mit einem Maximum vor der Ovulation und einem 2., meist kleineren Maximum in der 2. Zyklushälfte.
Während der Schwangerschaft nimmt die Ausscheidung an estrogenen Hormonen kontinuierlich zu und beträgt kurz vor der Entbindung etwa 140 Mikromol, berechnet als Estratriol je Tag, wobei jedoch individuelle Schwankungen zwischen 70 Mikromol und 280 Mikromol je Tag möglich sind.
Während im Urin nichtschwangerer Frauen überwiegend Estradiol-17β und außerdem Estron und Estratriol ausgeschieden werden, besteht der überwiegende Anteil der von schwangeren Frauen ausgeschiedenen estrogenen Hormone aus Estratriol.

Bestimmung des Progesterons im Plasma oder im Serum

Methode I

Prinzip

Progesteron wird nach der Extraktion aus Serum radiometrisch nach dem radioimmunologischen Verfahren bestimmt, wobei Iod-125-Progesteron als Tracer und ein präzipitierendes Antiserum zur B/F-Trennung (Doppelantikörper-Methode) verwendet werden.

Untersuchungs- und Prüfmaterial

Prüfmaterial: Plasma oder Serum.
Das Prüfmaterial darf bei —18 °C oder einer Temperatur darunter aufbewahrt werden.

Prüflösung

200 µl Prüfmaterial und 2,00 ml Pentan oder Petroläther werden in ein 5-ml-Schliffreagenzglas gegeben. Das Reagenzglas wird dicht verschlossen und auf einer Schüttelmaschine in senkrechter Stellung bei mittlerer bis maximaler Frequenz 20 min geschüttelt. Anschließend wird das Reagenzglas bei —20 °C mindestens 30 min stehengelassen, bis die wäßrige Phase ausgefroren ist. Danach wird die überstehende Phase in ein 10-ml-Reagenzglas übergeführt und in einem Wasserbad von 35 bis 45 °C zur Trockne eingedampft.
Die ausgefrorene wäßrige Phase wird, wie vorstehend beschrieben, ein zweites Mal extrahiert.
Das Eindampfen beider Extrakte erfolgt im gleichen 10-ml-Reagenzglas.
Der trockene Rückstand wird in 200 µl Phosphat-Puffer (T) gelöst. Diese Lösung wird als Prüflösung verwendet.

Ausführung

Prüfansatz: 50 µl Prüflösung, 500 µl ^{125}I-Progesteron-RL (T) und 500 µl Anti-Progesteron-Antiserum-RL (T) werden in einem Teströhrchen gemischt. Die Mischung wird bei 20 °C ± 5 K über Nacht stehengelassen. Anschließend wird die Mischung bei einer $\overline{\text{RZB}}$ von mindestens 3000 mindestens 15 min zentrifugiert.
Die überstehende Lösung wird vorsichtig abgesaugt oder dekantiert. Zum Entfernen

anhaftender Flüssigkeitsreste nach dem Dekantieren wird das Röhrchen mit der Öffnung nach unten auf saugfähiges Material gestellt, oder es wird der Rand trockengewischt.
Anschließend wird über eine Zeit von mindestens 1 min die Radioaktivität des Prüfansatzes gemessen und daraus nach Nulleffektkorrektur die Impulsrate errechnet.
Leeransatz (Ansatz zur Bestimmung der unspezifischen Bindung): 50 µl Phosphat-Puffer (T), 500 µl ^{125}I-Progesteron-RL (T) und 500 µl Normal-Kaninchenserum-RL (T) werden in einem Teströhrchen gemischt. Die Mischung wird, wie unter „Prüfansatz" angegeben, behandelt.

Berechnung und Auswertung

Für den Prüfansatz wird der Mittelwert der Impulsraten der Zweifachbestimmung und aus diesem der B/B_0-Wert, angegeben in Prozent, wie folgt berechnet:

$$\frac{B}{B_0}(\%) = \frac{\bar{A}_P - \bar{A}_L}{\bar{A}_{B_1} - \bar{A}_L} \cdot 100$$

Dabei ist
$\bar{A}_P$ = Mittelwert der Impulsraten der Zweifachbestimmung des Prüfansatzes.
$\bar{A}_{B_1}$ = Mittelwert der Impulsraten der Dreifachbestimmung des Bezugsansatzes 1.
$\bar{A}_L$ = Mittelwert der Impulsraten der Zweifachbestimmung des Leeransatzes.

Die dem B/B_0-Wert entsprechende Progesteronkonzentration wird der Bezugskurve entnommen.

Bezugskurve

Bezugslösungen: Die Bezugslösungen werden durch Lösen der Inhalte der Flaschen Progesteron-VL (T) 1 bis 5 mit 500 µl Phosphat-Puffer (T) hergestellt.

Bezugslösung (BL)	Progesteron-VL (T)	Phosphat-Puffer (T)	Progesteron nmol/l
BL 1	—	Phosphat-Puffer (T)	0
BL 2	VL (T) 1	500 µl	1
BL 3	VL (T) 2	500 µl	3
BL 4	VL (T) 3	500 µl	8
BL 5	VL (T) 4	500 µl	20
BL 6	VL (T) 5	500 µl	60

Bezugsansätze: 50 µl BL 1, BL 2, BL 3, BL 4, BL 5 und BL 6 werden wie die Prüflösung behandelt.
Für jeden Bezugsansatz wird der Mittelwert der Impulsraten der Dreifachbestimmung und aus diesem der B/B_0-Wert des Bezugsansatzes, angegeben in Prozent, berechnet.
Zur Aufstellung der Bezugskurve werden die B/B_0-Werte der Bezugsansätze (Ordinate) gegen die den Bezugsansätzen entsprechenden Progesteronkonzentrationen (Abszisse) aufgetragen. Den B/B_0-Werten der Bezugsansätze 1 bis 6 entsprechen 0, 1, 3, 8, 20 und 60 Nanomol Progesteron je Liter Serum.

Hinweise

1. Als Teströhrchen sind Röhrchen aus Glas zu verwenden. Geeignet sind Rundbodengläser von 75 mm Höhe und 10 bis 11 mm Durchmesser mit einer Wanddicke von 0,8 bis 1,0 mm oder Gewindeflaschen von 51 bis 52 mm Höhe und 14 bis 15 mm Durchmesser mit flachem Boden.
2. Zur Extraktion kann statt der Schüttelmaschine ein Vibrationsmischer (Frequenz 2400/min, Dauer der Behandlung 20 s) verwendet werden.
3. Das Ausfrieren der wäßrigen Phase kann durch Einstellen des 10-ml-Reagenzglases in eine Mischung aus Trockeneis und Aceton erfolgen.
4. Zur Kontrolle der Effektivität der Extraktion (in Abhängigkeit von der verwendeten Schüttelmaschine) kann die bei der Herstellung der Prüflösung anfallende wäßrige Phase ein drittes Mal extrahiert werden.
   Die bei der dritten Extraktion erhaltene „Prüflösung" darf bei der Behandlung, wie unter „Prüfansatz" angegeben, höchstens 10 % der für den Prüfansatz ermittelten Progesteronkonzentration aufweisen.
5. Der durch das angegebene Extraktionsverfahren erreichbare Extraktionsgrad von 90 % wird nicht berücksichtigt.
6. Die Inkubationszeit (Stehenlassen über Nacht) kann, falls erforderlich, herabgesetzt werden, muß jedoch mindestens 2 h betragen. In diesem Fall ist auf strenge Zeitgleichheit für alle Ansätze zu achten, zusätzlich ist die Verwendung von 100 µl PEG-Lösung (Polyethylenglycol 6000, 20 g/100 g Lösung) als Präzipitationshilfsmittel erforderlich.
7. Bei der Prüfung von Schwangeren-Serum wird empfohlen, nur 100 µl Prüfmaterial zu extrahieren und 1,00 ml oder 2,00 ml Phosphat-Puffer (T) zur Herstellung der Prüflösung einzusetzen.
   Das Prüfergebnis ist dann mit 10 oder 20 zu multiplizieren.
8. Innerhalb einer Serie sind nur Bestandteile der gleichen Charge der Testpackung zu verwenden.
9. Testpackung: Progesteron-RIA.

10. *Referenzbereiche*

S-Progesteron:

	Zyklustag	nmol/l
normaler Zyklus	*5.*	*0,3 bis 2,7*
	10.	*1,0 bis 4,0*
	19. bis 24.	*11 bis 70*
anovulatorischer Zyklus	*5. bis 10.*	*0,3 bis 2,1*
	19. bis 24.	*1,1 bis 5,0*

Bestimmung des Progesterons im Plasma oder im Serum

Methode II

Prinzip

Progesteron wird nach der Extraktion aus Plasma oder Serum fotometrisch nach dem enzymimmunologischen Verfahren bestimmt, wobei ein Progesteron-Peroxidase-Konjugat als Tracer, ein präzipitierendes Antiserum zur Abtrennung des nicht gebundenen Tracers (Doppelantikörper-Methode) und o-Phenylendiamin als Chromogen verwendet werden.

Untersuchungs- und Prüfmaterial

Prüfmaterial: Plasma oder Serum.
Das Prüfmaterial darf bei —18 °C oder einer Temperatur darunter aufbewahrt werden.
Hämolytisches Plasma oder Serum ist zur Durchführung der Bestimmung ungeeignet.

Prüflösung

20,0 µl Prüfmaterial, 100 µl Wasser und 2,00 ml besonders gereinigter Petroläther werden in ein 10-ml-Schliffreagenzglas gegeben. Das Reagenzglas wird auf einer Schüttelmaschine in senkrechter Stellung bei mittlerer bis maximaler Frequenz 20 min geschüttelt. Anschließend wird das Reagenzglas bei —20 °C mindestens 30 min stehengelassen, bis die wäßrige Phase ausgefroren ist. Danach wird die überstehende Phase in ein 10-ml-Zentrifugenglas übergeführt und in einem Wasserbad von 35 bis 40 °C zur Trockne eingedampft. Der trockene Rückstand wird in 100 µl Phosphat-Puffer (T) gelöst.
Diese Lösung wird als Prüflösung verwendet.
Die Herstellung der Prüflösung ist als Zweifachansatz durchzuführen.

Ausführung

Die Bezugsansätze sind als Dreifachbestimmung, der Prüfansatz ist als Zweifachbestimmung durchzuführen.
Prüfansatz: Die Prüflösung wird mit 100 µl Anti-Progesteron-Antiserum-RL (T) versetzt. Die Mischung wird 30 min auf einer Schüttelmaschine mit einer Frequenz von

etwa 100/min geschüttelt. Anschließend werden 100 µl Progesteron-POD-RL (T) zugegeben. Nach dem Mischen wird das Glas mit Folie bedeckt und über Nacht bei 2 bis 8 °C aufbewahrt. Danach wird 1,00 ml Fällungs-RL (T) zugegeben, die Mischung wird 15 min bei 2 bis 8 °C stehengelassen und anschließend bei 0 bis 5 °C und einer $\overline{RZB}$ von 2000 20 min zentrifugiert. Die überstehende Lösung wird vorsichtig abgesaugt oder dekantiert. Zum Entfernen anhaftender Flüssigkeitsreste nach dem Dekantieren wird das Glas mit der Öffnung nach unten 20 bis maximal 40 min auf saugfähiges Material gestellt, oder es wird der Rand des Glases trockengewischt. Anschließend wird 1,00 ml Farb-RL (T) zugegeben und die Mischung bei 20 °C ± 5 K vor Licht geschützt 1 h stehengelassen.
Nach Zugabe von 100 µl Schwefelsäure (5 mol/l) wird die Extinktion der Lösung bei der Wellenlänge von 492 nm (489 bis 495 nm) in einer Schichtdicke von 10 mm gegen Wasser gemessen.

Berechnung und Auswertung

Für den Prüfansatz wird der Mittelwert der Extinktionen der Zweifachbestimmung und aus diesem der B/B_0-Wert, angegeben in Prozent, wie folgt berechnet:

$$\frac{B}{B_0}(\%) = \frac{\bar{E}_P - \bar{E}_{B_u}}{\bar{E}_{B_1} - \bar{E}_{B_u}} \cdot 100$$

Dabei ist

$\bar{E}_P$ = Mittelwert der Extinktionen der Zweifachbestimmung des Prüfansatzes.
$\bar{E}_{B_u}$ = Mittelwert der Extinktionen der Zweifachbestimmung des Kontrollversuchs 1.
$\bar{E}_{B_1}$ = Mittelwert der Extinktionen der Dreifachbestimmung des Bezugsansatzes 1.

Die dem B/B_0-Wert entsprechende Progesteronkonzentration wird der Bezugskurve entnommen.

Bezugskurve

Bezugslösungen: Die Bezugslösungen werden durch Mischen der nachfolgend angegebenen Volumen Progesteron-VL (T) oder Bezugslösung und Phosphat-Puffer (T) hergestellt.

Bezugslösung (BL)	Progesteron-VL (T) bzw. BL	Phosphat-Puffer (T) µl	fmol Progesteron/ 100 µl BL
BL 7	3,00 ml Progesteron-VL	—	1280
BL 6	500 µl BL 7	500	640
BL 5	500 µl BL 6	500	320
BL 4	500 µl BL 5	500	160
BL 3	500 µl BL 4	500	80
BL 2	500 µl BL 3	500	40
BL 1	—	Phosphat-Puffer (T)	0

Bezugsansätze: 100 µl BL 7, BL 6, BL 5, BL 4, BL 3, BL 2 und BL 1 werden, wie unter „Prüfansatz" angegeben, behandelt.
Für jeden Bezugsansatz wird der Mittelwert der Extinktionen der Dreifachbestimmung und aus diesem der B/B_0-Wert des Bezugsansatzes, angegeben in Prozent, berechnet.
Zur Aufstellung der Bezugskurve werden die B/B_0-Werte der Bezugsansätze (Ordinate) gegen die den Bezugsansätzen entsprechenden Progesteronkonzentrationen (Abszisse) aufgetragen. Den B/B_0-Werten der Bezugsansätze 1 bis 7 entsprechen 0, 2, 4, 8, 16, 32 und 64 Nanomol Progesteron je Liter Serum.

Kontrollversuche

Kontrollversuch 1 (Ansatz zur Bestimmung der unspezifischen Bindung B_u): 200 µl Phosphat-Puffer (T) und 100 µl Progesteron-POD-RL (T) werden gemischt. Die Mischung wird, wie unter „Prüfansatz" nach Zugabe von Progesteron-POD-RL (T) angegeben, weiterbehandelt.
Die ermittelte Extinktion darf höchstens 0,200 betragen.
Kontrollversuch 2 (Ansatz zur Kontrolle des Petroläthers): 2,00 ml besonders gereinigter Petroläther werden in einem 10-ml-Zentrifugenglas in einem Wasserbad von 35 bis 40 °C zur Trockne eingedampft. Der trockene Rückstand wird in 100 µl Phosphat-Puffer (T) gelöst. Diese Lösung wird wie die Prüflösung behandelt.
Die ermittelte Extinktion darf höchstens ±5% von der Extinktion des B_0-Werts abweichen.
Kontrollversuch 3 (Ansatz zur Kontrolle der Farb-RL (T)): 50 µl Phosphat-Puffer (T) und 1,00 ml Farb-RL (T) werden gemischt. Die Mischung wird, wie unter „Prüfansatz" nach Zugabe von Farb-RL (T) angegeben, weiterbehandelt.
Die ermittelte Extinktion darf höchstens 0,100 betragen.
Kontrollversuch 4 (Ansatz zur Bestimmung des Totalwerts): 50 µl Progesteron-POD-RL (T) und 1,00 ml Farb-RL (T) werden gemischt. Die Mischung wird, wie unter „Prüfansatz" nach Zugabe von Farb-RL (T) angegeben, weiterbehandelt.

Zur Berechnung wird vom Mittelwert der Extinktionen der Dreifachbestimmung der Mittelwert der Extinktionen der Zweifachbestimmung des Kontrollversuchs 3 subtrahiert und das erhaltene Ergebnis mit 2 multipliziert.
Der so erhaltene Totalwert muß zwischen 1,20 und 3,00 liegen.

Hinweise

1. Bei sehr niedrig erwarteten Progesteronkonzentrationen können 50 µl Prüfmaterial zur Extraktion eingesetzt werden. Das Prüfergebnis ist dann durch 2,5 zu dividieren.
2. Innerhalb einer Serie sind die Reagenzien für 50 Bestimmungen anzusetzen. Sollen mehr als 50 Bestimmungen in einer Serie durchgeführt werden, so sind die Reagenzlösungen gleicher Chargen vor der Verwendung zu vereinigen.
3. Das Ausfrieren der wäßrigen Phase kann durch Einstellen des 10-ml-Reagenzglases in eine Mischung aus Trockeneis und Aceton erfolgen.
4. Testpackung: Progesteron-EIA SSW.
5. *Referenzbereiche*
   P- oder S-Progesteron:

	Zyklustag	*nmol/l*
normaler Zyklus	*5.*	*0,3 bis 2,7*
	10.	*1,0 bis 4,0*
	19. bis 24.	*11 bis 70*
anovulatorischer Zyklus	*5. bis 10.*	*0,3 bis 2,1*
	19. bis 24.	*1,1 bis 5,0*

Bestimmung des Thyreotropins im Serum

Prinzip

Das Thyreotropin (TSH) wird radiometrisch nach dem radioimmunologischen Verfahren bestimmt, wobei Iod-125-TSH als Tracer und ein präzipitierendes Antiserum zur B/F-Trennung (Doppelantikörper-Methode) verwendet werden.

Untersuchungs- und Prüfmaterial

Prüfmaterial: Serum.
Das Prüfmaterial ist, wenn es nicht innerhalb 6 h zur Prüfung eingesetzt wird, bei —18 °C oder einer Temperatur darunter aufzubewahren.
Hämolytisches Serum ist zur Durchführung der Bestimmung ungeeignet.

Ausführung

Der Prüfansatz, die Bezugsansätze und der Leeransatz sind als Dreifachbestimmung durchzuführen.

Prüfansatz:
Variante I: 100 µl Serum und 100 µl Anti-TSH-Antiserum-RL (T) werden in ein Teströhrchen gegeben und gemischt. Die Mischung wird bei 20 °C ± 5 K 1 d stehengelassen. Danach werden 100 µl ^{125}I-TSH-RL (T) zugegeben, die Mischung wird bei 20 °C ± 5 K 16 bis 24 h stehengelassen. Anschließend werden 100 µl Präzipitations-RL (T) zugegeben, die Mischung wird bei 20 °C ± 5 K 16 bis 24 h stehengelassen.
Nach dieser Zeit wird 1,0 ml Präzipitatverfestiger zugegeben, die Mischung wird unmittelbar danach bei einer $\overline{\text{RZB}}$ von mindestens 2800 20 min zentrifugiert. Die überstehende Lösung wird vorsichtig abgesaugt oder dekantiert. Zum Entfernen anhaftender Flüssigkeitsreste nach dem Dekantieren wird das Röhrchen mit der Öffnung nach unten auf saugfähiges Material gestellt, oder es wird der Rand des Röhrchens trockengewischt.
Anschließend wird über eine Zeit von 2 min die Radioaktivität des Prüfansatzes gemessen und daraus nach Nulleffektkorrektur die Impulsrate errechnet.
Variante II: 100 µl Prüfmaterial und 100 µl Anti-TSH-Antiserum-RL* (T) werden in ein Teströhrchen gegeben und gemischt. Die Mischung wird bei 20 °C ± 5 K 3 d stehengelassen. Danach werden 100 µl ^{125}I-TSH-RL* (T) zugegeben, die Mischung

wird bei 20 °C ± 5 K 16 bis 24 h stehengelassen. Anschließend werden 100 µl Präzipitations-RL* (T) zugegeben, die Mischung wird bei 20 °C ± 5 K 16 bis 24 h stehengelassen.
Nach dieser Zeit wird 1,0 ml Präzipitatverfestiger zugegeben, die Mischung wird unmittelbar danach bei einer $\overline{\text{RZB}}$ von mindestens 2800 20 min zentrifugiert. Die überstehende Lösung wird vorsichtig abgesaugt oder dekantiert. Zum Entfernen anhaftender Flüssigkeitsreste nach dem Dekantieren wird das Röhrchen mit der Öffnung nach unten auf saugfähiges Material gestellt, oder es wird der Rand des Röhrchens trockengewischt.
Anschließend wird über eine Zeit von 4 min die Radioaktivität des Prüfansatzes gemessen und daraus nach Nulleffektkorrektur die Impulsrate errechnet.
Leeransatz: 100 µl BL 1 und 100 µl Phosphat-Puffer (T) werden in ein Teströhrchen gegeben und gemischt. Die Mischung wird, wie unter „Prüfansatz" nach Zugabe von Anti-TSH-Antiserum-RL (T) bzw. Anti-TSH-Antiserum-RL* (T) angegeben, nach der gleichen Variante wie der Prüfansatz weiterbehandelt.

Berechnung und Auswertung

Für den Prüfansatz wird der Mittelwert der Impulsraten der Dreifachbestimmung und daraus der B/B_0-Wert, angegeben in Prozent, wie folgt berechnet:

$$\frac{B}{B_0}(\%) = \frac{\bar{A}_P - \bar{A}_L}{\bar{A}_{B_1} - \bar{A}_L} \cdot 100$$

Dabei ist
$\bar{A}_P$ = Mittelwert der Impulsraten der Dreifachbestimmung des Prüfansatzes.
$\bar{A}_{B_1}$ = Mittelwert der Impulsraten der Dreifachbestimmung des Bezugsansatzes 1.
$\bar{A}_L$ = Mittelwert der Impulsraten der Dreifachbestimmung des Leeransatzes.

Die dem B/B_0-Wert entsprechende TSH-Konzentration wird der Bezugskurve entnommen.

Bezugskurve

Bezugslösungen: Die Bezugslösungen werden durch Mischen der nachfolgend angegebenen Volumen TSH-VL (T) bzw. Bezugslösungen und TSH-freie-Serum-RL (T) hergestellt.

Bezugsansätze: 100 µl BL 1, BL 2, BL 3, BL 4, BL 5, BL 6, BL 7 und BL 8 werden wie das Prüfmaterial nach der gleichen Variante wie der Prüfansatz behandelt.

Bezugslösung (BL)	TSH-VL (T) bzw. BL	TSH-freie-Serum-RL (T) µl	TSH mE/l
BL 8	1,00 ml TSH-VL (T)	—	25,0
BL 7	500 µl BL 8	500	12,5
BL 6	500 µl BL 7	500	6,25
BL 5	500 µl BL 6	500	3,12
BL 4	500 µl BL 5	500	1,56
BL 3	500 µl BL 4	500	0,78
BL 2	500 µl BL 3	500	0,39
BL 1	—	TSH-freie-Serum-RL (T)	0

Für jeden Bezugsansatz wird der Mittelwert der Impulsraten der Dreifachbestimmung und aus diesem der B/B_0-Wert des Bezugsansatzes, angegeben in Prozent, berechnet.
Zur Aufstellung der Bezugskurve werden die B/B_0-Werte der Bezugsansätze (Ordinate) gegen die den Bezugsansätzen entsprechenden TSH-Konzentrationen (Abszisse) aufgetragen.
Den B/B_0-Werten der Bezugsansätze 1 bis 8 entsprechen 0, 0,39, 0,78, 1,56, 3,12, 6,25, 12,5 und 25,0 Milli-Einheiten (mE) TSH je Liter Serum.

Hinweise

1. Die Teströhrchen sind beim Stehenlassen mit Folie abzudecken.
2. Die beiden Varianten unterscheiden sich in der erreichbaren Empfindlichkeit. Variante I ist vorzugsweise beim TSH/TRH-Test einzusetzen, Variante II bei der Bestimmung niedriger TSH-Basalwerte.
3. Die Testpackung ist nach Variante I für 200 Bestimmungen, nach Variante II für 300 Bestimmungen ausreichend.
4. Für gleiche Fragestellungen oder Wiederholungsuntersuchungen muß stets die gleiche Variante verwendet werden.
5. Mit steigender Empfindlichkeit werden die TSH-Werte, besonders im unteren Konzentrationsbereich, etwas niedriger gefunden.
6. Beim Arbeiten nach Variante I kann die Empfindlichkeit gesteigert werden, wenn der Ansatz nicht 1 d, sondern bis zu 3 d stehengelassen wird.
   Die Bezugslösung 2 kann in diesem Fall mit dem gleichen Volumen TSH-freie-Serum-RL (T) gemischt werden, um einen zusätzlichen Bezugskurvenpunkt zu erhalten.
7. Bei Seren mit einer erwarteten TSH-Konzentration oberhalb 25 mE/l kann das Prüfmaterial mit TSH-freiem Serum verdünnt werden. Der Verdünnungsfaktor ist bei der Berechnung des Prüfergebnisses zu berücksichtigen.

8. Testpackung: TSH-RIA.
9. *Referenzbereiche*
   S-Thyreotropin = 1,0 bis 5,0 mE/l.
   Dabei ist zu beachten, daß auch bei TSH-Konzentrationen unter 1,0 mE/l noch mit normalen TSH-Stimulationen durch TRH gerechnet werden muß.

Bestimmung des Wachstumshormons im Serum

Prinzip

Das Somatotropin/Wachstumshormon (STH/HGH) wird radiometrisch nach dem radioimmunologischen Verfahren bestimmt, wobei Iod-125-HGH als Tracer und ein immunoimmobilisiertes Präzipitationsreagenz zur B/F-Trennung (modifizierte Doppelantikörper-Methode) verwendet werden.

Untersuchungs- und Prüfmaterial

Prüfmaterial: Serum.
Das Prüfmaterial darf bei —18 °C oder einer Temperatur darunter aufbewahrt werden.
Hämolytisches Serum ist zur Durchführung der Bestimmung ungeeignet.

Ausführung

Der Prüfansatz, die Bezugsansätze und die Leeransätze sind als Dreifachbestimmung durchzuführen.
Prüfansatz: 100 µl Serum, 100 µl ^{125}I-HGH-RL (T) und 100 µl Anti-HGH-Antiserum-RL (T) werden in ein Teströhrchen gegeben und gemischt. Die Mischung wird bei 20 °C ± 5 K 20 bis 24 h stehengelassen. Danach werden 2,0 ml Präzipitations-RL (T) zugegeben, die Mischung wird bei 20 °C ± 5 K 60 bis 70 min stehengelassen. Anschließend wird die Mischung bei einer $\overline{\text{RZB}}$ von 7000 mindestens 15 min zentrifugiert. Die überstehende Lösung wird vorsichtig abgesaugt oder dekantiert. Zum Entfernen anhaftender Flüssigkeitsreste nach dem Dekantieren wird das Röhrchen mit der Öffnung nach unten auf saugfähiges Material gestellt, oder es wird der Rand des Röhrchens trockengewischt.
Anschließend wird über eine Zeit von mindestens 1 min die Radioaktivität des Prüfansatzes gemessen und daraus nach Nulleffektkorrektur die Impulsrate errechnet.
Leeransatz 1 (Ansatz zur Bestimmung der unspezifischen Bindung des Serums): 100 µl Prüfmaterial, 100 µl Puffer (T) und 100 µl ^{125}I-HGH-RL (T) werden in ein Teströhrchen gegeben und gemischt. Die Mischung wird, wie unter „Prüfansatz" nach Zugabe von Anti-HGH-Antiserum-RL (T) angegeben, weiterbehandelt.
Leeransatz 2 (Ansatz zur Bestimmung der unspezifischen Bindung der Bezugsansätze): Je 100 µl der Bezugslösungen 1 bis 7 werden gemischt. 100 µl dieser Mischung, 100 µl Puffer (T) und 100 µl ^{125}I-HGH-RL (T) werden in ein Teströhrchen gegeben und ge-

mischt. Die Mischung wird, wie unter „Prüfansatz“ nach Zugabe von Anti-HGH-Antiserum-RL (T) angegeben, weiterbehandelt.

Berechnung und Auswertung

Für den Prüfansatz und die Leeransätze 1 und 2 werden die Mittelwerte der Impulsraten der Dreifachbestimmung und aus diesen der B/B_0-Wert des Prüfansatzes, angegeben in Prozent, wie folgt berechnet:

$$\frac{B}{B_0}(\%) = \frac{\bar{A}_P - \bar{A}_{L_1}}{\bar{A}_{B_1} - \bar{A}_{L_2}} \cdot 100$$

Dabei ist

$\bar{A}_P$ = Mittelwert der Impulsraten der Dreifachbestimmung des Prüfansatzes.

$\bar{A}_{B_1}$ = Mittelwert der Impulsraten der Dreifachbestimmung des Bezugsansatzes 1.

$\bar{A}_{L_1}$; $\bar{A}_{L_2}$ = Mittelwert der Impulsraten der Dreifachbestimmung des Leeransatzes 1 bzw. des Leeransatzes 2.

Die dem B/B_0-Wert entsprechende HGH-Konzentration wird der Bezugskurve entnommen.

Bezugskurve

Bezugslösungen: Die Bezugslösungen werden durch Mischen der nachfolgend angegebenen Volumen HGH-VL (T) oder Bezugslösung und Puffer (T) hergestellt.

Bezugs-lösung (BL)	HGH-VL (T) bzw. BL	Puffer (T) µl	HGH nmol/l
BL 7	1,00 ml HGH-VL (T)	—	1,6
BL 6	500 µl BL 7	500	0,8
BL 5	500 µl BL 6	500	0,4
BL 4	500 µl BL 5	500	0,2
BL 3	500 µl BL 4	500	0,1
BL 2	500 µl BL 3	500	0,05
BL 1	—	Puffer (T)	0

Bezugsansätze: 100 µl BL 1, BL 2, BL 3, BL 4, BL 5, BL 6 und BL 7 werden wie das Prüfmaterial behandelt.

Für jeden Bezugsansatz wird der Mittelwert der Impulsraten der Dreifachbestimmung und aus diesem der B/B_0-Wert des Bezugsansatzes, angegeben in Prozent, berechnet.
Zur Aufstellung der Bezugskurve werden die B/B_0-Werte der Bezugsansätze (Ordinate) gegen die den Bezugsansätzen entsprechenden HGH-Konzentrationen (Abszisse) aufgetragen.
Den B/B_0-Werten der Bezugsansätze 1 bis 7 entsprechen 0, 0,05, 0,1, 0,2, 0,4, 0,8 und 1,6 Nanomol HGH je Liter Serum.

Hinweise

1. Als Teströhrchen sind 4-ml-Polystyrenröhrchen oder Glasröhrchen mit gleichmäßiger Wand- und Bodenstärke geeignet.
2. Ein Verschließen der Teströhrchen beim mehrstündigen Stehenlassen ist nicht erforderlich, es genügt Abdecken mit Folie.
3. Testpackung: HGH-RIA.
4. *Referenzbereiche*
   S-HGH:
   Frauen: 0 bis 0,500 nmol/l.
   Männer: 0 bis 0,400 nmol/l.

Bestimmung des Bleis im Blut

(Atomabsorptionsspektrofotometrie)

Prinzip

Das Blei wird durch einen hämolysierenden Emulgator (Triton X-100) und einen Chelatkomplexbildner (Natrium-diethyldithiocarbamat) von den Erythrozyten getrennt. Der entstandene, in wäßrigem Milieu schwerlösliche Blei-Chelat-Komplex wird mit Essigsäurebutylester extrahiert und die Phasentrennung durch Zentrifugieren beschleunigt. Die Bestimmung des Bleis erfolgt direkt aus dem Überstand durch Atomabsorption in der Flamme.

Untersuchungs- und Prüfmaterial

Untersuchungsmaterial: Heparinisiertes Blut.
Das Blut ist dem liegenden Patienten aus der ungestauten Vene möglichst zwischen 7 und 9 Uhr zu entnehmen.
Zur Blutentnahme werden die Glasspritze und das Transportgefäß vor der Verwendung heparinisiert. Zur Heparinisierung werden Glasspritze und Transportgefäß mit Heparin-RL* gefüllt und nach Entfernung der Heparin-RL* vor Staub geschützt unterhalb 55 °C getrocknet.
Prüfmaterial: Heparinisiertes Blut.
5,0 ml heparinisiertes Blut wird im Transportgefäß durch Schütteln homogenisiert und verschlossen versandt oder aufbewahrt.
Das Prüfmaterial darf 3 d, bei 2 bis 8 °C 7 d und bei —20 °C 1 Jahr aufbewahrt werden.

Prüflösung

2,00 ml heparinisiertes Blut werden in einem 10-ml-Polyethylen- oder Glaszentrifugenröhrchen mit 500 µl Triton-X-100-Lösung (50,0 ml/1,000 l), 500 µl Natriumdiethyldithiocarbamat-RL und 2,00 ml Essigsäurebutylester, wassergesättigt, versetzt. Das mit einem Polyethylenstopfen verschlossene Zentrifugenröhrchen ist 2 min intensiv zu schütteln. Innerhalb 15 min nach dem Schütteln ist der Inhalt des verschlossenen Zentrifugenröhrchens bei einer $\overline{RZB}$ von 3000 3 min zu zentrifugieren. Der klare Überstand wird ohne vorherige Abtrennung direkt als Prüflösung verwendet.

Ausführung

Die Bestimmung wird, wie unter „Prüfmethoden, AAS-Bestimmungen“ angegeben, durchgeführt.
Leeransatz: 2,00 ml Wasser werden bis auf die Zugabe von Triton-X-100-Lösung (50,0 ml/1,000 l), wie das Prüfmaterial unter „Prüflösung“ beschrieben, behandelt.

Die in dem Abschnitt „Geräteeinstellung“ angegebenen Hinweise bzw. Einstellgrößen haben bis auf die Angaben unter „Wellenlänge, Spaltbreite, Lampenstromstärke, Zeitkonstante, Strahlengang und Oxidans“ orientierenden Charakter bzw. sind Orientierungsgrößen. Ihre optimale Einstellung sowie die optimale Einstellung der gemäß den orientierenden Hinweisen zu ermittelnden Parameter erfolgt gemäß „Prüfmethoden, AAS-Bestimmungen“ bzw. entsprechend der Gebrauchsanleitung des Herstellers.

Geräteeinstellung

Wellenlänge:	283,3 nm
Spaltbreite:	0,20 mm
Lampenstromstärke:	5 mA
Zeitkonstante:	1
Strahlengang:	3fach
Verstärker und SEV:	Die Nullpunkteinstellung erfolgt gemäß den Hinweisen in der Gebrauchsanleitung. Sie ist von anderen Einstellgrößen (Spaltbreite, Lampenstrom) abhängig. In der Regel liegen SEV- und Verstärkerstufen im Mittel um 2 Stufen auseinander.
Filter:	keine
Brennerart:	Dreischlitzbrenner 50 mm
Brennerstellung:	Justierung erfolgt wie unter „Prüfmethoden, AAS-Bestimmungen“ beschrieben.
Oxidans: AAS 1:	Einstellung des Luftdurchsatzes erfolgt gemäß Zerstäuberprüfschein.
AAS 1N:	Bei einem Druck von 102 kPa wird ein Luftdurchsatz von 500 l/h am Strömungsmesser eingestellt.
Acetylen:	50 bis 70 l/h (gerade entleuchtete Flamme bei Zerstäubung von Essigsäurebutylester, wassergesättigt).
Meßbereich:	90 bis 100

Auswertung

Die Peakhöhen werden aus der Schreiberaufzeichnung in Millimeter abgelesen. Die den mit der Peakhöhe des Leeransatzes korrigierten Peakhöhen entsprechenden Konzentrationen sind der Bezugskurve zu entnehmen.

Bei Verwendung des TEC 1 werden die Transmissionswerte mit denen des Leeransatzes korrigiert und die entsprechenden Konzentrationen der Bezugskurve entnommen.

Bezugskurve

1,00, 2,00, 4,00, 6,00 und 8,00 ml Blei-VL* werden jeweils mit Wasser zu 100,00 ml aufgefüllt. Je 2,00 ml dieser Lösungen werden bis auf die Zugabe von Triton-X-100-Lösung (50,0 ml/1,000 l), wie das Prüfmaterial unter „Prüflösung" beschrieben, behandelt.
Der klare Überstand wird direkt dem Zerstäuber zugeführt. Den mit dem Leeransatz korrigierten Peakhöhen der Schreiberaufzeichnung bzw. den Transmissionswerten am TEC 1 entsprechen Konzentrationen von 1, 2, 4, 6 und 8 Mikromol Blei je Liter Blut.
Kontrolle der Stabilität: Bezugslösung 2 (2 µmol/l)
Bezugslösung 4 (6 µmol/l)

Hinweise

1. Die in der Prüfmethode eingesetzte Triton-X-100-Lösung (50,0 ml/1,000 l) darf eine Konzentration von 0,1 Mikromol Blei je Liter und der zur Extraktion verwandte Essigsäurebutylester eine Konzentration von 0,05 Mikromol Blei je Liter nicht überschreiten.
2. Vor jeder Meßserie sind 10 ml Essigsäurebutylester bei entferntem Zerstäuber in das Zerstäubergefäß zu gießen, wodurch die Vorzerstäubungszeit (Gleichgewichtseinstellung) auf wenige Minuten verkürzt wird.
3. Zerstäuber mit Bleidichtungen oder Punktionskanülen mit eingelötetem Konus dürfen nicht verwendet werden.
4. Blut mit Fäulnisgeruch oder Gerinnselbildung ist zur Durchführung der Bestimmung ungeeignet.
5. Die Blutentnahme soll direkt in das Transportgefäß erfolgen.
6. Ansaugschläuche aus Polyethylen oder Polytetrafluorethylen für den Zerstäuber, die mit einem Silikonschlauch dicht an die Zerstäuberkanüle adaptiert werden können, sind für die Bestimmung geeignet.
   Zur besseren Handhabung wird an das freie Ende des Schlauchs eine ca. 100 mm lange Glaskapillare (z. B. Astrupkapillare) angeschlossen.
7. Die Reinigung aller Gefäße und Pipetten erfolgt durch mehrstündiges Einlegen in Salpetersäure (4 mol/l) und 2maliges Spülen mit Wasser.
8. *Referenzbereiche und Bewertung*
   Normalbereich: B-Blei = 0,2 bis 1,5 µmol/l.
   Der Normalbereich ist bei nichtberuflicher Belastung von den ökologischen Bedingungen der jeweiligen Population abhängig.
   Der Grenzwert für beruflich Exponierte beträgt 3,4 Mikromol Blei je Liter Blut.

Gerinnungsfaktoren

Allgemeines

Ausführung

Die Bestimmung der Aktivität der Gerinnungsfaktoren ist jeweils als Zweifachbestimmung durchzuführen. Dabei sind jeweils 2 Verdünnungen anzusetzen, nicht aber 2 Bestimmungen aus einer Verdünnung durchzuführen.
Die Bestimmung der Aktivität des Gerinnungsfaktors VIII ist innerhalb 2 h, die der Gerinnungsfaktoren II, V, IX und X sind innerhalb 3 h, gerechnet vom Zeitpunkt der Blutentnahme, durchzuführen.
Liegt die Gerinnungszeit eines zu prüfenden Plasmas unterhalb des Bereichs der jeweiligen Bezugskurve, so ist bei Bestimmungen nach den Methoden I 1 Volumenteil Plasma mit 19 Volumenteilen des jeweiligen Puffers zu mischen. Die Bestimmung ist mit 100 µl dieser Verdünnung zu wiederholen und das daraus resultierende Ergebnis mit 2 zu multiplizieren. Bei Bestimmungen nach den Methoden II ist 1 Volumenteil Plasma mit 19 bzw. 39 Volumenteilen Barbital-Natrium-Puffer II zu mischen, die Bestimmung mit 100 µl dieser Verdünnung zu wiederholen und das daraus resultierende Ergebnis mit 2 zu multiplizieren.
Liegt auch die so ermittelte Gerinnungszeit noch unterhalb des Bereichs der jeweiligen Bezugskurve, so ist als Prüfergebnis anzugeben: Aktivität des jeweiligen Gerinnungsfaktors >200%.

Bezugskurven

Plasma von mindestens 10 gesunden Spendern wird, wie unter „Allgemeines, Herstellung von Normalplasma" beschrieben, gewonnen und sofort weiterverarbeitet.

Reagenzglas	Volumenteile				% Aktivität der Gerinnungsfaktoren
	Normalplasma	Puffer			
		Methode I	Methode II		
			F. II, V, X	F. VIII, IX	
1	1	9	19	9	100
2	1	19	39	19	50
3	1	39	79	39	25
4	1	99	199	99	10
5	1	199	399	199	5

In 5 Reagenzgläsern werden aus Normalplasma mit dem jeweiligen Puffer die in der vorstehenden Tabelle angegebenen Verdünnungen hergestellt, denen jeweils eine ebenfalls angegebene prozentuale Aktivität der Gerinnungsfaktoren entspricht.

Gerinnungsfaktoren II, V, X: Barbital-Natrium-Puffer II (Methoden I und II)
Gerinnungsfaktoren VIII, IX: Imidazol-Puffer (T) (Methoden I)
Barbital-Natrium-Puffer II (Methoden II)

Unmittelbar nach dem Mischen wird die Gerinnungszeit jeder Verdünnung, wie in der jeweiligen Prüfmethode angegeben, bestimmt. Die gemittelten Zeiten werden auf einfachlogarithmischem (Gerinnungsfaktoren VIII, IX) bzw. doppeltlogarithmischem Papier (Gerinnungsfaktoren II, V, X) über den entsprechenden Aktivitäten des jeweiligen Gerinnungsfaktors, angegeben in Prozent, aufgetragen.
Die jeweilige Bezugskurve wird durch diese Punkte gelegt.

Qualitätskontrolle

Methoden I: Die Qualitätskontrolle ist mit dem der jeweiligen Testpackung beigefügten Kontrollmaterial durchzuführen.
Methoden II: Die Qualitätskontrolle ist mit Standard-Human-Plasma durchzuführen. Für die Kontrolle im Normalbereich ist 1 Volumenteil Standard-Human-Plasma mit 9 bzw. 19 Volumenteilen Barbital-Natrium-Puffer II zu mischen.
Für die Kontrolle im erniedrigten Bereich ist 1 Volumenteil Standard-Human-Plasma mit 39 bzw. 79 Volumenteilen Barbital-Natrium-Puffer II zu mischen.

Bestimmung mit dem Koagulationszeitmeßgerät KZM-1

Die Bestimmung der Aktivität der Gerinnungsfaktoren mit dem Koagulationszeitmeßgerät KZM-1 wird mit den gleichen Reagenzlösungen, wie in der jeweiligen Prüfmethode angegeben, durchgeführt.
Geräteeinstellung:

Gerinnungsfaktoren	Betriebsart	Meßzeitverzögerung
II, V, X	3	7,5 s
VIII, IX	3	30 s

Bestimmung der Aktivität des Gerinnungsfaktors II im Plasma

Methode II

Prinzip

Verdünntes Plasma wird in Gegenwart von Thrombokinase und der für den Gerinnungsablauf im exogenen System erforderlichen Gerinnungsfaktoren — ausgenommen Faktor II — durch Recalcifizierung zur Gerinnung gebracht. Die Zeit bis zur Gerinnung wird gemessen und in Prozent, bezogen auf die Gerinnungszeit von Normalplasma, angegeben.

Prüfmaterial

Als Prüfmaterial ist thrombozytenarmes Plasma zu verwenden.

Ausführung

In ein in einem Wasserbad von 37,0 °C befindliches Reagenzglas werden 100 µl Gerinnungsfaktor-II-Mangelplasma-RL (T) und 100 µl einer Mischung aus 100 µl thrombozytenarmem Plasma und 1,90 ml Barbital-Natrium-Puffer II gegeben. Nach 1 min wird die Mischung mit 200 µl auf 37,0 °C vorgewärmter Thrombokinase-Calciumchlorid-RL* versetzt und gleichzeitig die Zeitmessung mit der Stoppuhr begonnen.
Der Gerinnungseintritt wird mit der Häkchenmethode ermittelt.

Auswertung

Aus den gestoppten Zeiten der 2 Bestimmungen des jeweiligen Plasmas wird der Mittelwert gebildet und die dieser gemittelten Zeit entsprechende Aktivität des Gerinnungsfaktors II, angegeben in Prozent, der Bezugskurve entnommen.

Bezugskurve

Die Bezugskurve wird, wie unter „Gerinnungsfaktoren, Allgemeines“ angegeben, aufgestellt.

Hinweise

1. Testpackung: Gerinnungsfaktor II-Mangelplasma.
2. *Referenzbereiche*
   Normalbereich: P-Gerinnungsfaktor II (Aktivität) = 70 bis 120%.

Bestimmung der Aktivität des Gerinnungsfaktors V im Plasma

Methode II

Prinzip

Verdünntes Plasma wird in Gegenwart von Thrombokinase und der für den Gerinnungsablauf im exogenen System erforderlichen Gerinnungsfaktoren — ausgenommen Faktor V — durch Recalcifizierung zur Gerinnung gebracht.
Die Zeit bis zur Gerinnung wird gemessen und in Prozent, bezogen auf die Gerinnungszeit von Normalplasma, angegeben.

Prüfmaterial

Als Prüfmaterial ist thrombozytenarmes Plasma zu verwenden.

Ausführung

In ein in einem Wasserbad von 37,0 °C befindliches Reagenzglas werden 100 µl Gerinnungsfaktor-V-Mangelplasma-RL (T) und 100 µl einer Mischung aus 100 µl thrombozytenarmem Plasma und 1,90 ml Barbital-Natrium-Puffer II gemischt. Nach 1 min wird die Mischung mit 200 µl auf 37,0 °C vorgewärmter Thrombokinase-Calciumchlorid-RL* versetzt und gleichzeitig die Zeitmessung mit der Stoppuhr begonnen. Der Gerinnungseintritt wird mit der Häkchenmethode ermittelt.

Auswertung

Aus den gestoppten Zeiten der 2 Bestimmungen des jeweiligen Plasmas wird der Mittelwert gebildet und die dieser gemittelten Zeit entsprechende Aktivität des Gerinnungsfaktors V, angegeben in Prozent, der Bezugskurve entnommen.

Bezugskurve

Die Bezugskurve wird, wie unter „Gerinnungsfaktoren, Allgemeines“ angegeben, aufgestellt.

Hinweise

1. Testpackung: Gerinnungsfaktor V-Mangelplasma.
2. *Referenzbereiche*
   Normalbereich: P-Gerinnungsfaktor V (Aktivität) = 70 bis 120%.

Bestimmung der Aktivität des Gerinnungsfaktors VIII im Plasma

Methode II

Prinzip

Verdünntes Plasma wird in Gegenwart von Cephalin, Kaolin und der für den Gerinnungsablauf im endogenen System erforderlichen Gerinnungsfaktoren — ausgenommen Faktor VIII — durch Recalcifizierung zur Gerinnung gebracht. Die Zeit bis zur Gerinnung wird gemessen und in Prozent, bezogen auf die Gerinnungszeit von Normalplasma, angegeben.

Prüfmaterial

Als Prüfmaterial ist thrombozytenarmes Plasma zu verwenden.

Ausführung

In ein in einem Wasserbad von 37,0 °C befindliches Reagenzglas werden 100 µl Gerinnungsfaktor-VIII-Mangelplasma-RL (T), 100 µl einer Mischung aus 100 µl thrombozytenarmem Plasma und 900 µl Barbital-Natrium-Puffer II, und 100 µl PTT-Kaolin-RL gegeben. Die Mischung wird unter gelegentlichem Schütteln 6 min in dem Wasserbad von 37,0 °C stehengelassen und danach mit 100 µl auf 37,0 °C vorgewärmter Calciumchloridlösung (25 mmol/l) versetzt. Gleichzeitig wird die Zeitmessung mit der Stoppuhr begonnen. Der Gerinnungseintritt wird mit der Häkchenmethode ermittelt.

Auswertung

Aus den gestoppten Zeiten der 2 Bestimmungen des jeweiligen Plasmas wird der Mittelwert gebildet und die dieser gemittelten Zeit entsprechende Aktivität des Gerinnungsfaktors VIII, angegeben in Prozent, der Bezugskurve entnommen.

Bezugskurve

Die Bezugskurve wird, wie unter „Gerinnungsfaktoren, Allgemeines“ angegeben, aufgestellt.

Hinweise

1. Testpackung: Gerinnungsfaktor VIII-Mangelplasma.
2. *Referenzbereiche*
   Normalbereich: P-Gerinnungsfaktor VIII (Aktivität) = 70 bis 200%.

Bestimmung der Aktivität des Gerinnungsfaktors IX im Plasma

Methode II

Prinzip

Verdünntes Plasma wird in Gegenwart von Cephalin, Kaolin und der für den Gerinnungsablauf im endogenen System erforderlichen Gerinnungsfaktoren — ausgenommen Faktor IX — durch Recalcifizierung zur Gerinnung gebracht. Die Zeit bis zur Gerinnung wird gemessen und in Prozent, bezogen auf die Gerinnungszeit von Normalplasma, angegeben.

Prüfmaterial

Als Prüfmaterial ist thrombozytenarmes Plasma zu verwenden.

Ausführung

In ein in einem Wasserbad von 37,0 °C befindliches Reagenzglas werden 100 µl Gerinnungsfaktor-IX-Mangelplasma-RL (T), 100 µl einer Mischung aus 100 µl thrombozytenarmem Plasma und 900 µl Barbital-Natrium-Puffer II, und 100 µl PTT-Kaolin-RL gegeben. Die Mischung wird unter gelegentlichem Schütteln 6 min in dem Wasserbad bei 37,0 °C stehengelassen und danach mit 100 µl auf 37,0 °C vorgewärmter Calciumchloridlösung (25 mmol/l) versetzt. Gleichzeitig wird die Zeitmessung mit der Stoppuhr begonnen.
Der Gerinnungseintritt wird mit der Häkchenmethode ermittelt.

Auswertung

Aus den gestoppten Zeiten der 2 Bestimmungen des jeweiligen Plasmas wird der Mittelwert gebildet und die dieser gemittelten Zeit entsprechende Aktivität des Gerinnungsfaktors IX, angegeben in Prozent, der Bezugskurve entnommen.

Bezugskurve

Die Bezugskurve wird, wie unter „Gerinnungsfaktoren, Allgemeines“ angegeben, aufgestellt.

Hinweise

1. Testpackung: Gerinnungsfaktor IX-Mangelplasma.
2. *Referenzbereiche*
   Normalbereich: P-Gerinnungsfaktor IX (Aktivität) = 70 bis 200 %.

Bestimmung der Aktivität des Gerinnungsfaktors X im Plasma

Methode II

Prinzip

Verdünntes Plasma wird in Gegenwart von Thrombokinase und der für den Gerinnungsablauf im exogenen System erforderlichen Gerinnungsfaktoren — ausgenommen Faktor X — durch Recalcifizierung zur Gerinnung gebracht. Die Zeit bis zur Gerinnung wird gemessen und in Prozent, bezogen auf die Gerinnungszeit von Normalplasma, angegeben.

Prüfmaterial

Als Prüfmaterial ist thrombozytenarmes Plasma zu verwenden.

Ausführung

In ein in einem Wasserbad von 37,0 °C befindliches Reagenzglas werden 100 µl Gerinnungsfaktor-X-Mangelplasma-RL (T) und 100 µl einer Mischung aus 100 µl thrombozytenarmem Plasma und 1,90 ml Barbital-Natrium-Puffer II gegeben. Nach 1 min wird die Mischung mit 200 µl auf 37,0 °C vorgewärmter Thrombokinase-Calciumchlorid-RL* versetzt und gleichzeitig die Zeitmessung mit der Stoppuhr begonnen. Der Gerinnungseintritt wird mit der Häkchenmethode ermittelt.

Auswertung

Aus den gestoppten Zeiten der 2 Bestimmungen des jeweiligen Plasmas wird der Mittelwert gebildet und die dieser gemittelten Zeit entsprechende Aktivität des Gerinnungsfaktors X, angegeben in Prozent, der Bezugskurve entnommen.

Bezugskurve

Die Bezugskurve wird, wie unter „Gerinnungsfaktoren, Allgemeines“ angegeben, aufgestellt.

Hinweise

1. Testpackung: Gerinnungsfaktor X-Mangelplasma.
2. *Referenzbereiche*
   Normalbereich: P-Gerinnungsfaktor X (Aktivität) = 70 bis 120%.

Bestimmung des Hepato-Quick-Werts im Blut oder im Plasma

Prinzip

Blut oder Plasma wird mit Hepato-Quick-Reagens versetzt. Danach wird durch den Zusatz von Calciumchlorid die Gerinnung ausgelöst. Die Zeit bis zur Gerinnung wird gemessen und der dieser Zeit entsprechende Hepato-Quick-Wert in Prozent angegeben.
Hepato-Quick-Reagens ist besonders empfindlich gegenüber Aktivitätsveränderungen der Gerinnungsfaktoren II, VII und X, jedoch unempfindlich gegenüber Gerinnungsfaktor V sowie Fibrinogen und Heparin.

Prüfmaterial

Kapillar-Citratblut oder thrombozytenarmes Plasma.
Kapillar-Citratblut: In ein Reagenzglas, das 100 µl Citrat-Puffer enthält, werden 20,0 µl Kapillarblut gegeben.
Kapillar-Citratblut darf bei 2 bis 8 °C 1 d aufbewahrt werden. Thrombozytenarmes Plasma darf bei 2 bis 8 °C 2 d aufbewahrt werden.

Ausführung

a) 120 µl Kapillar-Citratblut werden in ein Reagenzglas gegeben und mit 200 µl Hepato-Quick-RL (T) gemischt. Die Mischung wird in ein Wasserbad von 37,0 °C gestellt und dort nach 1 min mit 100 µl auf 37,0 °C erwärmter Calciumchloridlösung (10 mmol/l) versetzt, wobei gleichzeitig die Zeitmessung mit der Stoppuhr begonnen wird.
Der Gerinnungseintritt wird mit der Häkchenmethode ermittelt.

b) 1 Volumenteil thrombozytenarmes Plasma und 10 Volumenteile Barbital-Natrium-Puffer II werden gemischt. Unmittelbar danach werden 100 µl dieser Mischung in ein Reagenzglas gegeben und mit 200 µl Hepato-Quick-RL (T) gemischt. Die Mischung wird in ein Wasserbad von 37,0 °C gestellt und dort nach 2 min mit 100 µl auf 37,0 °C erwärmter Calciumchloridlösung (10 mmol/l) versetzt, wobei gleichzeitig die Zeitmessung mit der Stoppuhr begonnen wird.
Der Gerinnungseintritt wird mit der Häkchenmethode ermittelt.

Auswertung

Aus den gestoppten Zeiten der Zweifachbestimmungen des jeweiligen Plasmas bzw. Kapillarbluts wird der Mittelwert gebildet und der dieser gemittelten Zeit entsprechende

Hepato-Quick-Wert, angegeben in Prozent, der entsprechenden Wertetabelle entnommen.

Hinweise

1. Testpackung: Gerinnungs-Diagnostica Hepato Quick.
2. *Referenzbereiche*
   Normalbereich: B- oder P-Hepato-Quick-Wert = 70 bis 130%.

Bestimmung der Thrombozytenaggregation

Prinzip

Zu thrombozytenreichem Plasma werden als aggregationsauslösende Substanzen (Induktoren) Adenosin-5'-diphosphat, Ristomycin A oder Kollagen gegeben. Die Geschwindigkeit und das Ausmaß der Thrombozytenaggregation sowie die Desaggregation werden ermittelt.

Untersuchungs- und Prüfmaterial

Untersuchungsmaterial: Citratblut.
Zur Aufnahme des Venenbluts sind silikonisierte Röhrchen zu verwenden.

Prüfmaterial: Eingestelltes thrombozytenreiches Plasma.
Thrombozytenreiches Plasma, zentrifugiert oder sedimentiert, wird, wie unter „Allgemeines, Untersuchungs- und Prüfmaterial" beschrieben, hergestellt. In dem so gewonnenen Plasma wird die Thrombozytenzahl, wie unter „Zytomorphologische Prüfmethoden, Zählung der Thrombozyten im Blut" beschrieben, ermittelt.
Anschließend wird das thrombozytenreiche Plasma mit aus dem gleichen Citratblut gewonnenen thrombozytenarmen Plasma so verdünnt, daß eine Thrombozytenzahl von 200 ± 20 Gpt/l erreicht wird.
Eingestelltes thrombozytenreiches Plasma ist bei 20 °C ± 5 K in verschlossenen silikonisierten Röhrchen aufzubewahren und frühestens 1 h, spätestens 3 h, gerechnet vom Zeitpunkt der Blutentnahme, zur Durchführung der Bestimmung zu verwenden.

Ausführung

Geräteeinstellung
KZM-1:
Betriebsart: 6
Rührer: Rührnadel 23 mm Eintauchtiefe
Rührgeschwindigkeit 1000 U/min
Schreiber:
range ist so zu wählen, daß die Differenz der Schreiberausschläge zwischen Prüfansatz und Leeransatz mindestens 100 mm beträgt.
Papiervorschub: 10 mm/min

Messung der Aggregation

Leeransatz: 500 µl thrombozytenarmes Plasma werden in ein Polystyrenröhrchen gegeben und 3 min bei 37,0 °C stehengelassen. Danach wird das Röhrchen in das Meßloch des KZM-1 eingesetzt.
Nach Nullpunktkorrektur durch Drücken der grünen Taste am KZM-1 erfolgt über 1 min die Registrierung der Nullinie.

Prüfansatz: 500 µl eingestelltes thrombozytenreiches Plasma werden in ein Polystyrenröhrchen gegeben und 3 min bei 37,0 °C stehengelassen. Danach wird das Röhrchen in das Meßloch des KZM-1 eingesetzt und anschließend der Rührer in die Probe eingetaucht. Unter Rühren wird die Extinktion 5 min aufgezeichnet. Anschließend wird mittels einer Kolbenhubpipette das jeweilige Volumen der Induktorlösung zugegeben; während der Zugabe wird der Rührer kurzzeitig abgeschaltet. Danach wird unter Rühren die Extinktion 15 min aufgezeichnet.
Es werden 3 Prüfansätze gemessen; als jeweilige Induktorlösung werden zugegeben:
20,0 µl ADP-RL (Konzentration im Prüfansatz: 4,81 µmol/l).
50,0 µl Aggristin-RL (T) (Konzentration im Prüfansatz: 1,36 g/l).
20,0 µl Kollagen-RL(T) (Konzentration im Prüfansatz: 3,85 mg/l).

Auswertung

Die Aggregationsgeschwindigkeit, die Maximalaggregation und die Desaggregation werden ermittelt (s. Abb.).

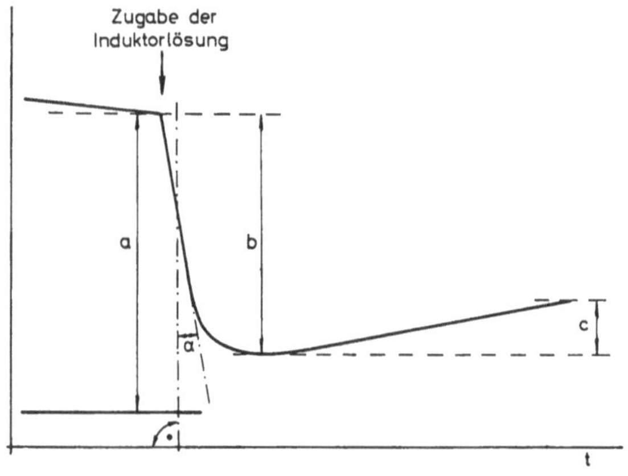

a = Differenz zwischen der Extinktion des Leeransatzes und der Extinktion des Prüfansatzes zum Zeitpunkt der Induktorzugabe.
b = Differenz zwischen der Extinktion des Prüfansatzes zum Zeitpunkt der Induktorzugabe und der maximalen Extinktionsabnahme des Prüfansatzes.
c = Differenz zwischen der Extinktion des Prüfansatzes 15 min nach Induktorzugabe und der maximalen Extinktionsabnahme des Prüfansatzes.

Aggregationsgeschwindigkeit = α (Winkelgrad)

$$\text{Maximalaggregation} = \frac{b}{a}$$

$$\text{Desaggregation} = \frac{c}{b}$$

Hinweise

1. Die Polystyrenröhrchen sind vor Durchführung der Prüfung visuell auf optische Homogenität zu prüfen.
2. *Referenzbereiche*
   Normalbereiche:

	Aggregations-geschwindigkeit (Winkelgrad)	*Maximal-aggregation*	*Desaggre-gation*
ADP	*5—14*	*0,55—0,95*	*0—0,8*
Aggristin	*5—15*	*0,75—0,95*	*0—0,8*
Kollagen	*5—10*	*0,75—0,95*	*0—0,8*

Bestimmung der osmotischen Resistenz der Erythrozyten

Prinzip

Zur Bestimmung der osmotischen Resistenz werden die Erythrozyten in eine hypotone Salzlösung abnehmender Konzentration gebracht. Die in Abhängigkeit von der Membranstabilität (Fragilität) eintretende Schwellung der Erythrozyten führt zum Austritt von Hämoglobin aus der Zelle (Hämolyse).
Es wird die Konzentration der beginnenden Hämolyse (minimale Resistenz) und die Konzentration der vollständigen Hämolyse (maximale Resistenz) ermittelt.

Untersuchungs- und Prüfungsmaterial

Als Prüfmaterial ist heparinisiertes Venenblut zu verwenden. Dazu werden mindestens 2,00 ml Venenblut bei der Entnahme mit 10 µl Heparin-RL gemischt.

Ausführung

Prüfansätze: In 21 Zentrifugengläser werden folgende Volumen Natriumchlorid-Phosphat-RL pipettiert und mit Wasser zu 4,00 ml aufgefüllt:

Zentrifugenglas	Natriumchlorid-Phosphat-RL ml	Wasser ml	relative Volumenanteile Natriumchlorid-Phosphat-RL/Gesamtvolumen
1	4,00	0	1,0
2	3,80	0,200	0,95
3	3,60	0,400	0,90
4	3,40	0,600	0,85
⋮	⋮	⋮	⋮
19	0,400	3,60	0,10
20	0,200	3,80	0,05
21	0	4,00	0

Anschließend werden in jedes Zentrifugenglas 50 µl heparinisiertes Venenblut gegeben. Danach wird der Inhalt jedes Zentrifugenglases gemischt, und die Zentrifugengläser bleiben 2 h vor Licht und direkter Wärmeeinwirkung geschützt stehen. Anschließend werden die Zentrifugengläser bei einer $\overline{RZB}$ von 1500 zentrifugiert. Die überstehenden, klaren Lösungen werden gemessen. Die Extinktionen der Prüfansätze werden in einer Schichtdicke von 10 mm bei der Wellenlänge von 530 nm gemessen.
Leeransatz: Als Leeransatz wird die überstehende, klare Lösung im Zentrifugenglas 1 gemessen.

Auswertung

Der Hämolysegrad der Prüfansätze 2 bis 20 wird wie folgt berechnet:

$$\text{Hämolysegrad} = \frac{E'}{E'_{21}}$$

E' = korrigierte Extinktionen der Prüfansätze 2 bis 20.
E'_{21} = Extinktion des Prüfansatzes 21 (Wasser).

Der Hämolysegrad wird in einem Koordinatensystem über dem jeweiligen Volumenanteil Natriumchlorid-Phosphat-RL aufgetragen. Als beginnende Hämolyse werden die dem unteren, als vollständige Hämolyse die dem oberen Wendepunkt des steil abfallenden Kurvenbereichs entsprechenden relativen Volumenteile Natriumchlorid-Phosphat-RL angegeben. Der Bereich zwischen beginnender und vollständiger Hämolyse entspricht der Resistenzbreite.

Hinweise

1. Die Bestimmung der osmotischen Resistenz ist innerhalb 2 h, gerechnet vom Zeitpunkt der Blutentnahme, durchzuführen.
2. *Referenzbereiche*
   Normalbereiche:
   beginnende Hämolyse: 0,40—0,45 relative Volumenanteile Natriumchlorid-Phosphat-RL.
   vollständige Hämolyse: 0,30—0,35 relative Volumenanteile Natriumchlorid-Phosphat-RL.

Zählung der Leukozyten im Blut

Methode II

(Konduktometrische Methode)

Prinzip

Die konduktometrische Bestimmung der Leukozytenzahl erfolgt durch Zählung der Impulse, die von den vorhandenen Teilchen in einer leitenden Flüssigkeit beim Durchtritt durch ein homogenes elektrisches Feld ausgelöst werden.

Untersuchungs- und Prüfmaterial

Prüfmaterial: EDTA-Blut oder Kapillarblut.
EDTA-Blut: Die Zählung der Leukozyten ist spätestens 8 h nach der Blutentnahme durchzuführen. EDTA-Blut darf bei 2 bis 8 °C 1 d aufbewahrt werden.

Reagenzien

Vorratslösungen:	Natriumchlorid-Natriumazid-RL
	Natriumazidlösung (769 mmol/l)
Gebrauchslösungen:	Natriumchlorid-Natriumazid-RL*
	Saponin-Ascorbinsäure-RL

Geräte

Picoscale PS-4 (Hersteller Medicor, UVR)
Geräteeinstellung: wie in der Gebrauchsanleitung angegeben.

Ausführung

Prüfansatz: 20,0 µl Blut werden in ein Probengefäß gegeben, das 12,40 ml Natriumchlorid-Natriumazid-RL* enthält. Der Gefäßinhalt wird unter Vermeidung von Schaumbildung vorsichtig geschwenkt. Zu dieser Blutverdünnung werden 200 µl Saponin-Ascorbinsäure-RL gegeben und wieder vorsichtig gemischt.

Leeransatz: Der Leeransatz ist durch Mischen von 12,40 ml Natriumchlorid-Natriumazid-RL* und 200 µl Saponin-Ascorbinsäure-RL herzustellen.

Zusammensetzung

Prüfansatz

Ascorbinsäure:	88 µmol/l
Natriumazid:	761 µmol/l
Natriumchlorid:	152 mmol/l
Saponin:	156 mg/l
Blutverdünnung:	1:630

Messung

Messung des Prüfansatzes: Der Prüfansatz wird frühestens 3 min, spätestens 20 min nach der Zugabe der Saponin-Ascorbinsäure-RL gemessen. Etwa 1 min vor der Messung muß der Prüfansatz nochmals vorsichtig gemischt werden.
Jeder Prüfansatz wird, ohne dazwischen umzuschütteln, mindestens 2× gemessen.
Für die Berechnung wird der mit dem Leerwert korrigierte Mittelwert aus 2 aufeinanderfolgenden Messungen des Prüfansatzes unter Berücksichtigung der Toleranzgrenzen (s. Tab. 1) verwendet.
Besteht zwischen den beiden Messungen eine nicht akzeptable Differenz, kann der Prüfansatz bis zu 5× gemessen werden.

Messung des Leeransatzes: Zur Überprüfung der Teilchenfreiheit der Lösungen ist in jeder Serie der Leeransatz bei Tastendruck „10x" zu messen. Der Leerwert darf 0,5 Gpt/l nicht übersteigen.
Innerhalb einer längeren Serie ist die Messung des Leeransatzes nach jedem 20. Prüfansatz mit Saponin-Ascorbinsäure-RL zu wiederholen.
Linearer Bereich: 3,0 bis 20,0 Gpt/l

Tabelle 1: Toleranzgrenzen

Gpt/l	Ziffern-anzeige	akzeptable Zifferndifferenz	Faktor	Toleranz-grenze Ergebnis (Gpt/l)
<3,0	<300+	±10+	0,01+	±0,1
3,0–5,0	30–50	±2	0,1	±0,2
5,0–10,0	50–100	±3	0,1	±0,3
10,0–20,0	10–20	±4	0,1	±0,4

+ gedrückte Taste „10x"

Berechnung

B-Leukozyten = $(\bar{x} - \bar{L}) \cdot 0{,}1$ Gpt/l

$\bar{x}$ = Mittelwert 2er aufeinanderfolgender Messungen des Prüfansatzes.
$\bar{L}$ = Mittelwert der Zweifachbestimmung des Leeransatzes.

Hinweise

1. Liegt das Prüfergebnis über 20,0 Gpt/l, ist 1 Volumenteil Blut mit 9 Volumenteilen Natriumchlorid-Natriumazid-RL* zu mischen. Das Prüfergebnis wird dann wie folgt berechnet:
   B-Leukozyten = $(\bar{x} - \bar{L}) \cdot 1{,}0$ Gpt/l

   Liegt das Prüfergebnis unter 3 Gpt/l, ist die Messung des Prüfansatzes bei gedrückter Taste „10x" zu wiederholen. Das Prüfergebnis wird dann wie folgt berechnet:

   B-Leukozyten = $(\bar{x} - \bar{L}) \cdot 0{,}01$ Gpt/l
2. Bei der Wiederholung der Messung des Prüfansatzes ist zur Vermeidung von Luftblasen vor dem endgültigen Ausstoßen der Flüssigkeit aus dem Meßrohr erneut zu starten.
3. Die, wie unter „Prüfansatz" angegeben, hergestellte Blutverdünnung, kann höchstens 8 h aufbewahrt werden.
4. Bei Neugeborenen ist der Prüfansatz spätestens 10 min nach der Zugabe der Saponin-Ascorbinsäure-RL zu messen.
5. Die Blutverdünnungs- und Leukozyten-RL des Hämatologischen Analysenautomaten sowie HPJ-Lösung (s. Gebrauchsanleitung PS-4) sind zur Durchführung der Methode gleichfalls geeignet.
6. *Referenzbereiche*
   Normalbereiche:
   Kinder

Bis 2 Tage:	*B-Leukozyten = 3,4 bis 9,4 Gpt/l.*
3 bis 7 Tage:	*B-Leukozyten = 5,0 bis 21,0 Gpt/l.*
8 bis 30 Tage:	*B-Leukozyten = 5,0 bis 19,5 Gpt/l.*
2 bis 12 Monate:	*B-Leukozyten = 6,0 bis 17,5 Gpt/l.*
bis 2 Jahre:	*B-Leukozyten = 6,0 bis 17,5 Gpt/l.*
3 bis 6 Jahre:	*B-Leukozyten = 5,0 bis 14,5 Gpt/l.*
7 bis 15 Jahre:	*B-Leukozyten = 4,5 bis 13,5 Gpt/l.*

Erwachsene
B-Leukozyten: = 3,8 bis 9,8 Gpt/l.

Zählung der Erythrozyten oder Leukozyten im Urin

Methode I

Prinzip

Zwei Zählkammern werden mit unzentrifugiertem durchmischtem Sammelurin gefüllt. Die Erythrozyten oder Leukozyten werden unter dem Mikroskop gezählt.

Untersuchungs- und Prüfmaterial

Untersuchungsmaterial: Sammelurin.
Die Sammelzeit beträgt 1 h. Die Gewinnung des Sammelurins soll nach Möglichkeit am Morgen erfolgen.

Prüfmaterial: 1-h-Sammelurin.
Das Volumen des Urins wird gemessen und das Ergebnis in Mikroliter angegeben.
Der pH-Wert des Sammelurins ist unmittelbar nach Gewinnung, wie unter „Chemische und physikalische Prüfmethoden, Physikalische Urinprüfung, Bestimmung des pH-Werts" angegeben, zu bestimmen.
Liegt der pH-Wert oberhalb 7, ist der Urin unverzüglich mit Essigsäure (500 mmol/l) auf einen pH-Wert zwischen 5 und 7 einzustellen.

Ausführung

2 Zählkammern nach Bürker-Türk, deren Kammervolumen jeweils 900 nl beträgt, werden mit unmittelbar zuvor durchmischtem 1-h-Sammelurin luftblasenfrei gefüllt. Frühestens nach 5 min, spätestens aber nach 30 min werden die in beiden Zählkammern enthaltenen Erythrozyten oder Leukozyten bei 140- bis 200facher Vergrößerung unter dem Mikroskop gezählt. Dabei sind die auf der linken und unteren Begrenzungslinie des jeweiligen Quadrats liegenden Zellen mitzuzählen.

Berechnung

$$\text{dU-Erythrozyten oder -Leukozyten} = \frac{a \cdot b \cdot 40}{3 \cdot 10^6}\ \text{Mpt}$$

a = Anzahl der in beiden Zählkammern enthaltenen Erythrozyten oder Leukozyten.
b = Volumen des nach 1 h ausgeschiedenen Urins, angegeben in Mikroliter.

Hinweise

1. Zur besseren Differenzierung der geformten Urinelemente kann eine Färbung mit Diaminofluoren-Phloxin-RL erfolgen. Der Urin wird gemischt und anschließend mit der Menge Diaminofluoren-Phloxin-RL gemischt, die einem Verhältnis Diaminofluoren-Phloxin-RL zu Urin von 1:20 entspricht.
   Danach werden 2 Zählkammern nach Bürker-Türk, deren Kammervolumen jeweils 900 nl beträgt, mit dem unmittelbar zuvor geschüttelten, mit Diaminofluoren-Phloxin-RL gemischten Urin luftblasenfrei gefüllt.
   Frühestens 5 min, spätestens aber 30 min nach der Zugabe der Diaminofluoren-Phloxin-RL werden die in beiden Zählkammern enthaltenen Erythrozyten oder Leukozyten bei 140- bis 200facher Vergrößerung unter dem Mikroskop gezählt. Dabei sind die auf der linken und unteren Begrenzungslinie des jeweiligen Quadrats liegenden Zellen mitzuzählen.
   Die Erythrozyten erscheinen rot mit schwarzer Begrenzung und die Rundepithelien rötlich gefärbt. Alle anderen Rundzellen, die farblos bis blauschwarz erscheinen können, werden als Leukozyten gezählt.
   Die Zugabe der Diaminofluoren-Phloxin-RL zu dem zu prüfenden Urin muß innerhalb 20 min nach der Gewinnung des Untersuchungsmaterials erfolgen.
2. Erfolgt nach 1 h keine Urinausscheidung, so darf die Wartezeit auf 2 bzw. 3 h verlängert werden. In diesen Fällen ist das, wie unter „Berechnung" angegeben, ermittelte Ergebnis durch 2 bzw. 3 zu dividieren.
3. Bei Kindern bis zu 6 Jahren und in besonderen Fällen darf die Zählung der Erythrozyten und Leukozyten nach Methode II erfolgen.
4. Wird eine andere als die angegebene Zählkammer benutzt, so darf das auszuzählende Urinvolumen 1,80 µl nicht unterschreiten.
5. Die Zahl und Art beobachteter Zylinder müssen erfaßt werden.
6. *Referenzbereiche*

Normalbereiche:	*dU-Erythrozyten*	*= 0 bis 1,5 Mpt.*
	dU-Leukozyten	*= 0 bis 3 Mpt.*
Grenzbereiche:	*dU-Erythrozyten*	*= 1,6 bis 2,5 Mpt.*
	dU-Leukozyten	*= 3,1 bis 4,5 Mpt.*
Erhöhte Bereiche:	*dU-Erythrozyten*	*≧ 2,6 Mpt.*
	dU-Leukozyten	*≧ 4,6 Mpt.*

Zählung der Erythrozyten oder Leukozyten im Urin

Methode II

Prinzip

Zwei Zählkammern werden mit frischem unzentrifugiertem durchmischtem Urin gefüllt. Die Erythrozyten oder Leukozyten werden unter dem Mikroskop gezählt.

Untersuchungs- und Prüfmaterial

Prüfmaterial: Als Prüfmaterial ist frischer Spontanurin, der als Mittelstrahlurin gewonnen wurde, zu verwenden.
Der pH-Wert des Prüfmaterials ist unmittelbar nach Gewinnung, wie unter „Chemische und physikalische Prüfmethoden, Physikalische Urinprüfung, Bestimmung des pH-Werts" angegeben, zu bestimmen.
Liegt der pH-Wert zwischen 5 und 7, ist die Zählung innerhalb von 2 h durchzuführen.
Liegt der pH-Wert oberhalb 7, ist der Urin unverzüglich mit Essigsäure (500 mmol/l) auf einen pH-Wert zwischen 5 und 7 einzustellen.

Ausführung

2 Zählkammern nach BÜRKER-TÜRK, deren Kammervolumen jeweils 900 nl beträgt, werden mit unmittelbar zuvor durchmischtem Spontanurin luftblasenfrei gefüllt. Frühestens nach 5 min, spätestens aber nach 30 min werden die in beiden Zählkammern enthaltenen Erythrozyten oder Leukozyten bei 140- bis 200facher Vergrößerung unter dem Mikroskop gezählt. Dabei sind die auf der linken und unteren Begrenzungslinie des jeweiligen Quadrats liegenden Zellen mitzuzählen.

Berechnung

$$\text{U-Erythrozyten oder -Leukozyten} = \frac{a \cdot 1,1}{2} \text{ Mpt/l}$$

a = Anzahl der in beiden Zählkammern enthaltenen Erythrozyten oder Leukozyten.

Das Prüfergebnis ist auf ganzzahlige Werte zu runden.

Hinweise

1. Zur Differenzierung von Leukozyten, Rundepithelien, Erythrozyten und Zylindern ist eine Färbung mit Diaminofluoren-Phloxin-RL, wie unter „Zählung der Erythrozyten oder Leukozyten im Urin, Methode I" angegeben, zweckmäßig.
2. Wird eine andere als die angegebene Zählkammer benutzt, so darf das auszuzählende Urinvolumen 1,80 µl nicht unterschreiten.
3. *Die Referenzverteilung von Patienten mit fieberhaften Allgemeinerkrankungen überschneidet sich einerseits stark mit der Referenzverteilung der Normalpersonen und andererseits mit der Referenzverteilung akut Nieren- und Harnwegserkrankter. Es ergeben sich praktisch sinnvolle Entscheidungsgrenzen bei 10, 30 und 50 Mpt/l. Oberhalb 50 Mpt/l ist eine Zählung nicht mehr zweckmäßig.*
4. *Referenzbereiche*
   Normalbereiche:
   U-Erythrozyten:
   Kinder: 0 bis 5 Mpt/l.
   U-Leukozyten und Rundepithelien:
   weibl. Neugeborene: 0 bis 75 Mpt/l.
   männl. Neugeborene: 0 bis 50 Mpt/l.
   Kinder: 0 bis 20 Mpt/l (Anteil der Leukozyten überwiegt).

   Erwachsene:

Normalbereiche:	*U-Erythrozyten*	=	*0 bis 5 Mpt/l.*
	U-Leukozyten	=	*0 bis 9 Mpt/l.*
Grenzbereiche:	*U-Erythrozyten*	=	*6 bis 14 Mpt/l.*
	U-Leukozyten	=	*10 bis 20 Mpt/l.*

Referenzbereich für Patienten mit fieberhaften Allgemeinerkrankungen ohne Nieren- und Harnwegsbeteiligung:

	U-Leukozyten	=	*10 bis 32 Mpt/l.*
unterer Grenzbereich:	*U-Leukozyten*	=	*5 bis 10 Mpt/l.*
oberer Grenzbereich:	*U-Leukozyten*	=	*32 bis 50 Mpt/l.*

Referenzbereich für Patienten mit akuten Nieren- und Harnwegserkrankungen:

	U-Leukozyten	>	*35 Mpt/l.*
unterer Grenzbereich:	*U-Leukozyten*	=	*20 bis 35 Mpt/l.*

Färbung von Mikroorganismen nach GRAM

Prinzip

Das Färben von Mikroorganismen nach GRAM beruht auf dem unterschiedlichen Verhalten der Mikroorganismen bei der Behandlung mit Gentianaviolett und Iod.
Dabei wird in den grampositiv reagierenden Mikroorganismen unter Beteiligung verschiedener Substanzen, die sich in der Zellwand, in der zytoplasmatischen Membran oder im Zytoplasma befinden, ein in Ethanol schwer löslicher, dunkelblauvioletter Iod-Farbstoffkomplex gebildet.
Die gramnegativ reagierenden Mikroorganismen, die diese Substanzen nicht enthalten, werden durch Ethanol wesentlich schneller entfärbt und anschließend mit Fuchsin sichtbar gemacht. Sie zeigen eine kräftig rote Färbung.

Ausführung

Das Prüfmaterial wird auf einem Objektträger ausgestrichen. Der Ausstrich wird an der Luft getrocknet und anschließend mit Hilfe einer Bunsen- oder Spiritusflamme fixiert. Durch ein angefeuchtetes Filterpapier wird so viel Gentianaviolett-Phenol-RL auf den Objektträger getropft, daß der Ausstrich vollständig bedeckt ist. Nach 1 min wird die Flüssigkeit abgegossen, der Objektträger mit Wasser abgespült und der Ausstrich mit Iod-Kaliumiodid-RL bedeckt. Nach 1 min wird diese Flüssigkeit abgegossen und der Objektträger erneut mit Wasser abgespült. Anschließend wird so lange Ethanol auf den Objektträger gegeben und wieder abgegossen, bis der Ausstrich keine deutlich erkennbaren Mengen Farbstoff mehr abgibt. Der Rest des Ethanols wird durch kurzzeitiges Spülen mit Wasser entfernt. Danach wird so viel der Mischung aus 1 Volumenteil Fuchsin-Phenol-RL und 9 Volumenteilen Wasser auf den Objektträger gegeben, daß der Ausstrich vollständig bedeckt ist. Nach 10 s wird die Flüssigkeit abgegossen, der Objektträger mit Wasser abgespült und vorsichtig zwischen Filterpapier getrocknet. Anschließend wird der Ausstrich unter dem Mikroskop unter Verwendung einer Ölimmersion bei mindestens 900facher Vergrößerung betrachtet.

Kontrollversuche

1. Kontrollstämme: Für die Kontrollversuche sind folgende empfindliche Kontrollstämme zu verwenden:
   Staphylococcus aureus NCTC 6571 und Escherichia coli NCTC 10418.

2. Herstellung der Stammsuspensionen:

   Die Kontrollstämme werden auf einer Mischung aus 95 Volumenteilen Kulturmedium 3 und 5 Volumenteilen defibriniertem Schafblut bei 37 °C ± 1 K 16 bis 20 h bebrütet. Anschließend werden jeweils 8 Einzelkolonien mit einer Öse oder einem Glasstab berührt und die entnommenen Mikroorganismen jeweils in einem Röhrchen in 5,0 ml Kulturmedium 24 gleichmäßig verteilt.

   Die Ansätze werden bei 37 °C ± 1 K 2 h bebrütet. Anschließend wird die scheinbare Extinktion der Ansätze bei der Wellenlänge von 650 nm (640 bis 670 nm) gemessen. Sie soll mindestens 0,05 und höchstens 0,10 betragen. Andernfalls ist der jeweilige Ansatz mit Kulturmedium 24 zu verdünnen.

   Als Bezugswerte dienen folgende Vergleichsansätze:

   Vergleichsansatz 1: Bariumsulfatmischung aus 500 µl Bariumchloridlösung (48 mmol/l) und 99,5 ml Schwefelsäure (180 mmol/l).

   Die scheinbare Extinktion soll 0,05 betragen.

   Vergleichsansatz 2: Bariumsulfatmischung aus 1,00 ml Bariumchloridlösung (48 mmol/l) und 99,0 ml Schwefelsäure (180 mmol/l).

   Die scheinbare Extinktion soll 0,10 betragen.

3. Herstellung des Kontrollobjektträgerpräparats:

   Vom jeweiligen Kulturmedium-24-Ansatz wird mit einer Öse von 3 mm Durchmesser aus Platindraht von 0,45 mm Dicke Flüssigkeit entnommen. Je 1 Tropfen Flüssigkeit wird auf der Schmalseite des Objektträgers untereinander aufgesetzt. Das Präparat wird an der Luft getrocknet und anschließend mit Hilfe einer Bunsen- oder Spiritusflamme fixiert.

   Die Färbung nach Gram ist, wie unter „Ausführung" angegeben, durchzuführen.

Hinweise

1. Fixierte, ungefärbte Kontrollobjektträgerpräparate können von den jeweiligen Stammsuspensionen in größerer Menge hergestellt werden und sind bei 2 bis 8 °C aufzubewahren. Sie sind 3 Monate verwendbar.
2. Ein gefärbtes Kontrollobjektträgerpräparat ist täglich, mindestens aber bei Chargenwechsel einer der verwendeten Reagenzlösungen herzustellen und zur Qualitätssicherung der Färbung nach Gram zu prüfen.

   Für die Auswertung der Kontrollversuche kann eine Qualitätssicherungskarte geführt werden. Dabei sind folgende 5 Farbstufen zu unterscheiden:

   1: eindeutig gramnegativ. Rot gefärbte Population.

   2: gramnegativ. Innerhalb der rot gefärbten Population einzelne grampositive, schwarzblau gefärbte Keime.

   3: grampositive und gramnegative Keime in gleichen Anteilen in der Population.

   4: grampositiv. Schwarzblau gefärbte Keime mit rötlichem Saum.

   5: eindeutig grampositiv. Schwarzblau gefärbte Population.

Resistenzbestimmung schnellwachsender Mikroorganismen (außer Mykobakterien)

(Agar-Diffusionsmethode)

Prinzip

Auf festgelegte Kulturmedien werden Bakterien in vorgeschriebener Keimdichte gegeben. Durch Antibiotika oder Chemotherapeutika, die aus Wirkstoffträgern in das jeweilige Kulturmedium diffundieren, werden die Mikroorganismen in ihrem Wachstum entsprechend ihrer Empfindlichkeit und dem Konzentrationsgefälle des Wirkstoffs innerhalb der Zone um den jeweiligen Wirkstoffträger gehemmt. Es entstehen runde Hemmhöfe mit unterschiedlichen Durchmessern.

Prüfmaterial

Als Prüfmaterial werden stammreine Bakterienkulturen verwendet, die aus dem Untersuchungsmaterial angezüchtet worden sind (Primärplatte). Es dürfen nicht mehr als 2 Subkultivierungen vorgenommen werden.
Besteht bei der Entnahme des Prüfmaterials von der Ausgangskultur keine Sicherheit, daß eine stammreine Bakterienkultur vorliegt, so ist von dem entsprechenden, unter „Ausführung" angegebenen Kulturmedium-24-Ansatz zusätzlich zur Resistenzbestimmung auf einem zur Differenzierung geeigneten Kulturmedium eine stammreine Bakterienkultur anzuzüchten und mit dieser gegebenenfalls erneut eine Resistenzbestimmung durchzuführen.

Ausführung

Kulturmedien

Zur Durchführung der Prüfmethode wird Kulturmedium 64 oder Kulturmedium 68 verwendet.
Bei der Prüfung mit Sulfonamid- und Trimethoprim/Sulfonamid-Wirkstoffträgern ist anstelle von Kulturmedium 64 Kulturmedium 68 zu verwenden. Die Kulturmedien 64 oder 68 mit Blutzusätzen sind nicht zur Prüfung mit Trimethoprim/Sulfonamid- oder Sulfonamid-Wirkstoffträgern zu verwenden. Ist dies bei dringender klinischer Indikation dennoch erforderlich, so ist bei der Auswertung ein starkes Restwachstum in den Hemmhöfen zu vernachlässigen. Zur Prüfung von β-hämolysierenden Streptokokken und Pneumokokken wird eine Mischung aus 95 Volumenteilen Kulturmedium

64 oder 68 und 5 Volumenteilen defibriniertem Schafblut oder Human-Citratblut verwendet.
Zur Prüfung von Enterokokken wird eine Mischung aus 95 Volumenteilen Kulturmedium 64 und 5 Volumenteilen defibriniertem Schafblut oder Human-Citratblut verwendet, während bei Verwendung von Kulturmedium 68 kein Blutzusatz erforderlich ist. Das jeweilige Kulturmedium wird, wie in der Gebrauchsanweisung des Herstellers bzw. unter „Kultur- und Transportmedien" angegeben, zubereitet und danach in eine ebene Petrischale in einer Schichtdicke von 3,5 mm ± 0,5 mm ausgegossen.
Für Petrischalen mit 90 mm innerem Durchmesser sind 20,0 ml Kulturmedium erforderlich. Anschließend wird die beschichtete Petrischale auf einer waagerechten Unterlage liegengelassen, bis das Kulturmedium erstarrt ist. Die mit Kulturmedium 64 oder 68 beschichtete Petrischale ist bei 2 bis 8 °C aufzubewahren. Sie ist 5 d verwendbar.

Herstellung des Inokulums und Beimpfung des Kulturmediums

Bei der Entnahme der Mikroorganismen von Kolonien der zu prüfenden Bakterienkultur ist darauf zu achten, daß die Kolonien die für eine bestimmte Bakterienspezies charakteristischen Formen und Merkmale aufweisen. Anschließend werden die von den Einzelkolonien entnommenen Mikroorganismen in Kulturmedium 24 gleichmäßig verteilt und bei 37 °C ± 1 K 4 h bebrütet, um eine volle Ausprägung der Empfindlichkeit oder Resistenz der Bakterienzellen zu gewährleisten.
Zur Anzüchtung der Enterokokken wird Kulturmedium 24 verwendet, das 20 Gramm Glucose je Liter Kulturmedium enthält.
Die Bakteriensuspension zur Beimpfung (Inokulum) des jeweiligen Kulturmediums zur Resistenzbestimmung muß so beschaffen sein, daß nach Beimpfung und Bebrütung des Kulturmediums ein Bakterienrasen aus dichtstehenden, halbkonfluierenden Einzelkolonien gewachsen ist:

a) Je nach Koloniegröße werden 5 bis 10 Einzelkolonien mit einer Öse oder einem Glasstab berührt und die entnommenen Mikroorganismen in einem Röhrchen in 500 µl Kulturmedium 24 gleichmäßig verteilt.
   Der Ansatz wird bei 37 °C ± 1 K 4 h bebrütet. Anschließend wird 1 µl vom Ansatz mit einer Öse von 1,45 mm Innendurchmesser aus Platindraht von 0,45 mm Dicke entnommen und in 3,50 ml einer bei 100 °C verflüssigten und danach auf 50 bis 56 °C abgekühlten Agar-Wasser-Mischung (15,0 g/1,000 l) gegeben und gemischt. Die Mischung wird auf eine Petrischale mit Kulturmedium 64 oder 68 gegeben und durch unmittelbar anschließendes Schwenken der Petrischale auf die gesamte Kulturmedienoberfläche verteilt. Nach 2 bis 3 min können die Wirkstoffträger auf das Kulturmedium aufgetragen werden.
b) 5 Einzelkolonien der zu prüfenden Bakterienkultur werden mit einer Öse oder einem Glasstab berührt und die entnommenen Mikroorganismen in einem Röhrchen in 5,0 ml Kulturmedium 24 gleichmäßig verteilt.
   Der Ansatz wird bei 37 °C ± 1 K 4 h bebrütet. Anschließend wird 1 Tropfen des

Ansatzes mit einer Pipette auf eine Petrischale mit Kulturmedium 64 oder 68 gegeben und unmittelbar danach mit einem DRIGALSKI-Spatel auf der Kulturmediumoberfläche gleichmäßig verteilt.

c) Wenn vorhanden, werden mindestens 8 Einzelkolonien der zu prüfenden Bakterienkultur mit einer Öse oder einem Glasstab berührt und die entnommenen Mikroorganismen in einem Röhrchen in 5,0 ml Kulturmedium 24 gleichmäßig verteilt. Der Ansatz wird bei 37 °C ± 1 K 2 bis 4 h bebrütet. Anschließend wird die scheinbare Extinktion des Ansatzes bei der Wellenlänge von 650 nm (640 bis 670 nm) gemessen. Sie soll mindestens 0,05 und höchstens 0,10 betragen. Andernfalls ist der Ansatz mit Kulturmedium 24 zu verdünnen.
Als Bezugswerte dienen folgende Vergleichsansätze:
Vergleichsansatz 1: Bariumsulfatmischung aus 500 µl Bariumchloridlösung (48 mmol/l) und 99,5 ml Schwefelsäure (180 mmol/l). Die scheinbare Extinktion soll 0,05 betragen.
Vergleichsansatz 2: Bariumsulfatmischung aus 1,00 ml Bariumchloridlösung (48 mmol/l) und 99,0 ml Schwefelsäure (180 mmol/l). Die scheinbare Extinktion soll 0,10 betragen.
Anschließend wird vom Kulturmedium-24-Ansatz mit einer Öse von 3 mm Durchmesser aus Platindraht von 0,45 mm Dicke so viel Flüssigkeit entnommen, daß die Öse gefüllt ist. Diese Flüssigkeitsmenge wird in ein Röhrchen mit 5,0 ml Natriumchloridlösung (154 mmol/l) gegeben. Dabei wird die Öse hin und her bewegt und das Röhrchen leicht geschüttelt. Anschließend wird von dieser Verdünnung Material mit einem Wattetupfer oder durch Abschwemmen mit einer Pasteur-Pipette auf Kulturmedium 64 oder 68 gegeben.

Vor dem Aufbringen der Wirkstoffträger muß die Kulturmediumoberfläche trocken sein. Die für die Resistenzbestimmung verwendete zu prüfende Bakterienkultur ist bis zur endgültigen Ablesung der Resistenzbestimmung aufzubewahren.

Aufbringen der Wirkstoffträger

Die Auswahl der Wirkstoffe für die Resistenzbestimmung erfolgt entsprechend der klinisch-epidemiologischen Indikation für die jeweilige Bakterienspezies. Der Abstand der Wirkstoffträger untereinander und vom Rand der Petrischale muß so bemessen sein, daß runde Hemmhöfe ohne Überschneidung entstehen können.

Testgranulate

Bei Verwendung von Testgranulaten ohne besondere Kennzeichnung ist am Granulat-Dispenser eine Markierung anzubringen, von der aus die Testgranulate in definierter Reihenfolge festgelegt sind. Dementsprechend muß auch eine Markierung außen am Boden der Kulturmedienplatte erfolgen. Werden gefärbte Testgranulate eingesetzt (Benzylpenicillin, Chloramphenicol, Gentamicin, Oxytetracyclin), erübrigt sich diese

Markierung. Der Granulat-Dispenser wird auf die Kulturmedienplatte aufgesetzt, die Markierungen am Dispenser und an der Platte werden in Übereinstimmung gebracht. Durch leichten Druck auf die Druckplatte des Dispensers werden die einzelnen Granulat-Dosen aufgetragen. Je Platte können 6 oder 7 Granulat-Dosen aufgebracht werden. Anschließend wird die Petrischale mit einem Deckel verschlossen.

Testblättchen

In Abhängigkeit von der Art der zu prüfenden Mikroorganismen werden die Testblättchen mit einer sterilen Pinzette oder Präpariernadel den jeweiligen Röhrchen entnommen, auf die beimpfte Kulturmedienplatte aufgelegt und dabei leicht angedrückt. Je Platte können 6 oder 7 Testblättchen aufgebracht werden. Anschließend wird die Petrischale mit einem Deckel verschlossen.

Vordiffusion und Bebrütung

Die Petrischale wird mit dem Deckel nach unten für 30 min zur Vordiffusion bei 20 °C ± 5 K belassen und danach bei 37 °C ± 1 K 18 h bebrütet.

Auswertung

Es werden nur solche Ansätze ausgewertet, bei denen der Bakterienrasen aus dichtstehenden, halbkonfluierenden Einzelkolonien besteht. Andernfalls ist die Bestimmung zu wiederholen. Die Durchmesser der runden Hemmhöfe werden mit einer Meßeinrichtung ermittelt, die eine Ablesegenauigkeit von 0,5 mm gestattet. Die Ablesung erfolgt dabei am Boden der Platte gegen indirektes, diffuses Gegenlicht.
Die Hemmhofgrenze zeichnet sich dadurch aus, daß dichtstehende Einzelkolonien makroskopisch nicht mehr erkennbar sind.
Bei Proteus-Kulturen wird die Grenze zwischen den erkennbaren gewachsenen Kolonien und den geschwärmten Keimen als Bezug für das Ablesen des Hemmhofdurchmessers verwendet.
Bei der Prüfung mit Sulfonamiden und ihren Kombinationen mit Trimethoprim gilt in Ausnahmefällen, in denen keine wachstumsfreien Hemmhöfe erzielt werden, als Hemmhofgrenze die Zone, in der dieses Restwachstum erheblich vermindert ist.
Allgemein werden die Hemmhofdurchmesser folgendermaßen bewertet (s. Hinweis 1):

resistent:	≦16 mm
mäßig empfindlich:	17 bis 21 mm
empfindlich:	≧22 mm

Bei der Prüfung mit Penicillin-Wirkstoffträgern bei Staphylococcus aureus sind Bakterienstämme nur als bedingt empfindlich zu bewerten (Therapieerfolg mit Penicillin nicht sicher), wenn der Hemmhofdurchmesser im Bereich von 17 bis 21 mm liegt, der Rand des Hemmhofs in der Aufsicht ungleichmäßig ausgebildet ist und Einzelkolonien in den Hemmhof hineinwachsen. Ausnahmen bei der Bewertung der Hemmhofdurchmesser bilden Nalidixinsäure und Colistin (s. Tab. 1).

Tabelle 1

Wirkstoff	Wirkstoffgehalt in µg je Dosis Wirkstoffträger	Hemmhofdurchmesser in mm		
		resistent	mäßig empfindlich	empfindlich
Nalidixinsäure	30	≦13	14 bis 17	≧18
Colistin	10	≦8	9 bis 11	≧12

Kontrollversuche

Die Kontrollversuche sind täglich mit den empfindlichen Kontrollstämmen
Staphylococcus aureus NCTC 6571
Streptococcus durans DCIP 5855
Pseudomonas aeruginosa NCTC 10662
Escherichia coli NCTC 10418
wie unter „Ausführung" angegeben, durchzuführen.

Die erhaltenen Hemmhofdurchmesser werden mit den in Tabelle 2 angegebenen Hemmhofdurchmessern für die entsprechenden Kulturmedien verglichen und dienen zur Kontrolle der unter „Auswertung" aufgeführten Angaben für die Bewertungsstufen resistent, mäßig empfindlich und empfindlich. Die in Tabelle 2 angegebenen Hemmhofdurchmesser werden, wie unter „Herstellung des Inokulums und Beimpfung des Kulturmediums, c)" angegeben, ermittelt.

Bei den Kontrollversuchen mit den vorgegebenen Kontrollstämmen werden bei einwandfreiem Testsystem bei den verschiedenen Chemotherapeutika die in Tabelle 2 angeführten Hemmhofdurchmesser erreicht. Ein Unter- oder Überschreiten dieser Werte macht eine Überprüfung des Testsystems erforderlich.

Die Kontrollstämme werden auf eine Mischung aus 95 Volumenteilen Kulturmedium 64 und 5 Volumenteilen defibriniertem Schafblut oder Human-Citratblut oder Kulturmedium 68 verimpft und bei 2 bis 8 °C aufbewahrt. Im Abstand von je 2 d werden die Mikroorganismen auf neue Kulturmedien gleicher Zusammensetzung überimpft.

Hinweise

1. Die Bewertung der Hemmhofdurchmesser gilt für die in der jeweils gültigen Sortimentsliste des Herstellers der Testgranulate (Pharmazeutisches Zentrum Berlin-

Friedrichshain, Abt. Labordiagnostikaversorgung) aufgeführten Wirkstoffe mit den angegebenen Wirkstoffgehalten je Dosis Testgranulat sowie für die entsprechenden Testblättchen mit gleichen Wirkstoffgehalten je Testblättchen.

2. Entsprechend DDR-Patent 110054 wird ein Granulat-Dispenser verwendet, der auf folgendem Prinzip beruht: In einem Rahmengestell werden durch eine Druckplatte mit Nuten versehene Dosierstifte in auswechselbaren, mit Testgranulat gefüllten Wirkstoffkammern vertikal bewegt. Dadurch erfolgt eine gleichzeitige und dosierte Beschickung einer inokulierten Kulturmediumplatte mit mehreren Testgranulaten. Die lichte Höhe des um die Petrischale greifenden Zylinders muß gewährleisten, daß ein Eintauchen der Mündungen der Auswurfstutzen in die Kulturmediumplatte vermieden wird. Andernfalls ist eine entsprechende Manschette um den Zylinder zu legen, die den Dispenser anhebt. Diese Erhöhung des Dispensers darf jedoch die auf 7 mm Durchmesser begrenzte ringförmige Streuung der Testgranulate nicht in negativer Weise beeinflussen.
   Andere Granulat-Dispenser als DDR-Patent 110054 sind nicht zu verwenden.
3. Die Aufbewahrung des Granulat-Dispensers mit eingefülltem Testgranulat erfolgt trocken in einem Exsikkator über Kieselgel mit Feuchtigkeitsindikator bei 15 bis 20 °C. Nitrofurantoin-Testgranulat ist zusätzlich vor Licht geschützt aufzubewahren.
4. Die Testblättchen sind bei 2 bis 8 °C und vor Feuchtigkeit geschützt aufzubewahren. Zum täglichen Gebrauch kann ein entsprechendes Röhrchen bei 15 bis 20 °C im Laboratorium aufbewahrt werden. Dabei sind jeweils nur so viel Testblättchen zu entnehmen, wie für den Tagesbedarf erforderlich sind.
5. Als Meßeinrichtung ist eine Schablone geeignet, die es gestattet, jene Hemmhofgrenzen zu erfassen, die für die Aussage „resistent", „mäßig empfindlich" und „empfindlich" maßgebend sind.
6. Sollten ausnahmsweise Testgranulate und Testblättchen in Kombination eingesetzt werden (s. Hinweis 1), so ist zuvor durch Kontrollversuche zu prüfen, ob mit beiden Wirkstoffträgern die in Tabelle 2 angegebenen Hemmhofdurchmesser erreicht werden.
7. Die Kontrollstämme können vom Institut für Experimentelle Epidemiologie, Burgstraße 37, Wernigerode, 3700, bezogen werden.

Tabelle 2: Hemmhofdurchmesser der Kontrollstämme bei verschiedenen Chemotherapeutika

Wirkstoff	Kontrollstamm	Hemmhofdurchmesser in mm			
		Kulturmedium 64		Kulturmedium 68	
		–	mit Blutzusatz	–	mit Blutzusatz
Ampicillin	S. aureus NCTC 6571	35 bis 40	26 bis 32	37 bis 40	26 bis 32
	E. coli NCTC 10418	22 bis 25	21 bis 24	24 bis 30	23 bis 29
Azlocillin	S. durans DCIP 5855	—	—	25 bis 30	25 bis 30
	P. aeruginosa NCTC 10662	—	—	28 bis 32	28 bis 32
	E. coli NCTC 10418	—	—	26 bis 32	26 bis 30
Benzylpenicillin	S. aureus NCTC 6571	38 bis 42	32 bis 36	32 bis 40	32 bis 36
Cefotiam	S. aureus NCTC 6571	—	—	39 bis 42	38 bis 41
	E. coli NCTC 10418	—	—	35 bis 42	35 bis 42
Chloramphenicol	S. aureus NCTC 6571	24 bis 28	24 bis 28	25 bis 32	25 bis 32
	E. coli NCTC 10418	29 bis 32	28 bis 30	30 bis 36	28 bis 32
Colistin	P. aeruginosa NCTC 10662	—	—	12 bis 18	12 bis 18
	E. coli NCTC 10418	—	—	12 bis 18	12 bis 18
Erythromycin	S. aureus NCTC 6571	31 bis 35	29 bis 34	27 bis 32	25 bis 30
	S. durans DCIP 5855	28 bis 33	25 bis 29	31 bis 35	30 bis 34
Gentamicin	S. aureus NCTC 6571	26 bis 30	22 bis 26	25 bis 32	24 bis 28
	P. aeruginosa NCTC 10662	22 bis 25	22 bis 25	23 bis 27	23 bis 27
	E. coli NCTC 10418	24 bis 28	24 bis 28	26 bis 32	26 bis 32
Kanamycin	E. coli NCTC 10418	24 bis 28	24 bis 28	25 bis 32	25 bis 32
Lincomycin	S. aureus NCTC 6571	30 bis 35	25 bis 28	39 bis 41	33 bis 37
Nalidixinsäure	E. coli NCTC 10418	28 bis 31	28 bis 31	26 bis 32	26 bis 32
Neomycin	S. durans DCIP 5855	22 bis 26	22 bis 26	22 bis 26	22 bis 26
Nitrofurantoin	S. durans DCIP 5855	21 bis 24	16 bis 19	28 bis 34	24 bis 26
	E. coli NCTC 10418	26 bis 29	24 bis 27	27 bis 32	26 bis 29
Oxacillin	S. aureus NCTC 6571	34 bis 39	24 bis 28	32 bis 40	27 bis 35
Oxytetracyclin	S. aureus NCTC 6571	23 bis 26	23 bis 26	27 bis 35	27 bis 35
	E. coli NCTC 10418	17 bis 20	17 bis 20	28 bis 32	28 bis 32
Streptomycin	S. aureus NCTC 6571	22 bis 24	22 bis 24	23 bis 28	—
	E. coli NCTC 10418	21 bis 23	21 bis 23	24 bis 30	—
Sulfonamid (Sulfamethin)	E. coli NCTC 10418	—	—	24 bis 32	—
Trimethoprim/ Sulfamerazin	E. coli NCTC 10418	—	—	32 bis 40	—

Nachweis des HBs-Antigens im Serum

Methode II

(Hämagglutinationstest)

Prinzip

Hepatitis-B-Oberflächenantigen (HBs-Antigen) im Serum agglutiniert Erythrozyten, die mit Antikörpern gegen HBs-Antigen (anti-HBs) beladen sind. Unspezifische Agglutinine im Serum werden durch Adsorption des Serums an einem Sorbens eliminiert, das aus den gleichen, nicht mit anti-HBs beladenen Erythrozyten, die als Antikörperträger verwendet werden, besteht.
Zum spezifischen HBs-Antigen-Nachweis wird der Hämagglutinationshemmungstest (Neutralisationstest) mit Anti-HBs-Serum nach Adsorption der unspezifischen Agglutinine im Serum angewendet.

Untersuchungs- und Prüfmaterial

Prüfmaterial: Serum.
Das Serum darf bei 2 bis 8 °C 2 d aufbewahrt werden. Erfolgt die Prüfung zu einem späteren Zeitpunkt, so ist das Serum bei —18 °C oder einer Temperatur darunter aufzubewahren.

Ausführung

Für die Prüfung werden durchsichtige Polystyren-Röhrchen mit einer Länge von 35 mm und einem inneren Durchmesser von 8 mm verwendet.

1. Suchtest

   Prüfansatz: In 1 Röhrchen werden 100 µl Puffer (T) und danach 10 µl des zu prüfenden Serums gegeben. Anschließend werden 100 µl HBsAg-HA-Reagens (T) zugefügt. Der Ansatz wird 10 bis 15 s geschüttelt und danach bei 20 bis 25 °C 120 bis 150 min erschütterungsfrei und vor direktem Sonnenlicht geschützt stehengelassen. Anschließend wird die Reaktion durch makroskopische Betrachtung gegen einen weißen Untergrund beurteilt.

   Auswertung

   Die Reaktion ist als positiv (1) zu beurteilen, wenn eine über den gesamten Röhrchenboden verteilte, fein- oder grobkörnige mattenartige Agglutination eintritt. Gelegentlich sind die Ränder der Agglutinate gefaltet.

Die Reaktion ist als negativ (0) zu beurteilen, wenn bei fehlender Agglutination eine deutlich ausgeprägte Ringbildung mit glattem Rand auf dem Röhrchenboden zu erkennen ist.
Bei positivem Prüfergebnis ist mit dem zu prüfenden Serum der Spezifitätstest durchzuführen.

2. Spezifitätstest

a) Adsorption

Prüflösung: Das zu prüfende Serum wird in folgender Weise adsorbiert und verdünnt: 5,0 ml Adsorbens zur Spezifitätsprüfung (T) werden in ein Rundboden-Zentrifugenglas gegeben und bei einer $\overline{RZB}$ von 670 2 bis 4 min zentrifugiert. Anschließend wird die überstehende Flüssigkeit vorsichtig möglichst vollständig abgetrennt und verworfen. Zu dem Sediment werden 100 µl zu prüfendes Serum und 200 µl Puffer (T) gegeben. Die Mischung wird aufgeschüttelt und bei 37 °C ± 1 K stehengelassen, wobei die Mischung nach 30 min wiederum aufzuschütteln ist. Nach weiteren 30 min werden zu dieser Mischung 500 µl Puffer (T) gegeben. Nach dem Aufschütteln wird die Mischung bei einer $\overline{RZB}$ von 670 2 bis 4 min zentrifugiert. Die überstehende Flüssigkeit wird vorsichtig möglichst vollständig abgetrennt und als Prüflösung verwendet. Das entspricht einer Verdünnung des Serums von 1:8.

b) Qualitative Prüfung (s. „Hinweis 1")

Prüfansatz: In 1 Röhrchen werden 100 µl Prüflösung und 100 µl HBsAg-HA-Reagens (T) gegeben. Der Ansatz wird 10 bis 15 s geschüttelt und danach bei 20 bis 25 °C 120 bis 150 min erschütterungsfrei und vor direktem Sonnenlicht geschützt stehengelassen. Anschließend wird die Reaktion durch makroskopische Betrachtung gegen einen weißen Untergrund beurteilt.

Auswertung

Die Auswertung erfolgt, wie unter „Suchtest" angegeben. Ein positives Reaktionsergebnis weist auf die Anwesenheit von HBs-Antigen im zu prüfenden Serum hin. Um die Anwesenheit von HBs-Antigen im Serum spezifisch zu bestätigen, ist der Neutralisationstest durchzuführen.

c) Neutralisationstest (Hämagglutinationshemmungstest)

Prüfansätze: Für jedes zu prüfende Serum wird aus der jeweiligen Prüflösung eine Verdünnungsreihe nach der geometrischen Reihe 2^n in 2 Versuchsreihen mit jeweils 8 Röhrchen angelegt. In die Röhrchen 1 und 2 der 1. Versuchsreihe werden jeweils 100 µl Prüflösung sowie in die Röhrchen 2 bis 8 jeweils 100 µl Puffer (T) gegeben. Nach dem Mischen des Inhalts der Röhrchen werden aus dem Röhrchen 2 100 µl der Mischung entnommen und in das Röhrchen 3 gegeben, aus dem wiederum nach dem Mischen 100 µl dieser Mischung entnommen und in das Röhrchen 4 gegeben werden. In gleicher Weise wird bis zum Röhrchen 8 verfahren, aus dem nach dem Mischen 100 µl dieser Mischung entnommen und verworfen werden.

In das Röhrchen 1 der 2. Versuchsreihe werden 200 µl Prüflösung und 20 µl Anti-HBs-Serum (T) und in die Röhrchen 2 bis 8 jeweils 100 µl Puffer (T) gegeben. Nach dem Mischen des Inhalts von Röhrchen 1 wird die Mischung bei 20 bis 25 °C 1 h stehengelassen. Danach werden aus dem Röhrchen 1 100 µl der Mischung entnommen und in das Röhrchen 2 gegeben, aus dem wiederum nach dem Mischen 100 µl dieser Mischung entnommen und in das Röhrchen 3 gegeben werden. In gleicher Weise wird bis zum Röhrchen 8 verfahren, aus dem nach dem Mischen 100 µl dieser Mischung entnommen und verworfen werden.
Anschließend werden in die Röhrchen 1 bis 8 beider Versuchsreihen 100 µl HBsAg-HA-Reagens (T) gegeben.
Die Röhrchen 1 bis 8 beider Versuchsreihen enthalten in dieser Reihenfolge eine Endverdünnung des zu prüfenden Serums von 1:8, 1:16, 1:32, 1:64, 1:128, 1:256, 1:512 und 1:1024.
Die Ansätze werden 10 bis 15 s geschüttelt und danach bei 20 bis 25 °C 120 bis 150 min erschütterungsfrei und vor direktem Sonnenlicht geschützt stehengelassen.

Auswertung

Die Auswertung erfolgt, wie unter „Suchtest" angegeben. In der 1. und in der 2. Versuchsreihe wird die jeweils höchste Endverdünnung des Serums ermittelt, bei der noch eine positive Reaktion erhalten wird.
Der Reziprokwert der höchsten Endverdünnung in der 1. Versuchsreihe mit positiver Reaktion gibt den Antigengehalt im Serum an.
HBs-Antigen ist im geprüften Serum spezifisch nachgewiesen, wenn die höchste Endverdünnung, bei der noch eine positive Reaktion erhalten wurde, in der 2. Versuchsreihe (Neutralisation der Prüflösung) um mindestens 2 Verdünnungsstufen niedriger liegt als in der 1. Versuchsreihe (ohne Neutralisation). Liegt die höchste Endverdünnung nur eine Verdünnungsstufe niedriger als in der 1. Verdünnungsreihe, so ist der Nachweis als fraglich positiv zu werten. Tritt bis zum Röhrchen 8 beider Versuchsreihen (Verdünnungsstufe 1:1024) Agglutination ein, so ist 1 Volumenteil Prüflösung mit 9 Volumenteilen Puffer (T) zu mischen und der Neutralisationstest mit dieser Mischung zu wiederholen. Tritt bei dem Neutralisationstest in beiden Versuchsreihen Agglutination bis zur gleichen übereinstimmenden Verdünnungsstufe, aber nicht bis zum Röhrchen 8 ein, so ist das Prüfergebnis als unspezifisch für HBs-Antigen im geprüften Serum zu beurteilen.

Kontrollversuche

1. Positivkontrolle mit positiv reagierendem Kontrollserum
   100 µl Puffer (T), 10 µl positiv reagierendes Kontrollserum (T) und 100 µl HBsAg-HA-Reagens (T) werden gemischt.

2. Negativkontrolle mit negativ reagierendem Kontrollserum
   100 µl Puffer (T), 10 µl negativ reagierendes Kontrollserum (T) und 100 µl HBsAg-HA-Reagens (T) werden gemischt.

Die Kontrollversuche werden 10 bis 15 s geschüttelt und danach bei 20 bis 25 °C 120 bis 150 min erschütterungsfrei und vor direktem Sonnenlicht geschützt stehengelassen. Anschließend muß in der Positivkontrolle eine deutliche Agglutination und in der Negativkontrolle Ringbildung mit glattem Rand auf dem Röhrchenboden zu erkennen sein.

Hinweise

1. Die qualitative Prüfung gibt eine Vorinformation und ist bei Bedarf durchzuführen. Sie ist keine erforderliche Voraussetzung für den Neutralisationstest.
2. Die Anwendung chemischer Waschmittel zum Reinigen der zu verwendenden Pipetten ist zu vermeiden.
3. Testpackung: SERO-TEST SSW HBsAg.

Arbeitsblatt

Bestimmung der Aktivität der Creatinkinase im Serum

Methode I

Reagenzien

Creatinkinase-RL (T): 12 h, bei 2—8 °C 7 d verwendbar.

Prüfmaterial

Serum 1 d, bei 2—8 °C 7 d haltbar.
Hämolytisches Serum (Hb $\leqq$ 124 µmol/l) und lipämisches oder ikterisches Serum geeignet.

Ausführung

		Prüf-A.
Creatinkinase-RL (T) (auf 37 °C vorwärmen)	µl	500
Serum	µl	20,0

Mischen, 3 min nach Serumzusatz Extinktionsänderung über max. 3 min messen.
Messung: λ = 334 oder 340 nm, d = 10 mm, Meßtemperatur 37 °C $\pm$ 0,1 K.

Berechnung

S-Creatinkinase = ΔE/min · k µmol/(s · l)

$k_{334\ nm} = 70{,}12$ $\qquad$ $k_{340\ nm} = 68{,}78$

ΔE/min wird aus dem erhaltenen Kurvenzug ermittelt.
ΔE/min = Extinktionsänderung des Prüf-A./min.

Hinweise

1. ΔE/min > 0,250 (λ = 334 oder 340 nm) bei 3 min Meßzeit, dann Serum + Natriumchloridlösung (154 mmol/l): 1 + 5 bzw. 1 + 10, Bestimmung mit 20,0 µl wiederholen, Ergebnis ×6 bzw. ×11.
2. *Referenzbereiche*

S-Creatinkinase

	NB *µmol/(s · l)*	*GB* *µmol/(s · l)*	*ErhB* *µmol/(s · l)*
Kinder und Jugendliche			
Kinder (1. Tag)	*≦17,80*	*17,82—29,00*	*≧29,02*
Kinder (5 Tage)	*≦12,50*	*12,52—20,00*	*≧20,02*
Kinder (8 Tage bis 12 Jahre)	*≦ 2,95*	*2,97—4,35*	*≧ 4,37*
Jugendliche (13.bis 17 Jahre) weiblich	*≦ 2,35*	*2,37—3,85*	*≧ 3,87*
Jugendliche (13 bis 17 Jahre) männlich	*≦ 3,30*	*3,32—5,00*	*≧ 5,02*
Erwachsene			
Frauen	*≦ 1,65*	*1,67—2,00*	*≧ 2,02*
Männer	*≦ 2,65*	*2,67—3,34*	*≧ 3,36*

Arbeitsblatt

Bestimmung der Glucose im Blut

Methode I

Reagenzien

Fermognost Blutzucker-Test
Glucose-VL
Glucose-VL (T)
GOD-POD-Dianisidin-RL* (T): Bei 2—8 °C aufbewahren, 12 h verwendbar.
Natronlauge-RL: 1 Monat verwendbar.
Schwefelsäure (8 mol/l): 12 Monate verwendbar.
Zinksulfatlösung (348 mmol/l)

Prüfmaterial

Kapillarblut

Bezugskurve

Bezugslösungen: 0,500, 1,00, 2,00, 3,00, 4,00 und 5,00 ml Glucose-VL mit Wasser zu 10,00 ml.
Den korrigierten Extinktionen ≙ 3,00, 6,00, 12,0, 18,0, 24,0 und 30,0 mmol Glucose/l Blut.

Berechnung

$$\text{B-Glucose} = \frac{E' \cdot 6}{E_v} \text{ mmol/l}$$

Hinweise

1. E' > Bereich der Bezugskurve, dann Prüflösung + Wasser: 1 + 1, Ergebnis ×2.
2. *Referenzbereiche*
   NB: fB-Glucose = 3,3—5,5 mmol/l

Ausführung

		Prüf-A.	Leer-A.	Vergleichs-A.	Bezugs-kurve
Blut	µl	100	—	—	—
Glucose-VL (T)	µl	—	—	100	—
Bezugslösungen	µl	—	—	—	100
Natronlauge-RL	ml	1,00	—	1,00	1,00
Zinksulfatlösung (348 mmol/l)	µl	100	—	100	100
Mischen, zentrifugieren, klarer Überstand = Prüflösung				mischen	mischen
Prüflösung	µl	100	—	—	—
Vergleichs-A.-Mischung	µl	—	—	100	—
Bezugskurven-Mischung	µl	—	—	—	100
Wasser	µl	—	100	—	—
GOD-POD-Dianisidin-RL* (T)	ml	2,00	2,00	2,00	2,00
Lichtgeschützt 90 min stehenlassen.					
Schwefelsäure (8 mol/l)	ml	2,00	2,00	2,00	2,00

Innerhalb 8 h messen.

Messung: $\lambda = 530$ nm, $d = 10$ mm.

Arbeitsblatt

Bestimmung der Aktivität der γ-Glutamyltransferase im Serum

Methode II

Reagenzien

Testpackung γ-Glutamyltransferase
Glutamyl-4-nitranilid-Glycylglycin-RL (T): Bei 2—8 °C 2 d, bei —18 °C oder darunter 7 d verwendbar. Aufbewahrte Lösung vor Verwendung 1 min im Wasserbad erhitzen.

Prüfmaterial

Serum, darf 5 d aufbewahrt werden.
Hämolytisches, lipämisches und ikterisches Serum (Bili. < 170 μmol/l) noch geeignet.

Ausführung

		Prüf-A.
Glutamyl-4-nitranilid-Glycylglycin-RL (T)	μl	500
5 min bei 37 °C ± 0,1 K stehenlassen.		
Serum	μl	50,0

Mischen, in auf 37 °C ± 0,1 K vorgewärmte Küvette geben.
Extinktionsänderung nach 2 min bis max. 5 min registrieren.
Messung: $\lambda = 405$ nm, $d = 10$ mm, bei 37 °C ± 0,1 K.

Berechnung

S-γ-Glutamyltransferase = ΔE/min · 18,52 μmol/(s · l)

Hinweise

1. $\Delta E/min > 0{,}300$, dann Serum + Natriumchloridlösung (154 mmol/l): 1 + 5 bzw. 10, Ergebnis ×6 bzw. ×11.
2. *Referenzbereiche*

S-γ-Glutamyltransferase

	NB *µmol/(s · l)*	*GB* *µmol/(s · l)*	*ErhB* *µmol/(s · l)*
Kinder und Jugendliche			
Kinder (bis 7 Tage)	*≦2,450*	*2,455—4,200*	*≧4,205*
Kinder (8 Tage bis 3 Monate)	*≦2,250*	*2,255—5,300*	*≧5,305*
Kinder (4 bis 6 Monate)	*≦1,200*	*1,205—2,600*	*≧2,605*
Kinder (7 Monate bis 12 Jahre) und Jugendliche, weiblich (13 bis 17 Jahre)	*≦0,265*	*0,270—0,410*	*≧0,415*
Jugendliche, männlich (13 bis 17 Jahre)	*≦0,285*	*0,290—0,420*	*≧0,425*
Erwachsene			
Frauen	*≦0,400*	*0,410—0,670*	*≧0,680*
Männer	*≦0,570*	*0,580—1,000*	*≧1,010*

Arbeitsblatt

Bestimmung des Hydroxyprolins im Urin

Reagenzien

Chloramin-T-RL: Bei 2—8 °C aufbewahrt, 1 Monat verwendbar.
Dimethylaminobenzaldehyd-Propanol-RL: Vor Licht geschützt, bei 2—8 °C aufbewahrt, 1 Monat verwendbar.
Filterpapier Filtrak 389
Hydroxyprolin-VL*: Bei 2—8 °C aufbewahrt, 1 Monat verwendbar.
Natronlauge (7 mol/l)
Natronlauge (1 mol/l)
Phenolphthalein-I
Propan-2-ol
Salzsäure (7 mol/l)

Prüfmaterial

Sammelurin: Sammelzeit 1 d, vor Licht geschützt 2 d, bei 2—8 °C 7 d, bei —18 °C oder darunter 1 Monat haltbar.

Berechnung

$$\text{dU-Hydroxyprolin}_{\text{korr.}} = \frac{E' \cdot \bar{f} \cdot a}{1000} \cdot F \ \mu\text{mol}$$

$$F = \frac{1{,}73\ m^2}{\text{Körperoberfläche des Patienten in } m^2}$$

a = Anzahl ml des während 1 d ausgeschiedenen Urins.
E′ = korrigierte Extinktion des Prüf-A.
$\bar{f}$ = Bezugsfaktor.

Prüflösung

Urin, klarer	ml	1,00
Salzsäure (7 mol/l)	ml	3,00

In verschlossenem Zentrifugenglas innerhalb 1 h auf 100 °C ± 1 K erhitzen, Gemisch 6 h ± 10 min bei 100 °C ± 1 K halten, schnell abkühlen. Hydrolysat ist bei 2—8 °C 1 Monat haltbar.

Hydrolysat in 10-ml-Meßkolben überführen.

2 × mit Natronlauge (7 mol/l)	ml	1,00
1 × mit Natronlauge (7 mol/l)	µl	500

Nachwaschen, mit Wasser zu 10,00 ml auffüllen.

3 × mit Aktivkohle suspendieren.

Durch Filter Filtrak 389 filtrieren → Filtrat

Filtrat	ml	7,00
Phenolphthalein-I	1 Tropfen	

mit Natronlauge (1 mol/l) titrieren → Rosafärbung, mit Wasser zu 10,00 ml auffüllen.

Ausführung

		Prüf-A.	Leer-A. 1
Prüflösung	µl	500	500
Propan-2-ol	ml	1,00	1,00
Chloramin-T-RL	µl	500	—
Mischen, verschlossen 15 min stehenlassen.			
Dimethylaminobenzaldehyd-Propanol-RL	ml	1,00	1,00
Chloramin-T-RL	µl	—	500

Mischen, verschlossen im Wasserbad auf 60 °C ± 1 K erwärmen, schnell abkühlen, frühestens nach 15 min, spätestens nach 60 min messen.
Messung: λ = 560 nm, d = 10 mm.

Bezugskurve

Bezugslösungen: 1,00, 2,00, 3,00, 5,00, 7,00 und 10,00 ml Hydroxyprolin-VL* jeweils mit Propan-2-ol zu 100,00 ml.

		Bezugs-A.	Leer-A. 2
Bezugslösungen	µl	500	—
Propan-2-ol	µl	—	500

Lösungen wie Prüflösung behandeln.

Den mit Leer-A. 2 korrigierten Extinktionen ≙ 100, 200, 300, 500, 700 und 1000 µmol Hydroxyprolin/l Urin.

		Prüf-A. (Nicht-schw.)	Prüf-A. (Schwangere)	Vergleichs-A. (Nicht-schw.)	Vergleichs-A. (Schwangere)	Bezugskurve
Vergleichslösungen	µl	—	—	200	500	—
Bezugslösungen	ml	—	—	—	—	1,00
Ether, besonders gereinigter	ml	2,50	—	in einem Zentrifugenglas, das 20,0 mg Hydrochinon enthält zur Trockne eindampfen, Rückstand und		
Waschen, Waschflüssigkeit aus Reagenzglas in feinem Strahl in Zentrifugenglas, Etherdämpfe absaugen, trockener Rückstand und						
Wasser	µl	400	—	400	400	400
Rückstand möglichst vollständig lösen.						
Schwefelsäure, konzentrierte (unter Kühlen, bei höchstens 15 °C)	µl	740	740	740	740	740
Verschließen, schwenken, 40 min im Wasserbad erhitzen, schnell abkühlen, in Eis stellen, nach 3—10 min überschichten mit						
Wasser	ml	1,50	1,50	1,50	1,50	1,50
Mischen, in Eis stellen, 3 min nach Wasserzusatz unterschichten mit						
Nitrophenol-RL (auf 0 °C ± 0,5 K gekühlt)	ml	3,00	3,00	3,00	3,00	3,00

20 s schütteln, 5 min bei $\overline{\text{RZB}}$ 1500—2000 zentrifugieren,
obere Schicht + evtl. Flocken an den Berührungsflächen absaugen + verwerfen,
untere Schicht = Prüf-A. (Lichtgeschützt + in Eis stehenlassen).
Innerhalb 15 min nach Zentrifugation messen.

Messung:
Fluoreszenzanregung: Spektrallinie 546 nm einer Quecksilberlampe.
Fluoreszenzstrahlung: Filter 2 mm OG 3 (Filterschwerpunkt von 560—590 nm).

Vergleichslösungen

Fluoreszenzmessungen: Estradiol-VL*: Urin Nichtschwangerer
Estratriol-VL*: Urin Schwangerer
Fluoreszenzintensitäten ≙ 0,734 nmol estrogene Hormone/Ansatz (ber. als Estradiol)
≙ 1,73 nmol estrogene Hormone/Ansatz (ber. als Estratriol)

Bezugskurve

Bezugslösungen: 0,250, 0,500 und 2,50 ml Estradiol-VL* bzw. Estratriol-VL* mit bes. ger. Ethanol zu 5,00 ml. Je 1,00 ml wie unter Vergleichs-A. einsetzen.
Den Fluoreszenzintensitäten ≙ 0,18, 0,37 und 1,83 nmol estrogene Hormone, berechnet als Estradiol/Ansatz.
≙ 0,17, 0,35 und 1,73 nmol estrogene Hormone, berechnet als Estratriol/Ansatz.

Berechnung

Nichtschwangere: dU-estrogene Hormone (ber. als Estradiol) $= \frac{I \cdot a \cdot 0{,}2 \cdot 3{,}67}{I_v \cdot b}$ nmol

Schwangere: dU-estrogene Hormone (ber. als Estratriol) $= \frac{I \cdot a \cdot 0{,}5 \cdot 20 \cdot 3{,}47}{I_v \cdot c \cdot 1000}$ µmol

I = Fluoreszenzintensität des Prüf-A.
I_v = Fluoreszenzintensität des Vergleichs-A.
a = 1500 ml bzw. Anzahl ml des während 1 d ausgeschiedenen Urins, falls mehr als 1500 ml ausgeschieden werden.
b = 2,5 ml bzw. Anzahl ml Urin/Prüf-A.
c = 0,4 ml.

Arbeitsblatt

Bestimmung des Fibrinogens im Plasma

Methode I

Reagenzien

Biuret-RL*: Lichtgeschützt aufbewahren, 14 d verwendbar.
Calciumchloridlösung (25 mmol/l)
Eiweiß-VL: Lichtgeschützt bei 2—8 °C aufbewahren.
Eiweiß-VL**: Bei 2—8 °C aufbewahren, 2 Monate verwendbar.
Natriumchloridlösung (154 mmol/l)
Natronlauge (1 mol/l)

Prüfmaterial

Thrombozytenarmes Plasma
Lipämisches Plasma ist ungeeignet.

Bezugskurve

Bezugslösungen: 100, 200, 300, 400 und 500 µl Eiweiß-VL mit Natriumchloridlösung (154 mmol/l) zu 1,000 ml.
Den korrigierten Extinktionen ≙ Konzentrationen von 10, 20, 30, 40 und 50 % der Eiweißkonzentration der Eiweiß-VL.
Diese Werte sind zur Berechnung der entsprechenden Fibrinogenkonzentration mit 0,2 zu multiplizieren.

Berechnung

$$\text{P-Fibrinogen} = E' \cdot \bar{f} \text{ g/l oder}$$

$$\text{P-Fibrinogen} = \frac{E' \cdot a \cdot 0{,}2}{\overline{E'_v}} \text{ g/l}$$

Ausführung

		Prüf-A.	Vergleichs-A.	Leer-A.	Bezugs-kurve
Natriumchloridlösung (154 mmol/l)	ml	2,50	—	—	—
Thrombozytenarmes Plasma	µl	500	—	—	—
Eiweiß-VL**	µl	—	100	—	—
Bezugslösungen	µl	—	—	—	100
Calciumchloridlösung (25 mmol/l)	ml	2,50	—	—	—
Mischen, verschlossen bei 37,0 °C 1 h stehenlassen und anschließend durch ein dunkelfarbiges Stoffilter filtrieren, zum Gerinnsel auf dem Stoffilter Zugabe von					
Natriumchloridlösung (154 mmol/l)	ml	100	—	—	—
Schwimmen lassen, waschen, mit dem Glasstab leicht ausdrücken, in ein graduiertes 10-ml-Röhrchen geben.					
Natronlauge (1 mol/l)	ml	bis 2-ml-Marke	1,90	2,00	1,90
Bei 37,0 °C bis zur vollständigen Lösung des Gerinnsels stehenlassen, abkühlen.					
Biuret-RL*	ml	4,00	4,00	4,00	4,00

Frühestens 30 min, spätestens 1 h nach Biuret-RL*-Zugabe messen.
Messung: $\lambda = 546$ nm, $d = 20$ mm.

Arbeitsblatt

Bestimmung der Fibrinolyse im Plasma

Reagenzien

Biuret-RL*: Lichtgeschützt aufbewahren, 14 d verwendbar.
Calciumchloridlösung (25 mmol/l)
Eiweiß-VL: Lichtgeschützt bei 2—8 °C aufbewahren.
Eiweiß-VL**: Bei 2—8 °C aufbewahren, 2 Monate verwendbar.
Natriumchloridlösung (154 mmol/l)
Natronlauge (1 mol/l)

Prüfmaterial

Thrombozytenarmes Plasma. Lipämisches Plasma ist ungeeignet.

Bezugskurve

Bezugslösungen: 100, 200, 300, 400 und 500 µl Eiweiß-VL mit Natriumchloridlösung (154 mmol/l) zu 1,00 ml.
Den korrigierten Extinktionen ≙ Konzentrationen von 10, 20, 30, 40 und 50 % der Eiweißkonzentration der Eiweiß-VL.
Diese Werte sind zur Berechnung der entsprechenden Fibrinogenkonzentration mit 0,2 zu multiplizieren.

Berechnung

$$\text{Prozentualer Fibrin-Verlust nach 19 h} = \frac{(F_1 - F_{20}) \cdot 100}{F_1}$$

F_1 = Fibrin-Gehalt des Prüf-A. 1, berechnet als g Fibrinogen/l Plasma.
F_{20} = Fibrin-Gehalt des Prüf-A. 2, berechnet als g Fibrinogen/l Plasma.
F_1 bzw. F_{20} ist wie folgt zu berechnen:

$$\text{P-Fibrinogen} = E' \cdot \bar{f} \text{ g/l oder}$$

$$\text{P-Fibrinogen} = \frac{E' \cdot a \cdot 0{,}2}{\overline{E'_v}} \text{ g/l}$$

Ausführung

		Prüf-A. 1	Prüf-A. 2	Ver-gleichs-A.	Leer-A.	Bezugs-kurve
Natriumchloridlösung (154 mmol/l)	ml	2,50	2,50	—	—	—
Thrombozytenarmes Plasma	µl	500	500	—	—	—
Eiweiß-VL**	µl	—	—	100	—	—
Bezugslösungen	µl	—	—	—	—	100
Calciumchloridlösung (25 mmol/l)	ml	2,50	2,50	—	—	—
Mischen, verschlossen bei 37,0 °C 1 h (Prüf-A. 1) bzw. 20 h (Prüf-A. 2) stehenlassen und anschließend durch ein dunkelfarbiges Stoffilter filtrieren, zum Gerinnsel auf dem Stoffilter Zugabe von						
Natriumchloridlösung (154 mmol/l)	ml	100	100	—	—	—
Schwimmen lassen, waschen, mit dem Glasstab leicht ausdrücken, in ein graduiertes 10-ml-Reagenzglas geben.						
Natronlauge (1 mol/l)	ml	bis 2-ml-Marke	bis 2-ml-Marke	1,90	2,00	1,90
Bei 37,0 °C bis zur vollständigen Lösung des Gerinnsels stehenlassen, abkühlen.						
Biuret-RL*	ml	4,00	4,00	4,00	4,00	4,00

Frühestens 30 min, spätestens 1 h nach Biuret-RL*-Zugabe messen.
Messung: $\lambda = 546$ nm, $d = 20$ mm.

Arbeitsblatt

Bestimmung der Aktivität des Gerinnungsfaktors II im Plasma

Methode II

Reagenzien

Testpackung Gerinnungsfaktor II-Mangelplasma
Barbital-Natrium-Puffer II
Gerinnungsfaktor-II-Mangelplasma-RL (T): 8 h verwendbar.
Thrombokinase-Calciumchlorid-RL*: 2 d, bei 2—8 °C 4 d, bei 37,0 °C 1 d verwendbar.
Normalplasma

Prüfmaterial

Thrombozytenarmes Plasma

Prüflösung

Thrombozytenarmes Plasma + Barbital-Natrium-Puffer II: 1 + 19.

Ausführung

		Prüf-A.	Bezugskurve
Gerinnungsfaktor-II-Mangelplasma-RL (T)	µl	100	100
Prüflösung	µl	100	—
Bezugslösungen	µl	—	100
1 min bei 37,0 °C (Wasserbad) stehenlassen.			
Thrombokinase-Calciumchlorid-RL* (auf 37,0 °C vorgewärmt)	µl	200	200

Mit der Zugabe der Thrombokinase-Calciumchlorid-RL* beginnt die Zeitmessung. Ermittlung des Gerinnungseintritts mit der Häkchenmethode.

Hinweise

1. Geräteeinstellung am KZM-1
   BA: 3; Meßzeitverzögerung: 7,5 s
2. *Referenzbereiche*
   NB: P-Gerinnungsfaktor II (Aktivität) = 70—120 %

Arbeitsblatt

Bestimmung der Aktivität des Gerinnungsfaktors V im Plasma

Methode II

Reagenzien

Testpackung Gerinnungsfaktor V-Mangelplasma
Barbital-Natrium-Puffer II
Gerinnungsfaktor-V-Mangelplasma-RL (T): 8 h verwendbar.
Thrombokinase-Calciumchlorid-RL*: 2 d, bei 2—8 °C 4 d, bei 37,0 °C 1 d verwendbar.
Normalplasma

Prüfmaterial

Thrombozytenarmes Plasma

Prüflösung

Thrombozytenarmes Plasma + Barbital-Natrium-Puffer II: 1 + 19.

Ausführung

		Prüf-A.	Bezugskurve
Gerinnungsfaktor-V-Mangelplasma-RL (T)	µl	100	100
Prüflösung	µl	100	—
Bezugslösungen	µl	—	100
1 min bei 37,0 °C (Wasserbad) stehenlassen.			
Thrombokinase-Calciumchlorid-RL* (auf 37,0 °C vorgewärmt)	µl	200	200

Mit der Zugabe der Thrombokinase-Calciumchlorid-RL* beginnt die Zeitmessung. Ermittlung des Gerinnungseintritts mit der Häkchenmethode.

Hinweise

1. Geräteeinstellung am KZM-1
   BA: 3; Meßzeitverzögerung: 7,5 s
2. *Referenzbereiche*
   NB: P-Gerinnungsfaktor V (Aktivität) = 70—120%

Arbeitsblatt

Bestimmung der Aktivität des Gerinnungsfaktors VIII im Plasma

Methode II

Reagenzien

Testpackung Gerinnungsfaktor VIII-Mangelplasma
Barbital-Natrium-Puffer II
Calciumchloridlösung (25 mmol/l)
Gerinnungsfaktor-VIII-Mangelplasma-RL (T): 8 h verwendbar.
PTT-Kaolin-RL: 8 h, bei 2—8 °C 14 d verwendbar.
Normalplasma

Prüfmaterial

Thrombozytenarmes Plasma

Prüflösung

Thrombozytenarmes Plasma + Barbital-Natrium-Puffer II: 1 + 9.

Ausführung

		Prüf-A.	Bezugskurve
Gerinnungsfaktor-VIII-Mangelplasma-RL (T)	µl	100	100
Prüflösung	µl	100	—
Bezugslösungen	µl	—	100
PTT-Kaolin-RL	µl	100	100
6 min bei 37,0 °C (Wasserbad) stehenlassen.			
Calciumchloridlösung (25 mmol/l) (auf 37,0 °C vorgewärmt)	µl	100	100

Mit der Zugabe der Calciumchloridlösung (25 mmol/l) beginnt die Zeitmessung. Ermittlung des Gerinnungseintritts mit der Häkchenmethode.

Hinweise

1. Geräteeinstellung am KZM-1
   BA: 3; Meßzeitverzögerung: 30 s
2. *Referenzbereiche*
   NB: P-Gerinnungsfaktor VIII (Aktivität) = 70—200%

Arbeitsblatt

Bestimmung der Aktivität des Gerinnungsfaktors IX im Plasma

Methode II

Reagenzien

Testpackung Gerinnungsfaktor IX-Mangelplasma
Barbital-Natrium-Puffer II
Calciumchloridlösung (25 mmol/l)
Gerinnungsfaktor-IX-Mangelplasma-RL (T): 8 h verwendbar.
PTT-Kaolin-RL: 8 h, bei 2—8 °C 14 d verwendbar.
Normalplasma

Prüfmaterial

Thrombozytenarmes Plasma

Prüflösung

Thrombozytenarmes Plasma + Barbital-Natrium-Puffer II: 1 + 9.

Ausführung

		Prüf-A.	Bezugskurve
Gerinnungsfaktor-IX-Mangelplasma-RL (T)	µl	100	100
Prüflösung	µl	100	—
Bezugslösungen	µl	—	100
PTT-Kaolin-RL	µl	100	100
6 min bei 37,0 °C (Wasserbad) stehenlassen.			
Calciumchloridlösung (25 mmol/l) (auf 37,0 °C vorgewärmt)	µl	100	100

Mit der Zugabe der Calciumchloridlösung (25 mmol/l) beginnt die Zeitmessung. Ermittlung des Gerinnungseintritts mit der Häkchenmethode.

Hinweise

1. Geräteeinstellung am KZM-1
   BA: 3; Meßzeitverzögerung: 30 s
2. *Referenzbereiche*
   NB: P-Gerinnungsfaktor IX (Aktivität) = 70—200%

Arbeitsblatt

Bestimmung der Aktivität des Gerinnungsfaktors X im Plasma

Methode II

Reagenzien

Testpackung Gerinnungsfaktor X-Mangelplasma
Barbital-Natrium-Puffer II
Gerinnungsfaktor-X-Mangelplasma-RL (T): 8 h verwendbar.
Thrombokinase-Calciumchlorid-RL*: 2 d, bei 2—8 °C 4 d, bei 37,0 °C 1 d verwendbar.
Normalplasma

Prüfmaterial

Thrombozytenarmes Plasma

Prüflösung

Thrombozytenarmes Plasma + Barbital-Natrium-Puffer II: 1 + 19.

Ausführung

		Prüf-A.	Bezugskurve
Gerinnungsfaktor-X-Mangelplasma-RL (T)	µl	100	100
Prüflösung	µl	100	—
Bezugslösungen	µl	—	100
1 min bei 37,0 °C (Wasserbad) stehenlassen.			
Thrombokinase-Calciumchlorid-RL* (auf 37,0 °C vorgewärmt)	µl	200	200

Mit der Zugabe der Thrombokinase-Calciumchlorid-RL* beginnt die Zeitmessung. Ermittlung des Gerinnungseintritts mit der Häkchenmethode.

Hinweise

1. Geräteeinstellung am KZM-1
   BA: 3; Meßzeitverzögerung: 7,5 s
2. *Referenzbereiche*
   NB: P-Gerinnungsfaktor X (Aktivität) = 70—120%

Arbeitsblatt

Bestimmung des Hepato-Quick-Werts im Blut oder im Plasma

Reagenzien

Testpackung Gerinnungs-Diagnostica Hepato Quick
Barbital-Natrium-Puffer II
Calciumchloridlösung (10 mmol/l)
Citrat-Puffer
Hepato-Quick-RL (T): 1 d, bei 2—8 °C 3 d verwendbar.

Prüfmaterial

Kapillar-Citratblut oder thrombozytenarmes Plasma

Ausführung

		Prüf-A.	
		a	b
Kapillar-Citratblut	µl	120	—
Plasma-Puffer-Mischung	µl	—	100
Hepato-Quick-RL (T)	µl	200	200
bei 37,0 °C (Wasserbad) stehenlassen		1 min	2 min
Calciumchloridlösung (10 mmol/l) (auf 37,0 °C vorgewärmt)	µl	100	100

Mit der Zugabe der Calciumchloridlösung bzw. des Kapillarbluts Zeitmessung beginnen und Eintritt der Gerinnung ermitteln.

Auswertung

Der den jeweiligen Mittelwerten der Gerinnungszeiten entsprechende Hepato-Quick-Wert wird der entsprechenden Wertetabelle entnommen.

Hinweis

Referenzbereiche
NB: B- oder P-Hepato-Quick-Wert = 70—130%

Arbeitsblatt

Zählung der Leukozyten im Blut

Methode II
(Konduktometrische Methode)

Reagenzien

Natriumchlorid-Natriumazid-RL*
Saponin-Ascorbinsäure-RL: 3 d, bei 2—8 °C 21 d verwendbar.

Prüfmaterial

Kapillar- oder EDTA-Blut

Prüflösung

Kapillar- oder EDTA-Blut + Natriumchlorid-Natriumazid-RL* + Saponin-Ascorbinsäure-RL: Endverdünnung des Bluts 1:630

Ausführung

Durchführung in verschließbaren Probengefäßen

		Prüf-A.	Leer-A.
Natriumchlorid-Natriumazid-RL*	ml	12,40	12,40
EDTA- oder Kapillarblut	µl	20,0	—
Blutverdünnung vorsichtig schwenken. Weiterverarbeitung innerhalb 8 h möglich.			
Saponin-Ascorbinsäure-RL	µl	200	200

Nach frühestens 3, spätestens 20 min Messung der Probe. Meßwert des Prüf-A. mit Meßwert des Leer-A. korrigieren.

Berechnung

B-Leukozyten = $(\bar{x} - \bar{L}) \cdot 0{,}1$ Gpt/l

$\bar{x}$ = Mittelwert 2er aufeinanderfolgender Messungen des Prüf-A.
$\bar{L}$ = Mittelwert der Zweifachbestimmung der Leer-A.

Hinweise

1. Prüfergebnis >20,0 Gpt/l, dann 1 VT Blut + 9 VT Natriumchlorid-Natrium-azid-RL*.
   Berechnung: B-Lkcs = $(\bar{x} - \bar{L}) \cdot 1{,}0$ Gpt/l.
   Prüfergebnis <3 Gpt/l, dann bei Tastendruck „10x" messen.
   Berechnung: B-Lkcs = $(\bar{x} - \bar{L}) \cdot 0{,}01$ Gpt/l,
2. *Referenzbereiche:*

NB:	*Kinder:*	*Bis 2. Tag*	*B-Lkcs = 3,4— 9,4 Gpt/l*
		3.—7. Tag	*B-Lkcs = 5,0—21,0 Gpt/l*
		8.—30. Tag	*B-Lkcs = 5,0—19,5 Gpt/l*
		2.—12. Monat	*B-Lkcs = 6,0—17,5 Gpt/l*
		bis 2. Jahr	*B-Lkcs = 6,0—17,5 Gpt/l*
		3.—6. Jahr	*B-Lkcs = 5,0—14,5 Gpt/l*
		7.—15. Jahr	*B-Lkcs = 4,5—13,5 Gpt/l*
	Erwachsene:		*B-Lkcs = 3,8— 9,8 Gpt/l*

Während des Druckes eingetretene Veränderungen und Druckfehlerberichtigung

Die mit * bezeichneten Absätze sind in dieser Anlage zum ersten Mal aufgeführt; alle übrigen waren bereits in der Berichtigung des AB (D. L.) — DDR 85 enthalten.

Band 1

* Inhaltsverzeichnis
Seite XI, vorletzte Zeile
Bisherige Ziffern: 7 1—3 87
Korrigierte Ziffern: 7 1—2 87

* Inhaltsverzeichnis
Seite XVIII, 5. bis 7. Zeile von unten streichen

Vorwort
Seite 2, 3./4. Zeile: Bisheriger Text: der Deutschen Demokratischeu Republik
Korrigierter Text: der Deutschen Demokratischen Republik
Seite 2, 16. Zeile: Bisheriger Text: Fachausschuß „Diagnostische Laboratiumsmethoden"
Korrigierter Text: Fachausschuß „Diagnostische Laboratoriumsmethoden"
Seite 9, 5. Zeile: Bisheriger Text: des Bereichs Medizin der
Korrigierter Text: des Bereichs Medizin der Martin-Luther-Universität Halle—Wittenberg
Seite 9, 7. Zeile streichen

Fachtechnische Erläuterungen
Volumenangaben, Volumenmessung
Seite 3, 2. Zeile: Bisheriger Text: Aug. 4.81
Korrigierter Text: Ausg. 4.81

Zentrifugalbeschleunigung, relative
Seite 2, linke Skale: Bisheriger Text: . . . 200 350 300
Korrigierter Text: . . . 200 250 300

Prüfbestimmungen
Verbindlichkeit, Durchführung
Seite 2, 4. Zeile: Bisheriger Text: In diesen Kurzfassungen
Korrigierter Text: In diesen Kurzfassungen und bei Referenzbereichen

* Gewinnung und Aufbewahrung des Untersuchungs- und Prüfmaterials, 2
Seite 2, 21. Zeile: Bisheriger Text: Citrat-RL
Korrigierter Text: Natriumcitrat-RL

Gewinnung und Aufbewahrung des Untersuchungs- und Prüfmaterials, 5
Seite 1, 22. Zeile: Bisheriger Text: Zinkkautschuk-Pflasterstreifen
Korrigierter Text: Rollenpflasterstreifen

Qualitätskontrolle, Qualitätssicherung, 1
Seite 1, 11. Zeile: Bisheriger Text: Aktualität der Prüfergebnisse, und der Interpretation
Korrigierter Text: Aktualität der Prüfergebnisse und der Interpretation
Seite 2, 29. Zeile: Bisheriger Text: $\bar{x}$.
Korrigierter Text: $\bar{\bar{x}}$
Seite 2, letzte Zeile: Bisheriger Text: statistische Sicherheit s
Korrigierter Text: statistische Sicherheit S

Qualitätskontrolle, Qualitätssicherung, 2
Seite 2, 31. Zeile: Bisheriger Text: der Qualitätsindexes QI-P
Korrigierter Text: der Qualitätsindex QI-P
Seite 2, 36. Zeile: Bisheriger Text: Minimalwert s_{min} (s. Tab. 10)
Korrigierter Text: Minimalwert s_{min}

Seite 3, vorletzte Zeile: Bisheriger Text: (s. 5.3.1.3: Tab. 10)
Korrigierter Text: (s. 5.3.1.3; Tab. 10)

* Qualitätssicherung 4
Seite 7, Seitenangabe einfügen
Qualitätskontrolle, Qualitätssicherung, 4

Seite 10, 11. Zeile: Bisheriger Text: Hämataokritkapillaren
Korrigierter Text: Hämatokritkapillaren

* Qualitätskontrolle, Qualitätssicherung, 5
Seite 5, Gleichung (14)
neue Zeile: FG = n — 1
Seite 6, Gleichung (15)
neue Zeile: FG = $n_1 + n_2 - 2$
Seite 6, Tabelle 6, Tabellenkopf
Bisheriger Text: FG (n — 1):
Korrigierter Text: FG

* Abkürzungen für Prüfkomponenten oder Methoden des AB (D. L.) — DDR
Seite 2, letzte Zeile streichen

Anlagen

* Reagenzien, 3.2
Seite 10, Zeile 9
Bisheriger Text: $C_{21}H_{17}Br_2O_5S$ (540,2)
Korrigierter Text: $C_{21}H_{16}Br_2O_5S$ (540,2)

* Reagenzien 3.6
Seite 6, 8. bis 16. Zeile: Bisherigen Text streichen
Neuer Text:
ADH-RL (T)

ADH: Spezifische Aktivität mindestens 300 mmol/(s · kg) bzw. mindestens 50 mmol/(s · l)
Der Inhalt der Flasche 502/B wird in 1,40 ml Tetranatriumdiphosphat-RL* (T) gelöst.
Die Reagenzlösung ist bei 2 bis 8 °C aufzubewahren. Sie ist 5 d verwendbar.
Tetranatriumdiphosphat-RL (T)
Tetranatriumdiphosphat: 112 mmol/l
Der Inhalt der Flasche 502/C wird in Wasser zu 200,00 ml gelöst. Anschließend wird 1,00 ml Wasser zugegeben und gemischt.
Die Reagenzlösung ist bei 2 bis 8 °C aufzubewahren. Sie ist 1 Monat verwendbar.
Tetranatriumdiphosphat-RL* (T)
Tetranatriumdiphosphat: 28 mmol/l
1,00 ml Tetranatriumdiphosphat-RL (T) und 3,00 ml Wasser werden gemischt.
Die Reagenzlösung ist unmittelbar vor der Verwendung herzustellen.

* Reagenzien, 3.7
Seite 6, 9. Zeile ergänzen: VEB Laborchemie Apolda Feinchemie Sebnitz

* Reagenzien, 3.8
Seite 3, vorletzte Zeile ergänzen: Gedeon Richter ltd. Budapest

* Reagenzien, 3.11
Seite 1, letzte Zeile: Bisheriger Text: ... und Nicotinamidadenindinucleotid-RL (NAD-RL) gemischt.
Korrigierter Text: ... und Nicotinamidadenindinucleotid-RL (NAD-RL) unmittelbar vor der Verwendung gemischt.

Reagenzien, 3.12
Seite 4, 3. Zeile: Bisheriger Text: D-Mannitol für die Mikroskopie
Korrigierter Text: D-Mannitol für die Mikrobiologie

Seite 4, viertletzte Zeile: Bisheriger Text: Listeria monocytogenes-Testantigene OI, II
Korrigierter Text: Listeria monocytogenes- Testantigen OI, II
Treponema pallidum, 2
Seite 1, vorletzte Zeile: mehrere Transversal- und einen Longitudinalschnitt
Korrigierter Text: mehrere Transversalschnitte und einen Longitudinalschnitt
Seite 2, 25. Zeile: Bisheriger Text: Ganzglasfritte G5
Korrigierter Text: Ganzglasfritte POR 1,6 (G5)
Seite 5, 21. Zeile: Bisheriger Text: Lysozym aus Hühnereiweiß (Enzymstärke $10 \cdot 10^6$ Sigma E/l)
Korrigierter Text: Lysozym aus Hühnereiweiß

Kapitel G
Candida-Antikörper, 1.1
Seite 1 und Seite 3, Finder: Bisherige Ziffer: 1
Korrigierte Ziffer: 1.1
Candida-Antikörper, 1.2
Seite 1, 17. Zeile: Bisheriger Text: auf mit Einmachfolie belegte
Korrigierter Text: auf mit sterilisierter Einmachfolie belegte

Kapitel H
Darmprotozoen, 1.1
Seite 2, 18. Zeile: Bisheriger Text: 50 µg je Milliliter
Korrigierter Text: 50 Milligramm je Liter
Arbeitsblätter
Alaninaminopeptidase, 1.1
Seite 2, vorletzte Zeile:
Bisheriger Text: 0,840—0,100 µmol/(s · l)
Korrigierter Text: 0,840—1,000 µmol/(s · l)
* Alaninaminotransferase, 1.1.1, 1.2.1, 1.2.2
Seite 2, Referenzbereiche: Bisherigen Text streichen
Neuer Text (kursiv): s. Methoden 1.1, 1.2
Alaninaminotransferase, 1.2.1
Seite 2, 4. Zeile: Bisheriger Text: <0,0045 ... <0,0025
Korrigierter Text: >0,0045 ... >0,0025
* Ammonium-Ionen, 1.1
Seite 2, 2. Zeile: Bisheriger Text: $(\Delta E - k_1 \cdot \Delta \bar{E}_1) \cdot k_2$
Korrigierter Text: $(\Delta E - k_1 \cdot \Delta E_L) \cdot k_2$
Seite 2, 7. Zeile: Bisherige Ziffern: $k_2 = 977$ $k_2 = 959$
Korrigierte Ziffern: $k_2 = 984$ $k_2 = 965$
Seite 2, vorletzte Zeile:
Bisheriger Text: P-Ammonium-Ionen = 11,5—38,0 µmol/l
Korrigierter Text: P-Ammonium-Ionen = 11,2—48,2 µmol/l
Seite 2, letzte Zeile:
Bisheriger Text: P-Ammonium-Ionen = 16,6—47,3 µmol/l
Korrigierter Text: P-Ammonium-Ionen = 14,7—55,3 µmol/l
* Aspartataminotransferase, 1.1.1, 1.2.1, 1.2.2
Seite 2, Referenzbereiche: Bisherigen Text streichen
Neuer Text (kursiv): s. Methoden 1.1, 1.2
* Cholinesterase, 1.1.1
Seite 2, Referenzbereiche: Bisherigen Text streichen
Neuer Text (kursiv): s. Methode 1.1

Creatinin, 1.1.1

Seite 2, 1. Zeile: Bisheriger Text: innerhalb 20 und 30 min

Korrigierter Text: innerhalb 20 bis 30 min

Seite 2, 10. Zeile:

Bisheriger Text: 0,2 dann Urin + Wasser: 1 + 9, Ergebnis:10

Korrigierter Text: 0,2, dann Urin + Wasser: 1 + 9, Ergebnis × 10

* Creatinkinase, 1.1.1

Seite 1, Finder: Bisherige Ziffer: 1.1

Korrigierte Ziffer: 1.1.1

Seite 2, Referenzbereich: Bisherigen Text streichen

Neuer Text (kursiv): s. Methode 1.1

Eiweiß, 3.1

Seite 2, 4. Zeile: Bisheriger Text: Et = Mittelwert

Korrigierter Text: $\overline{E'_V}$ = Mittelwert

Eiweiß, 4.1.1

Seite 1, 21. Zeile: Bisheriger Text: f = Bezugsfaktor

Korrigierter Text: $\bar{f}$ = Bezugsfaktor

Harnstoff, 1.1.1

Seite 1, 8. Zeile: Bisheriger Text: Natriumphypochlorit-RL (T)

Korrigierter Text: Natriumhypochlorit-RL (T)

3-Hydroxybutyrat, 1.1

Seite 1, Reagenzien: Einfügung: Ammediol-Puffer

Magnesium, 1.1

Seite 1, 22. Zeile: Bisheriger Text: 0,5, 1,25, 1,5 und 2 mmol Magnesium/l Serum.

Korrigierter Text: 0,5, 1, 1,25, 1,5 und 2 mmol Magnesium/l Serum bzw. Urin.

* Phosphatasen, saure, 1.1

Seite 1, Tabellenreihe 3, unter Leeransatz 3:

Bisheriger Text: 5 min

Korrigierter Text: 65 min

Phosphor, 1.1

Seite 2, 2. Zeile: Bisheriger Text: dU-Phosphor = ... mmol/l
S-Phosphor = ... mmol

Korrigierter Text: dU-Phosphor = ... mmol
S-Phosphor = ... mmol/l

Reptilasezeit, 1.1

Seite 1, Seitenangabe: Bisherige Ziffer: 3

Korrigierte Ziffer: 1

Thromboplastinzeit-Wert, 1.2

Seite 1, Tabellenspalte Calciumchlorid-RL*:

1. Zeile „µl 100 100" ist zu streichen

Brucellen-Antikörper, 1.2.1

Seite 2, Tabelle, 16. Zeile:

Bisheriger Text: Brucella abortus-Testantigen

Korrigierter Text: Brucella abortus-Testantigensuspension

Enterobacteriaceae, Yersinia pseudotuberculosis-Antikörper, 4.1

Seite 3, Seitenangabe: Bisherige Ziffer: 1

Korrigierte Ziffer: 3

* Reagenzien, 3.13
Seite 3, Seitenangabe einfügen
Reagenzien, 3.15
Seite 7, Phenolsulfonphthalein-VL streichen
Seite 16, PSP-Plasma-Test streichen
* Reagenzien, 3.19
Seite 13, TPHA-Test: Bisheriger Text: Fujirebico Pharmaceutical Comp., Ltd.
Korrigierter Text: Fujirebio INC.
* Seite 17, Trinatriumphosphat-RL streichen
* Seite 18, Trübungsstandard: Bisheriger Text: Standardhalter: Staatliches Kontrollinstitut für Seren und Impfstoffe
Korrigierter Text: Standardhalter: Staatliches Kontrollinstitut für immunbiologische Arzneimittel
Reagenzien, 3.22
Seite 1, 10. Zeile: Bisheriger Text: . . . und bei der Demineralisierung . . .
Korrigierter Text: . . . und bei der Demineralisation . . .
Puffer, Standardpufferlösungen, 5.1
Seite 1, 3. Zeile: Bisheriger Text: 1. Substanzen
Korrigierter Text: 1. Puffersubstanzen
Seite 4, 9. Zeile: Bisheriger Text: Kalium-dihydrogen-phosphat
Korrigierter Text: Kalium-dihydrogen-phosphat*
Puffer, Arbeitspufferlösungen, 5.2.9
Seite 5, 21./22. Zeile: Bisheriger Text: (89,6 mol/l)
Korrigierter Text: (89,6 mmol/l)
Puffer, Arbeitspufferlösungen, 5.2.10
Seite 1, 3. Zeile: Bisheriger Text: Eichpuffersubstanz
Korrigierter Text: Puffersubstanz
Kultur- und Transportmedien, 6.1
Seite 12, 22. Zeile: Bisheriger Text: Phenolrotlösung (2,0 g/1,00 l)
Korrigierter Text: Phenolrotlösung (2,0 g/1,000 l)
Seite 21, 8. Zeile: Bisheriger Text: in 600 ml Wasser
Korrigierter Text: in 500 ml Wasser
Anlagen, 7
Seite 2, nach Zeile 23 einfügen:
Phenolsulfonphthalein
Prüfung der Phenolsulfonphthalein-Ausscheidung
1 1—3 83
Arbeitsblatt
1.1 1—2 83

Band 2

Kapitel A
Acidität, 1
Seite 1 und Seite 3, Finder: Bisheriger Text: Magensaft 1
Korrigierter Text: Acidität 1
Seite 1, 22. Zeile: Bisheriger Text: die in 4 als B 1
Korrigierter Text: die in 4, als B 1
Acidität, 2
Seite 1, Finder: Bisheriger Text: Acidität, titrierbare 1
Korrigierter Text: Acidität 2

Alaninaminopeptidase, 1

Seite 3, vorletzte Zeile: Die Zahl 0,840 ist als kursiv gesetzt zu betrachten

Alaninaminotransferase, 1.1

Seite 2, 7./8. Zeile: Bisheriger Text: L-Alanin: 471 mmol/l Tris(hydroxymethyl)aminomethan: 157 mmol/l

Korrigierter Text: L-Alanin: 428 mmol/l Tris(hydroxymethyl)aminomethan: 143 mmol/l

* Albumin, 1

Seite 2, 13. und 14. Zeile: Bisheriger Text: Detergens-RL

Korrigierter Text: Detergens-RL*

* δ-Amino-lävulinsäure, 1.1

Seite 2, 6. Zeile: Bisheriger Text: Höhe von 24 $\pm$ 3 mm

Korrigierter Text: Höhe von 240 mm $\pm$ 3 mm

Aminosäuren, 1

Seite 1, 11./12. Zeile: Bisheriger Text: Desinfektion mit benzinvergälltem Ethanol (70 Vol.-%)

Korrigierter Text: Desinfektion entsprechend geltenden verbindlichen Regelungen

Seite 2, 8. Zeile: Bisheriger Text: Auf die Schicht

Korrigierter Text: Auf der Schicht

* Seite 2, 27. Zeile: Bisheriger Text: DL-Lysin-monohydrochlorid

Korrigierter Text: L-Lysin-monohydrochlorid

* Seite 3, 7. Zeile: Bisheriger Text: DL-Lysin-monohydrochlorid

Korrigierter Text: L-Lysin-monohydrochlorid

* Seite 5, 9. Zeile: Bisheriger Text: L-Cystin

Korrigierter Text: L-Cystin-dihydrochlorid

Aspartataminotransferase, 1.2

Seite 2, 27. Zeile: Bisheriger Text: Mittelwert der Extinktionsänderung des Leeransatzes

Korrigierter Text: Mittelwert der Extinktionsänderungen des Leeransatzes

Chlorid, 1

Seite 1, 7. Zeile: Bisheriger Text: Allgemeine Prüfbestimmungen, Gewinnung des Prüfmaterials

Korrigierter Text: Prüfbestimmungen, Gewinnung des Prüfmaterials

Cholesterol, 1.2

* Seite 1, 21. bis 26. Zeile: Bisherigen Text streichen

Neuer Text: Bezugslösungen: Zur Herstellung der Bezugslösungen ist Serulat Chol-Cal zu verwenden.
Aus Serulat Chol-Cal werden mit Natriumchloridlösung (154 mmol/l) folgende Verdünnungen hergestellt:

* Seite 2, 1. und 2. Zeile: Bisherigen Text streichen

Neuer Text: Den gemessenen Peaks dieser Lösungen entsprechen 25, 50, 75 und 100 Prozent der Cholesterolkonzentration des Serulat Chol-Cal, angegeben in Millimol Cholesterol je Liter.

Seite 2, Abbildung: Bisheriger Text: Cholesterol-RL

Korrigierter Text: Essigsäureanhydrid-Schwefelsäure-RL

Creatinin, 1.2

Seite 2, Schlauchbestückungsplan, Tabellenkopf

Bisheriger Text: Förderleistung µb/s

Korrigierter Text: Förderleistung µl/s

Eisen, 1.1

Seite 3, 22. Zeile: Bisheriger Text: 500 µl Trichloressigsäure (1,22 mol/l)

Korrigierter Text: 500 µl Trichloressigsäurelösung (1,22 mol/l)

* Eisen, 1.2

Seite 2, Hinweis 2 streichen, Numerierung nachfolgender Hinweise entsprechend ändern

Eisenbindungskapazität, 1

Seite 1, 25. Zeile: Bisheriger Text: Bestimmung des Eisens im Serum, Ausführung

Korrigierter Text: Bestimmung des Eisens im Serum, Methode II. Ausführung

Eiweiß, 4.3
Seite 1, 9./10. Zeile: Bisheriger Text: stark hämolytisches ... mit einem Bilirubingehalt > S 170 Mikromol je Liter
Korrigierter Text: Stark hämolytisches ... mit einem Bilirubingehalt bis zu 170 Mikromol je Liter

Fructose, 1
Seite 1, 7. Zeile: Bisheriger Text: zu prüfen darf oder
Korrigierter Text: zu prüfen oder darf

* Gallenfarbstoffe, 3
Seite 2, anschließend an Leeransatz 3 einfügen: Zur Aufstellung der Bezugskurve ist vorzugsweise Bilirubin-Standard einzusetzen. Die Konzentrationen an Mikromol Bilirubin je Liter Serum sind dabei auf den jeweils deklarierten Gehalt des Bilirubin-Standards zu beziehen.

* Gallenfarbstoffe, 4
Seite 2, nach Zeile 19 einfügen: siehe Einfügung Gallenfarbstoffe, 3

* Gallenfarbstoffe, 5
Seite 2, vorletzte Zeile: Bisheriger Text: ... Bilirubingehalt von 17 μmol/l ...
Korrigierter Text: ... Bilirubingehalt von 17 μmol/l und größer ...

Glucose, 2.1
Seite 2, 5. Zeile: Bisheriger Text: Dianinsidin
Korrigierter Text: Dianisidin
Seite 2, 19. Zeile: Bisheriger Text: zu mischen, die
Korrigierter Text: zu mischen und die

Glucose, 4
Seite 2, 8. Zeile: Bisheriger Text: als normal, pathologisch gestört oder nicht klassifizierbar
Korrigierter Text: als normal, pathologisch, gestört oder nicht klassifizierbar

Band 2a

5-Hydroxy-indol-3-ylessigsäure, 1.1, 1.2
Seite 1, 17. Zeile: Bisheriger Text: des filtrierten Urins werden 3mal
Korrigierter Text: des filtrierten Urins wird 3mal
Seite 3, 9. Zeile: Bisheriger Text: 5-Hydroxyl-indol-3-ylessigsäure
Korrigierter Text: 5-Hydroxy-indol-3-ylessigsäure

5-Hydroxy-indol-3-ylessigsäure
Methode I, Hinweis 1 und Methode III, Hinweis 1
Bisheriger Tex: 2 Hundertstel des Gesamtvolumens des filtrierten Urins
Korrigierter Text: 1 Zweihundertstel des Gesamtvolumens des filtrierten Urins

4-Hydroxy-3-methoxy-mandelsäure, 1.1, 1.2
Seite 3, 3. und 4. Zeile: Bisheriger Text: Flächeninhalt
Korrigierter Text: Flächeneinheit

4-Hydroxy-3-methoxy-mandelsäure
Methode I, Hinweis 1 und Methode III, Hinweis 1
Bisheriger Text: 2 Hundertstel
Korrigierter Text: 1 Zweihundertstel

4-Hydroxy-3-methoxy-mandelsäure, 1.4
Seite 1, 19. Zeile: Bisheriger Text: Borat-Ethoanl-RL
Korrigierter Text: Borat-Ethanol-RL

* Immunglobuline, 1
Seite 4, vorletzte Zeile: Bisheriger Text: oberhalb 8,5 Prozent
Korrigierter Text: oberhalb 0,9 Prozent

Immunglobuline, 2
Seite 4, 20. Zeile: Bisheriger Text: $\leqq 16{,}1$
Korrigierter Text: $\geqq 16{,}1$

Kalium, 2.2

Seite 1, 20. Zeile: Bisheriger Text: Anzahl Kalium Millimol

Korrigierter Text: Anzahl Millimol Kalium

* Kupfer, 1.1

Seite 2 und 3, Bezugskurve

Bisherigen Text streichen

Neuer Text: 0,250, 0,500, 1,00, 1,50, 2,00 und 2,50 ml Kupfer-VL* werden mit Wasser zu 100,00 ml aufgefüllt. Je 1,00 ml dieser Lösungen werden mit 500 µl Trichloressigsäurelösung (1,22 mol/l) gemischt.

Diese Lösungen werden direkt dem Zerstäuber zugeführt. Den mit dem Leeransatz korrigierten Peakhöhen der Schreiberaufzeichnung bzw. Transmissionswerten am TEC 1 entsprechen Konzentrationen von 5, 10, 20, 30, 40 und 50 Mikromol Kupfer je Liter Serum.

Kontrolle der Stabilität: Bezugslösung 3 (20 µmol/l)
Bezugslösung 5 (40 µmol/l)

* Kupfer, 1.2

Seite 2, Bezugskurve

Bisherigen Text streichen

Neuer Text: 0,250, 0,500, 1,00, 2,00, 3,00 und 3,50 ml Kupfer-VL* werden jeweils mit Wasser zu 100,00 ml aufgefüllt.

Je 1,00 ml dieser Lösungen wird mit je 2,00 ml Ascorbinsäure-Trichloressigsäure-RL* versetzt. Je 2,00 ml dieser Lösungen werden, wie unter „Prüfansatz" angegeben, behandelt. Den mit der Extinktion des Leeransatzes korrigierten Extinktionen dieser Ansätze entsprechen Konzentrationen von 5, 10, 20, 40, 60 und 70 Mikromol Kupfer je Liter Serum.

* Kupfer, 1.2

Seite 2, Hinweis 3 streichen, Numerierung nachfolgender Hinweise entsprechend ändern

Kupfer, 2.1

Seite 1, 5. Zeile von unten: Bisheriger Text: Milimeter

Korrigierter Text: Millimeter

* Seite 2, Bezugskurve

Bisherigen Text streichen

Neuer Text: 0,075, 0,150, 0,300, 0,500, 0,700 und 1,00 ml Kupfer-VL* werden mit Wasser zu 100,00 ml aufgefüllt. Diese Lösungen werden direkt dem Zerstäuber zugeführt. Den korrigierten Peakhöhen der Schreiberaufzeichnung bzw. den Transmissionswerten entsprechen Konzentrationen von 1,5, 3, 6, 10, 14 und 20 Mikromol Kupfer je Liter Urin.

Kontrolle der Stabilität: Bezugslösung 3 (6 µmol/l)
Bezugslösung 5 (14 µmol/l)

* Kupfer, 2.2

Seite 2, Bezugskurve

Bisherigen Text streichen

Neuer Text: 0,075, 0,150, 0,300, 0,500, 0,700 und 1,00 ml Kupfer-VL* werden jeweils mit Wasser zu 100,00 ml aufgefüllt. Je 2,50 ml dieser Lösungen werden, wie unter „Prüfansatz" angegeben, behandelt. Den mit der Extinktion des Leeransatzes 2 korrigierten Extinktionen dieser Lösungen entsprechen Konzentrationen von 1,5, 3, 6, 10, 14 und 20 Mikromol Kupfer je Liter Urin.

* Leucinaminopeptidase, 1

Seite 2, 10./11. Zeile: Bisheriger Text:		Inkubationsansatz	Prüfansatz
	L-Leucinhydrazid:	16 mmol/l	1,96 mmol/l
Korrigierter Text:		Inkubationsansatz	Prüfansatz
	L-Leucinhydrazid:	28,8 mmol/l	3,54 mmol/l

L-Phenylalanin, 2

Seite 1, 6. Zeile: Bisheriger Text: 2,00 µl Serum

Korrigierter Text: 20,0 µl Serum

Seite 1, 20. und 22. Zeile: Bisheriger Text: 10,0 µl . . . wird

Korrigierter Text: 10,0 µl . . . werden

Phosphatase, alkalische, 1.2

Seite 3, 21. Zeile:

Bisheriger Text: $= \frac{E' \cdot 10^2}{0{,}006} \, m^2 \, mol^{-1}$

Korrigierter Text: $= \frac{\overline{E'} \cdot 10^2}{0{,}006} \, m^2 \, mol^{-1}$

Phosphatase, alkalische, 1.3

Seite 4, 18. Zeile: Bisheriger Text: werden mit Wasser zu 1,0 l Wasser aufgefüllt

Korrigierter Text: werden mit Wasser zu 1,0 l aufgefüllt

Phosphor, 1

Seite 1, 13. Zeile: Bisheriger Text: zu entnehmen.

Korrigierter Text: zu entnehmen. Für die Bestimmung ist 1 Volumenteil Urin mit 9 Volumenteilen Wasser zu verdünnen.

Seite 1, 15. Zeile: Bisheriger Text: 50,0 µl Serum bzw. Urin

Korrigierter Text: 50,0 µl Serum bzw. 50,0 µl des mit Wasser verdünnten Urins

Seite 2, 3. Zeile

Bisheriger Text: dU-Phosphor $= \frac{E' \cdot a \cdot \bar{f}}{1000}$ mmol

Korrigierter Text: dU-Phosphor $= \frac{E' \cdot a \cdot \bar{f}}{100}$ mmol

Seite 2, 21. Zeile: Bisheriger Text: gegen Natriumchloridlösung zu messen.

Korrigierter Text: gegen Natriumchloridlösung (154 mmol/l) zu messen

Säuren-Basen-Gleichgewicht, 1

Seite 4, 5. Zeile: Bisheriger Text: denen der Kapillaren

Korrigierter Text: den der Kapillaren

Seite 7, 29. Zeile: Bisheriger Text: bedingte Abweichungen

Korrigierter Text: bedingter Abweichungen

Triglyceride, 1.1

Seite 2, 18. und 31. Zeile: Bisheriger Text: 400 µl

Korrigierter Text: 200 µl

Seite 3, 3. Zeile von unten: Bisheriger Text: Hypoproteinämien

Korrigierter Text: Hyperlipoproteinämien

* Zink, 1

Seite 2/3, Bezugskurve

Bisherigen Text streichen

Neuer Text: 0,250, 0,500, 0,750, 1,00, 1,50 und 2,00 ml Zink-VL* werden jeweils mit Wasser zu 100,00 ml aufgefüllt. Je 1,00 ml dieser Lösungen werden mit 500 µl Trichloressigsäurelösung (1,22 mol/l) gemischt. Diese Lösungen werden direkt dem Zerstäuber zugeführt. Den mit dem Leeransatz korrigierten Peakhöhen der Schreiberaufzeichnung bzw. den Transmissionswerten am TEC 1 entsprechen Konzentrationen von 5, 10, 15, 20, 30 und 40 Mikromol Zink je Liter Serum.

Kontrolle der Stabilität: Bezugslösung 3 (15 µmol/l)
Bezugslösung 5 (30 µmol/l)

Zink 2

* Seite 2, Bezugskurve

Bisherigen Text streichen

Neuer Text: 100, 250, 500, 750 und 1000 µl Zink-VL* werden mit Wasser zu 100,00 ml aufgefüllt. Diese Lösungen werden direkt dem Zerstäuber zugeführt. Den korrigierten Peakhöhen der Schreiberaufzeichnung bzw. den Transmissionswerten entsprechen Konzentrationen von 2, 5, 10, 15 und 20 Mikromol Zink je Liter Urin.

Kontrolle der Stabilität: Bezugslösung 2 (5 µmol/l)
Bezugslösung 4 (15 µmol/l)

Seite 2, vorletzte Zeile: Bisheriger Text: = 1,5 bis 1 µmol

Korrigierter Text: = 1,5 bis 11 µmol

Band 3

Kapitel B

Analgetika, 1

Seite 4, 12. Zeile:

Bisheriger Text: 3,0 µl Vergleichslösung 3 . . . und
3,0 µl Vergleichslösung 4

Korrigierter Text: 5,0 µl Vergleichslösung 3 . . . und
5,0 µl Vergleichslösung 4

Arsen, 1

Seite 2, 2. Zeile: Bisheriger Text: $\frac{E' \cdot 26}{E'_v}$

Korrigierter Text: $\frac{E' \cdot 26}{\overline{E'_v}}$

Hämiglobin, 1

Seite 2, 16. bis 19. Zeile: Der Text ist als kursiv gesetzt zu betrachten

Phenothiazine, 1

Seite 2, 21./22. Zeile: Bisheriger Text: Vergleichslösung 2 als Startfleck c

Korrigierter Text: Vergleichslösung 2 als Startfleck e

Quecksilber, 1

Seite 1, vorletzte Zeile: Bisheriger Text: 5 mm

Korrigierter Text: 1 mm

Seite 4, 5. Zeile: Bisheriger Text: Luft (5,56 bis 55,6 m/s)

Korrigierter Text: Luft (5,56 bis 55,6 ml/s)

Kapitel C

Blutgruppenserologie, Rh-System, 1

Seite 1, 12. und 15. Zeile: Bisheriger Text: 5 — Volumenteile

Korrigierter Text: — 5 Volumenteile

Blutgruppenserologie, Rh-System, 2.1 und 2.2

Finder: Bisheriger Text: RH-System

Korrigierter Text: Rh-System

Antierythrozytäre Autoantikörper, 1

Seite 2, 21. 22. Zeile: Bisheriger Text: „Immunhämatologische Prüfmethoden, Ausführung"

Korrigierter Text: „Ausführung"

Antierythrozytäre Autoantikörper, 3

Seite 2, 27. Zeile: Bisheriger Text: Kälteantikörper

Korrigierter Text: Kälteagglutinine

Kapitel D

Fibrinogen, 1

Seite 1, 16. Zeile: Bisheriger Text: in Millilitern anzugeben
Korrigierter Text: in Mikrolitern anzugeben

Fibrinogen, 2.1

Seite 2, 4. Zeile:

Bisheriger Text: $\text{P-Fibrinogen} = \frac{E' \cdot a \cdot 2}{\overline{E'_v}}$ g/l

Korrigierter Text: $\text{P-Fibrinogen} = \frac{E' \cdot a \cdot 0{,}2}{\overline{E'_v}}$ g/l

Seite 2, 23. Zeile: Bisheriger Text: mit 2 zu multiplizieren
Korrigierter Text: mit 0,2 zu multiplizieren

Fibrinolyse, 1

Seite 2, 11. Zeile:

Bisheriger Text: $\text{P-Fibrinogen} = \frac{\bar{E} \cdot a \cdot 2}{E'_v}$ g/l

Korrigierter Text: $\text{P-Fibrinogen} = \frac{E' \cdot a \cdot 0{,}2}{\overline{E'_v}}$ g/l

Seite 2, letzte Zeile: Bisheriger Text: mit 2 zu multiplizieren
Korrigierter Text: mit 0,2 zu multiplizieren

Gerinnungsfaktoren, 2.1

Finder: Bisheriger Text: Gerinnungsfaktoren 2.2
Korrigierter Text: Gerinnungsfaktoren 2.1

Reptilasezeit, 1

Seite 1, Seitenangabe: Bisherige Ziffer: 3
Korrigierte Ziffer: 1

Thromboplastinzeit-Wert, 1

Seite 1, drittletzte Zeile: Bisheriger Text: beiden Verdünnungen
Korrigierter Text: beiden Verdünnungsreihen

Kapitel E

Erythrozyten, 1.1

Seite 2, 3. Zeile: Bisheriger Text: 60 Gramm je Liter Blut
Korrigierter Text: 3,72 Millimol je Liter Blut

Seite 2, 7. Zeile: Bisheriger Text: $5 \cdot 10^{10}$
Korrigierter Text: $5 \cdot 10^{9}$

Erythrozyten, 2

Seite 2, 1. Zeile:

Bisheriger Text: Relativer Anteil der Retikulozyten $= \frac{a}{10}$

Korrigierter Text: Relativer Anteil der Retikulozyten $= \frac{a}{1000}$

Erythrozyten, 3

Seite 1, 19. Zeile: Bisheriger Text: Eosinlösung (14,4 mmol/l)

Korrigierter Text: Eosinlösung (14,5 mmol/l)

Leukozyten, 1.1

Seite 2, 7. Zeile: Bisheriger Text: 3 Tpt/l

Korrigierter Text: 300 Gpt je Liter Blut

Leukozyten, 4

Seite 2, 17. Zeile: Bisheriger Text: zugeordnet

Korrigierter Text: zugeordnet:

Peroxidase, 1

Seite 1, 13. Zeile: Bisheriger Text: Safraninlösung (28,5 mmol/l)

Korrigierter Text: Safraninlösung (10 g/l)

Polysaccharide, 2

Seite 2, 3. Zeile: Bisheriger Text: Periodsäurelösung (21,9 mmol/l) nicht

Korrigierter Text: Periodsäurelösung (21,9 mmol/l) und nicht

Zellzählung, 2

Seite 2, 23. Zeile: Bisheriger Text: artefiziell

Korrigierter Text: artifiziell

Zellzählung, 3.1

Seite 2, Zeile 24

Bisheriger Text: ... so darf das anzuzählende ...

Korrigierter Text: ... so darf das auszuzählende ...

Band 4

Kapitel F

Allgemeines, Untersuchungsmaterialentnahme, 1

Seite 18, Spalte 2, 6./7. Zeile:

Bisheriger Text: Jodi dilutus SR (Jodspiritus)

Korrigierter Text: Iodi dilutus SR (Iodspiritus)

Seite 24, Spalte 4, 27. Zeile:

Bisheriger Text: Paragonismus westermani

Korrigierter Text: Paragonimus westermani

* Allgemeines, indirekte Immunfluoreszenz, 4

Seite 3, 1. Zeile: Bisheriger Text: aus 9 Volumenteilen bidestilliertem Glycerol

Korrigierter Text: aus 9 Volumenteilen Glycerol

Antistreptolysin, 1

Seite 1, 3. Zeile: Bisheriger Text: Antistreptolysin V

Korrigierter Text: Antistreptolysin O

Enterobacteriaceae, Salmonella, Shigella, 1

Seite 4, 28. Zeile: Bisheriger Text: nach 20 min sowie nach

Korrigierter Text: nach 30 min sowie nach

Seite 4, 30. Zeile: Bisheriger Text: 1 h oder 1 d

Korrigierter Text: 2 h oder 20 h

* Enterobacteriaceae, Escherichia coli, 2

Seite 7, in Hinweis 6 Alkylarensulfonat (300 bis 800 mg/1,000 l), streichen

Listeria monocytogenes Antikörper, 2

Seite 2, 16. Zeile: Bisheriger Text: Kontrollseren „Anti-Listeria monocytogenenes"

Korrigierter Text: Kontrollseren „Anti-Listeria monocytogenes"

FSC
www.fsc.org
MIX
Papier | Fördert gute Waldnutzung
FSC® C083411

Kolibri 360 GmbH
Ferdinand-Jühlke-Straße 7
99095 Erfurt, Deutschland
produktsicherheit@kolibri360.de